Prof. TCM (Univ. Yunnan) Li Wu
Dr. Natalie Lauer
Caroline Baronin de Liser

Chinesische Steinheilkunde

Wirkung und Anwendung der wichtigsten Heilsteine

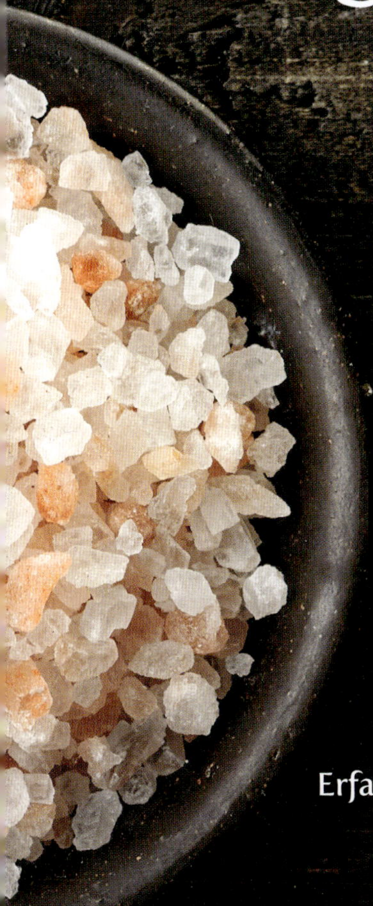

Haben Sie Fragen an die Autoren?
Anregungen zum Buch?
Erfahrungen, die Sie mit anderen teilen möchten?
Nutzen Sie unser Internetforum:
www.mankau-verlag.de

mankau

Inhaltsverzeichnis

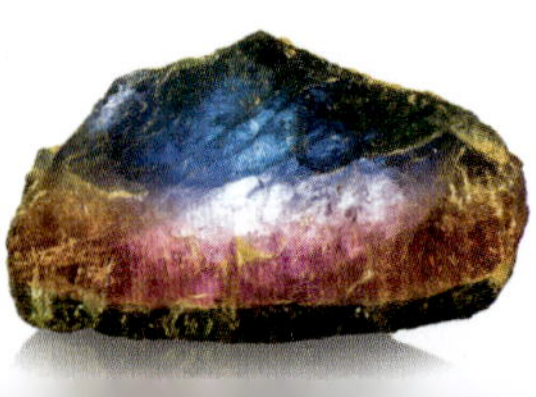

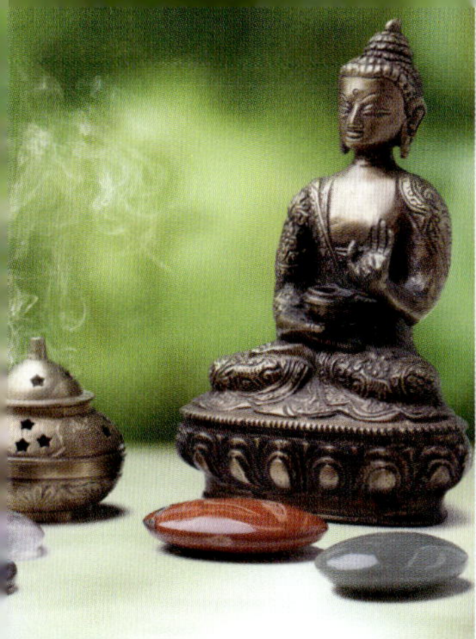

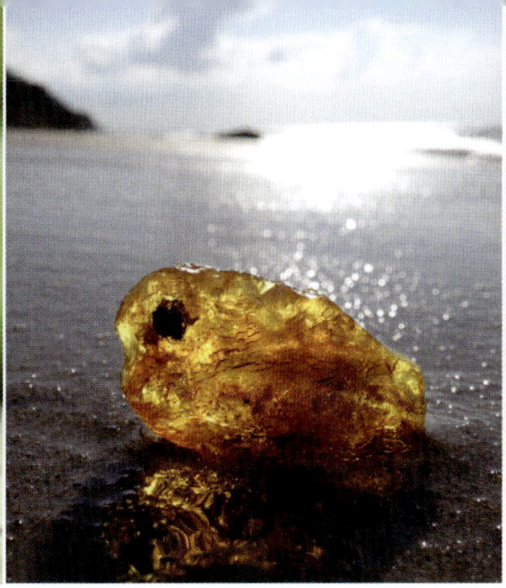

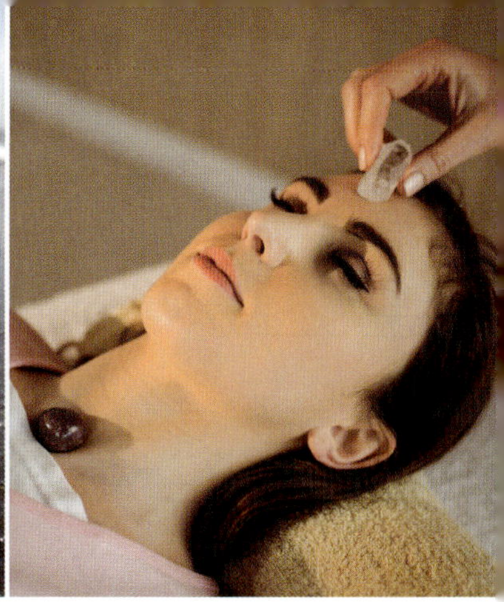

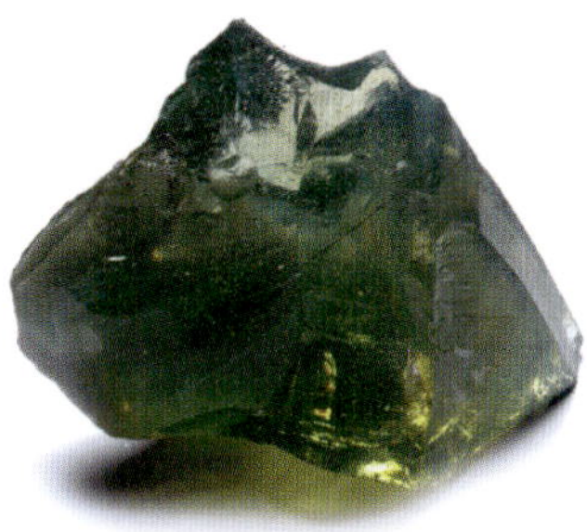

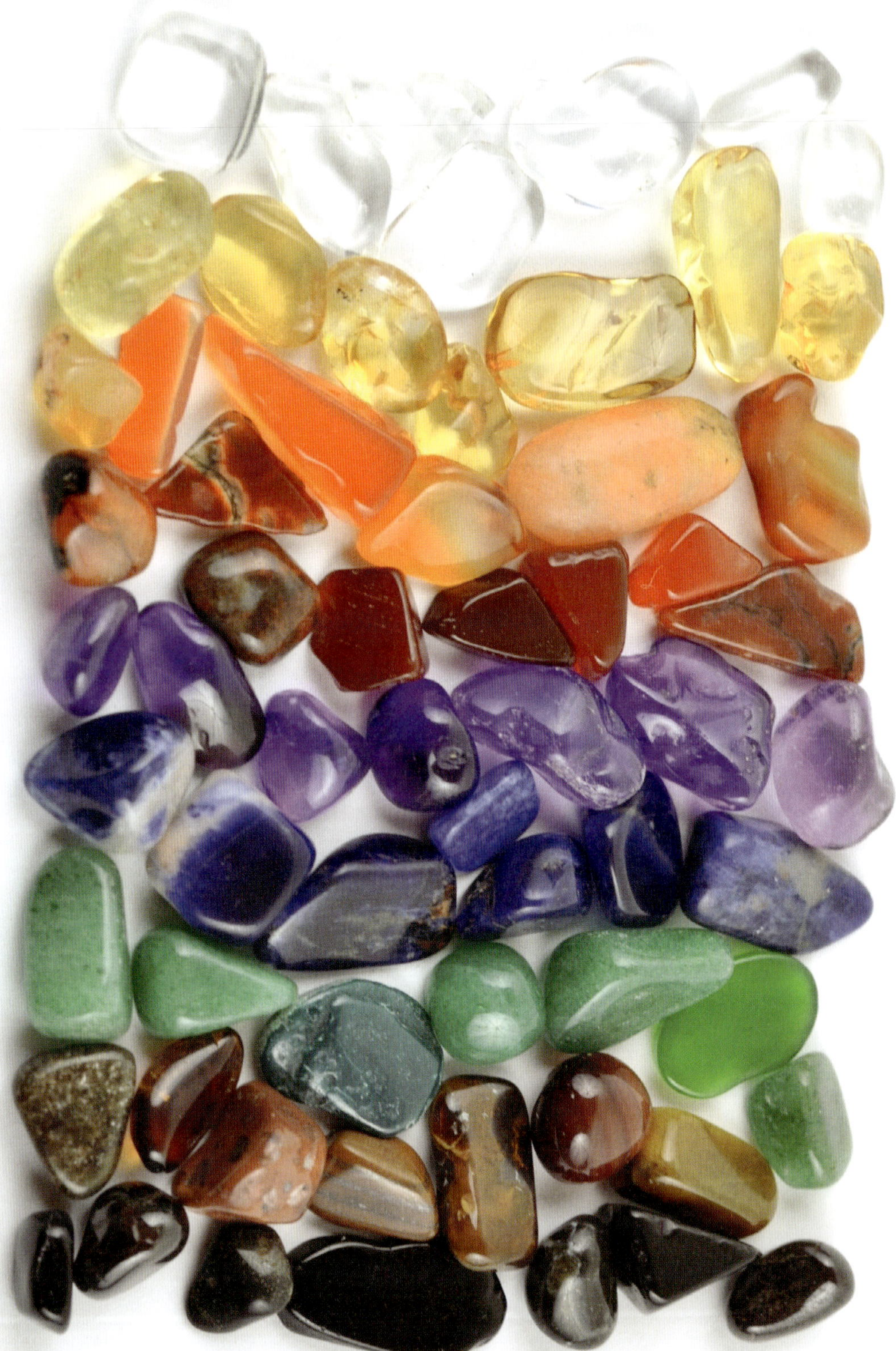

Vorwort

Steine können die unterschiedlichsten Formen und Farben haben. Sie faszinieren durch ihre unvergleichliche Schönheit und haben eine unfassbare Anziehungskraft. Man möchte sie in die Hand nehmen, ihre Oberfläche berühren oder die verschiedenen Strukturen mit dem Blick abtasten und erforschen.

Sie schmückten Herrscher wie Pharaonen, Kaiser und Päpste, wurden den Göttern geopfert, um sie milde zu stimmen, und sind mit vielen mystischen Legenden verbunden. In China erfreut man sich seit vielen Tausend Jahren an bizarr geformten Gartensteinen oder den sogenannten Gongshi (= Gelehrtensteine). Sie symbolisieren Dauerhaftigkeit und Ewigkeit.

Die starke Ausstrahlungskraft, die Steine auf Menschen ausüben, ist nicht nur ihrer besonderen Ästhetik zu verdanken. In ihnen sind Energien angesammelt, die sie an ihr Umfeld abgeben und die heilende Wirkungen in unserem Organismus, aber auch in Geist und Seele entfalten. Aus diesem Grund haben sie seit Jahrtausenden einen festen Platz in traditionellen medizinischen Systemen wie beispielsweise der Traditionellen Chinesischen Medizin (TCM).

Dieses Buch vermittelt Ihnen wertvolles Wissen über die Lehre der chinesischen Heilkunst, die tief in der chinesischen Philosophie verankert ist. Darüber hinaus werden Sie mit den heilsamen Wirkungen von Steinen vertraut gemacht und erhalten einen Leitfaden für deren Anwendung.

Öffnen Sie sich für die einzigartige Kraft von Heilsteinen und bringen Sie Körper, Seele und Geist mit Natur und Kosmos in Einklang.

Prof. TCM (Univ. Yunnan) Li Wu
Dr. Natalie Lauer
Caroline Baronin de Liser

Einleitung

Viele Tausend Jahre, bevor die Schulmedizin – und mit ihr die Pharmazie – Einzug hielt, beriefen sich die alten Kulturen auf die heilende Kraft der Natur, mit der wir seit jeher im stofflichen sowie im feinstofflichen Austausch stehen.

In der Traditionellen Chinesischen Medizin (TCM) und in vielen anderen ehrwürdigen medizinischen Systemen ist dieses Prinzip bis heute lebendig. Man geht davon aus, dass die feinstoffliche Energie Qi den Kosmos sowie die gesamte Natur mit all ihren Objekten und Phänomen durchdringt. Dabei beeinflusst das uns umgebende Qi Körper, Geist und Seele.

Die chinesische Lehre fußt auf uralten Überlieferungen über die Wirkung von Substanzen aus dem Pflanzen-, Tier- und Mineralreich auf die Lebensenergie, die unseren Körper durchströmt. So wird die älteste chinesische *Materia Medica* über Ackerbau und Heilpflanzen dem Kaiser Shen Nong zugeschrieben, der um 2800 v. Chr. gelebt haben soll. Sie ist unter der Bezeichnung *Shen Nong Ben Cao Jing* bekannt und widmet unter anderem der Verwendung und den medizinischen Eigenschaften von Steinen einige Texte.

Wie Heilkräuter enthalten Steine chemische Komponenten, die über spezifische medizinische Wirkeigenschaften verfügen. Darüber hinaus geben sie aber auch Energien an uns ab, die unter bestimmten Bedingungen unser körpereigenes Qi günstig aber auch schädlich beeinträchtigen können. Verschiedene Faktoren wie Qualität, Größe, Form, Farbe, Bildungsprinzip, Kristallsystem und chemische Zusammensetzung des Steins spielen für dessen energetische Ausstrahlung eine wichtige Rolle.

Unter Berücksichtigung der genannten Eigenschaften macht sich die TCM die Energien der Heilsteine zunutze und setzt sie zur Behandlung verschiedener Krankheits- und Beschwerdebilder ein. Da gemäß der chinesischen Lehre Körper, Geist und Seele untrennbar voneinander sind, folgt die Therapie einem ganzheitlichen Ansatz. Es werden keine Symptome bekämpft, vielmehr gilt es, den freien Fluss der Lebensenergie Qi wiederherzustellen, die allen psychischen und physischen Abläufen, allen Körperfunktionen und Organsystemen übergeordnet ist. Denn wenn diese blockiert ist und den Körper nicht mehr ungehindert durchströmen kann, entwickeln sich Befindlichkeitsstörungen und Krankheiten.

Blockaden des Energiesystems kann man auf unterschiedliche Weise behandeln. Bei einer Therapie mit Heilsteinen können die ausgewählten Energieträger entweder am Körper getragen werden oder auf die betroffenen Körperregionen aufgelegt werden. Hierbei ist die Orientierung an der Organuhr sinnvoll,

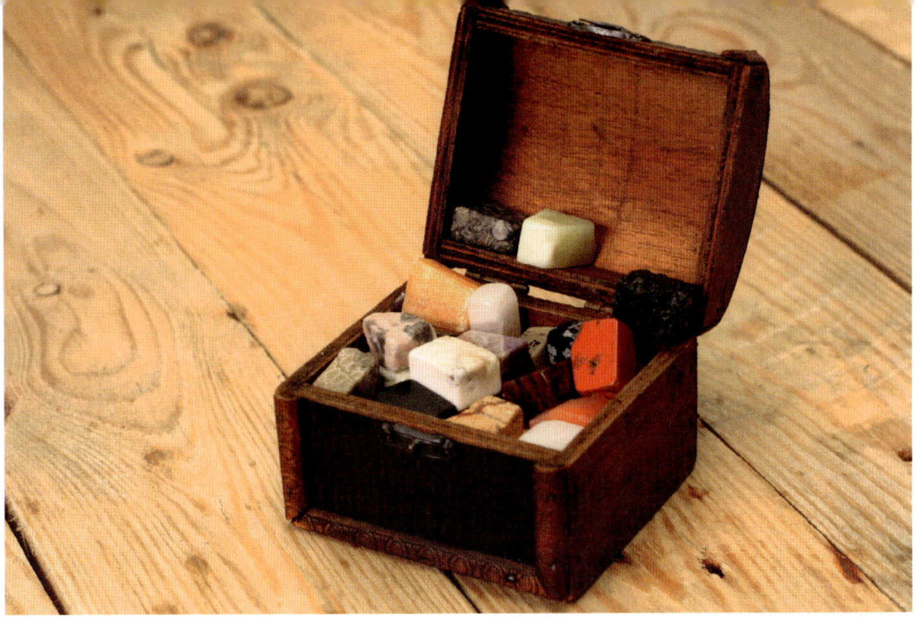

In der Traditionellen Chinesischen Medizin gehört das Heilen mit Steinen zum medizinischen Wissen.

die Zeiten besonderer Aktivität der Funktionskreise angibt, in welchen die betreffenden Organe besonders empfänglich für die Energien der Heilsteine sind. Aber auch Akupressur mit Heilsteinen, Massagen mit Heilsteinöl, Meditation mit Heilsteinen oder das Aufstellen von Heilsteinen im nahen Umfeld harmonisiert die Lebensenergie Qi. Mit Heilsteinen energetisierte Cremes und Heilsteinwasser sowie Elixiere sorgen äußerlich angewendet (z.B. Wickel und Umschläge, Badekuren) für Wohlbefinden. Bei innerlicher Einnahme haben Letztere eine sehr intensive Wirkung, da die Energien dann den gesamten Organismus durchfluten.

Wenngleich Heilsteintherapien ganz erstaunliche Erfolge aufweisen und bei bestimmten Indikationen gute Wegbegleiter sind, sind auch ihnen Grenzen gesetzt und sie können den Besuch beim Arzt nicht ersetzen.

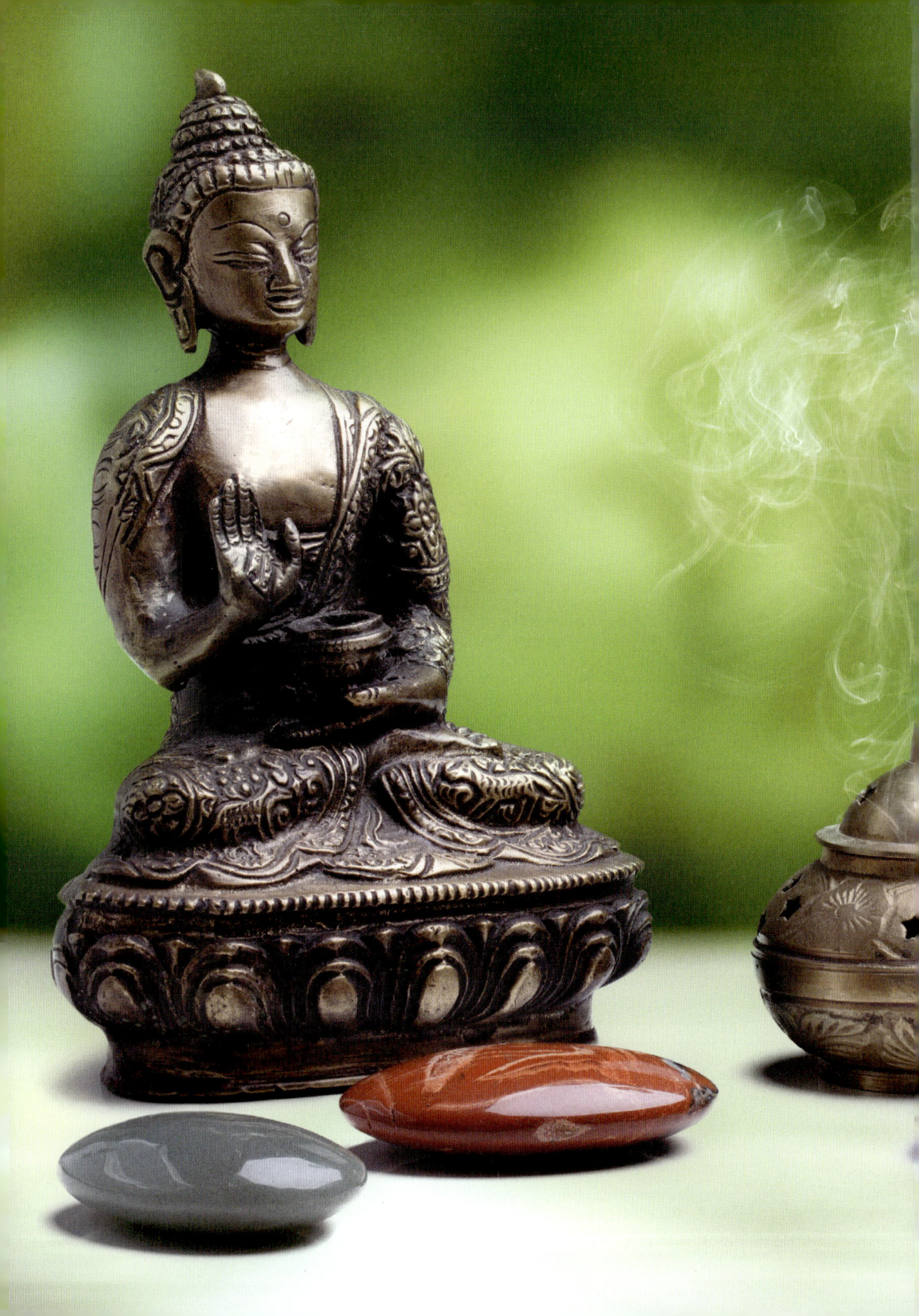

Grundlagen der chinesischen Heilkunst

Neben dem Konfuzianismus und dem Buddhismus wirkte sich der Daoismus entscheidend auf China aus. Seine Ursprünge werden in das 4. Jahrhundert vor unserer Zeitschreibung datiert. Das fundamentalste Werk hierzu ist das *Daodejing (Tao Te King)*. Die Schrift wird dem sagenumwobenen Laotse zugeschrieben, der im 6. Jahrhundert v. Chr. gelebt haben soll und dessen Biografie bis heute umstritten ist. Seine Spruchsammlung mystischer Aphorismen ist wahrscheinlich erst um 400 v. Chr. entstanden. Gemäß daoistischer Vorstellung ist der Mensch neben Himmel und Erde Teil einer kosmischen Ordnung, und der Quell körperlicher Gesundheit ist die Harmonie zwischen Mensch und Natur.

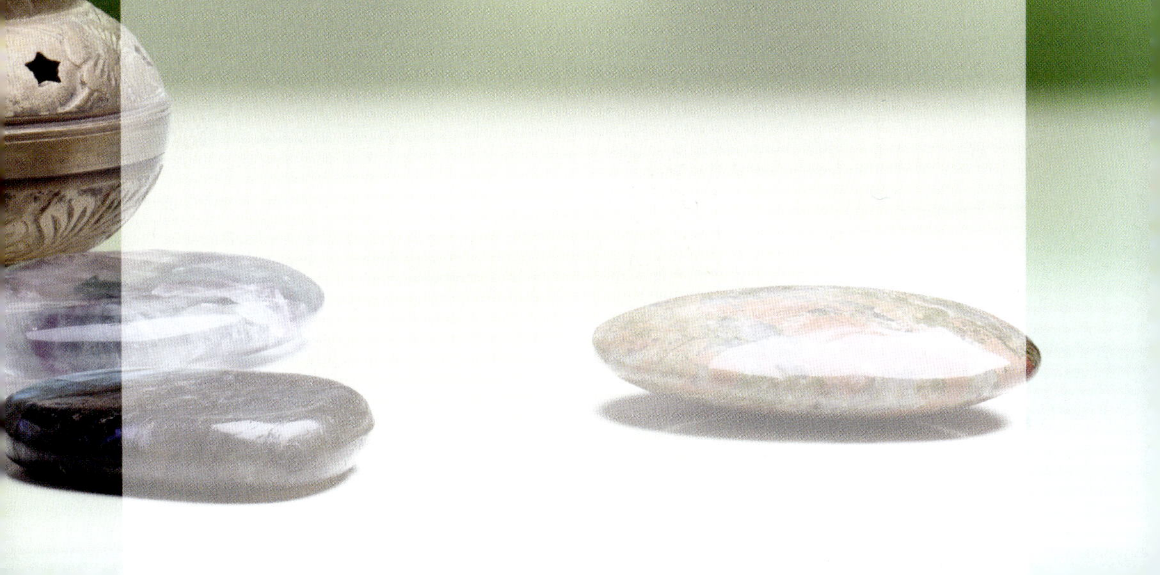

Das Wechselspiel von Yin und Yang

Das Prinzip von Yin und Yang ist tief in der chinesischen Philosophie verankert, seine Ursprünge sind mindestens bis ins 11. Jahrhundert v. Chr. zurückzuverfolgen. Im *I-Ging (Yì Jīng)*, das auch unter der Bezeichnung *Das Buch der Wandlungen* bekannt ist, wird anhand einer Sammlung von Strichzeichen das Konzept des sich immer wieder neu formenden Gleichgewichts des Gegensatzpaares beschrieben. Dabei steht alles in einem Zusammenspiel und ist einem kontinuierlichen Wandel unterzogen. Das gilt für den universell existierenden Makrokosmos ebenso wie für den Mikrokosmos eines jeden Geschöpfes. Das Wirken der beiden Kräfte ist allgegenwärtig und bestimmt unser Leben.

Die dualen Gegensätze Yin und Yang sind eng miteinander verwoben, bedingen sich gegenseitig und gehen auseinander hervor. Sie verkörpern zwei Phasen einer zyklischen Bewegung, bei welcher das eine dem anderen immer entgegenstrebt. Steigt Yin, sinkt Yang und andersherum. Ein absolutes Yin oder Yang existiert nicht. Wenn der Tag vorübergeht, kommt die Nacht und diese mündet schließlich wieder in den Tag, dabei sind die Übergänge fließend.

Ursprünglich stellen die beiden Schriftzeichen für Yin und Yang die Schatten- bzw. die Sonnenseite des Hügels dar. Yin steht unter anderem für Mond, Nacht, Dunkelheit, Winter, Herbst, Ruhe, Kälte, Regen, Alter, Tod, Passivität und für das Weibliche. Im Gegensatz dazu verkörpert Yang Sonne, Tag, Helligkeit, Sommer, Frühling, Feuer, Wind, Jugend, Wachstum, Aktivität und das Männliche.

Das Wissen des Gelben Kaisers

Das Buch des Gelben Kaisers (Huang Di Nei Jing) zählt zu den wichtigsten und ältesten überlieferten Standardwerken der Traditionellen Chinesischen Medizin. Es enthält insgesamt 81 Abhandlungen unbekannter Autoren, die in einem Zeitraum von etwa 400 Jahren zu einem Gesamtwerk kombiniert wurden, und liefert kostbare Informationen zu diagnostischen und therapeutischen Verfahren. Dieses wertvolle Wissen wird dem Leser in Form von Frage- und Antwortdialogen zwischen dem Gelben Kaiser Huang Di und seinem Arzt Chi Po vermittelt.

Yin und Yang im menschlichen Körper

Auch der menschliche Körper folgt dem Muster der beiden Pole. So werden alle Körperteile, Organe und deren Funktionen jeweils nach Yin oder Yang klassifiziert.

Die Vorderseite sowie die rechte Seite des Körpers, das Körperinnere, der Unterkörper und die Zang-Organe (Lunge, Niere, Milz, Leber, Herz) präsentieren Yin. Hingegen werden die Rückseite sowie die linke Seite des Körpers, das Körperäußere, der Oberkörper und die Fu-Organe (Harnblase, Magen, Gallenblase, Dickdarm und Dünndarm) Yang zugeordnet.

Befindet sich das System in einer dynamischen Balance und sind Yin und Yang ausgewogen, bedeutet das Gesundheit. Eine Disharmonie führt schließlich zu Krankheit. Um diesen Einklang zu bewahren oder wiederherzustellen, leitet der TCM-Arzt verschiedene Prozesse ein, die je nach Bedarf Yin oder Yang fördern.

Chronische sowie degenerative Erkrankungen weisen auf ein Übermaß von Yin hin. Typische Symptome sind eine blasse Zunge, klarer Urin, weicher Stuhlgang, blasses Gesicht, Schläfrigkeit, Antriebslosigkeit und ein schleichender Krankheitsbeginn. Patienten leiden in der Regel unter einem unangenehmen Kältegefühl und haben das Bedürfnis nach Wärme.

Hingegen sind akute Zustände ein Indiz für überschüssiges Yang. Die Krankheitsprozesse gehen meist mit Entzündungen einher. Die Zunge ist häufig rot oder gelb belegt, der Urin ist dunkel und stark konzentriert. Verstopfung, Schlaflosigkeit und Unruhe sind nicht selten, das Gesicht ist gerötet, Hitzesymptome treten auf, und die Krankheit äußert sich sehr plötzlich.

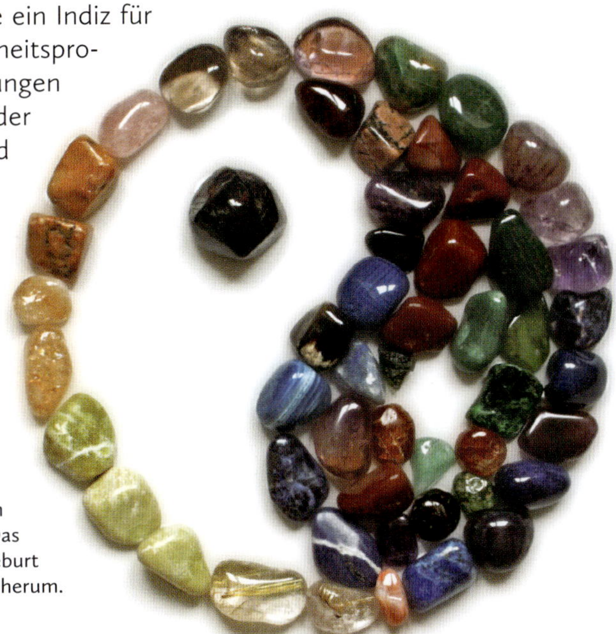

Das Yin-Yang-Symbol *Taijitu* verkörpert das sensible Zusammenspiel der Kräfte. Ein absolutes Yin oder Yang existiert nicht. Das Symbol verdeutlicht die Anlegung der Geburt des Yin im Yang und andersherum.

Die fundamentalen Substanzen des Körpers

Zwischen dem Gegensatzpaar Yin und Yang fließt die Lebensenergie Qi. Sie gehört neben der Vitalessenz (Jing), den Säften (Jin-Ye), dem Blut (Xue) sowie der Vitalität (Shen) zu den fünf Grundsubstanzen, die den Organismus durchdringen. Diese Substanzen bestimmen die Lebensfunktionen und wirken auf Körper, Geist und Seele. Bei einem gesunden Menschen befinden sie sich im Sinne der Yin-Yang-Theorie im Einklang.

Urkraft und Lebensenergie – Qi

Qi ist die Vereinheitlichung von Materie und Energie. Es ist eine Urkraft, die den Ursprung und die Quelle allen materiellen und spirituellen Lebens darstellt. Qi umhüllt und erfüllt nicht nur das Universum, sondern auch die Natur und all ihre Lebewesen.

Im menschlichen Körper ist die Lebensenergie Qi die grundlegende Substanz für alle Funktionsabläufe. Sie schützt den Körper, regelt das Wachstum und steuert die körperliche sowie geistige Aktivität. Qi strömt über die Meridiane (Leitbahnen mit zahlreichen Verbindungspunkten) nach unten, oben, außen sowie innen und schafft so eine Verbindung zwischen den körperlichen Strukturen und ihren jeweiligen Funktionen.

Quellen des Qi

Das Qi setzt sich aus zwei Arten zusammen: das ererbte Qi (Ursprungs-Qi) wird während der Zeugung von den Eltern an das Kind abgegeben, baut sich im Laufe des Lebens ab und kann nicht wiederhergestellt werden. Es sammelt sich im Nierenmeridian und ist für das individuelle Wachstum und die Entwicklung zuständig. Bei dem anderen Qi handelt es sich um das sogenannte Sammel-Zong-Qi, das sich aus Atem- und Nahrungs-Qi zusammensetzt. Die Milz produziert aus der über den Magen aufgenommenen Nahrung (und Flüssigkeit) das Nahrungs-Qi, das anschließend zur Lunge aufsteigt und sich mit dem in der Lunge aus der Atemluft extrahierten Atem-Qi vereint. Das Sammel-Zong-Qi wird im späteren Verlauf mithilfe des Ursprungs-Qi zum Wahren-Zhen-Qi „veredelt“, das der ersten Stufe des körpereigenen Qis entspricht.

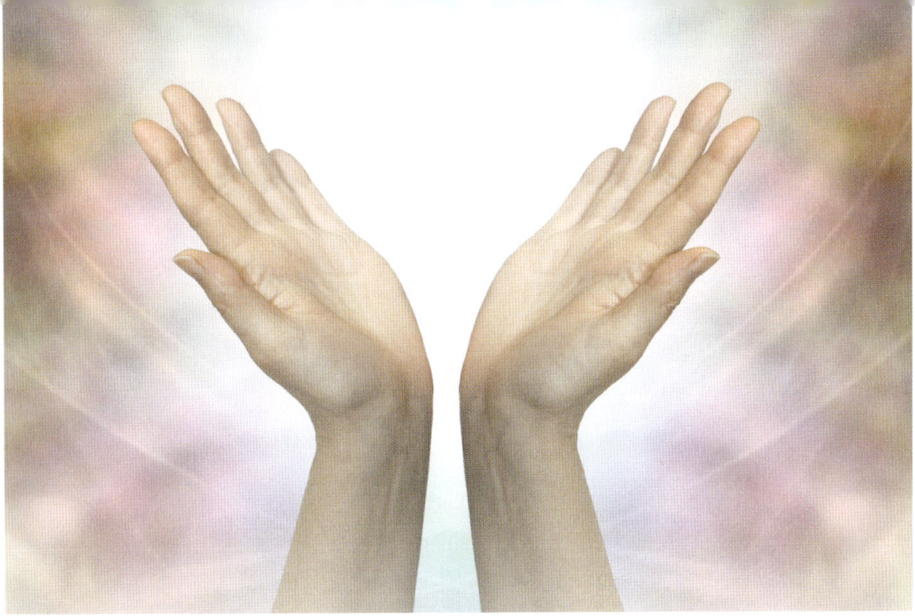

„Qi formt den menschlichen Körper genauso, wie Wasser zu Eis wird. So wie Wasser friert, um zu Eis zu werden, so ballt sich auch das Qi zusammen, um den menschlichen Körper zu formen", schrieb einst der chinesische Arzt Wang Chong (27–97 n. Chr.).

Harmonische Funktionen

Die Lebensenergie erfüllt Funktionen auf physischer sowie mentaler Ebene:

- Qi schützt vor externen, pathogenen Einflüssen.
- Qi spendet dem Körper Energie. Es ist für das Wachstum, die Entwicklung, alle physiologischen Aktivitäten, die Blutzirkulation sowie für die morphologische Ordnung der Organe verantwortlich.
- Qi wärmt den Körper.

Ein frei und harmonisch fließendes Qi spendet Vitalität, Lebensfreude und sorgt für Wohlbefinden und Gesundheit. Gerät es ins Stocken, kommt es zu gesundheitlichen Störungen und häufig zu physischen oder psychischen Erkrankungen.

Disharmonische Funktionen

Wenn sich das Qi staut und nicht mehr unbeschwert fließen kann, ist es nicht mehr in der Lage, seine Funktionen zu erfüllen. Schmerzen sind die Folge. Um dem entgegenzuwirken, muss das Qi harmonisiert werden. Verschiedene Leitsymptome für eine *Qi-Stauung* sind:

- Ausstrahlende Schmerzen in der rechten Oberbauchgegend im oberen Rippenbogenbereich, Stimmungsschwankungen (Leber-Qi-Stauung)
- Blähungen, ziehende und starke Schmerzen im Unterbauch (Dünndarm-Qi-Stauung)

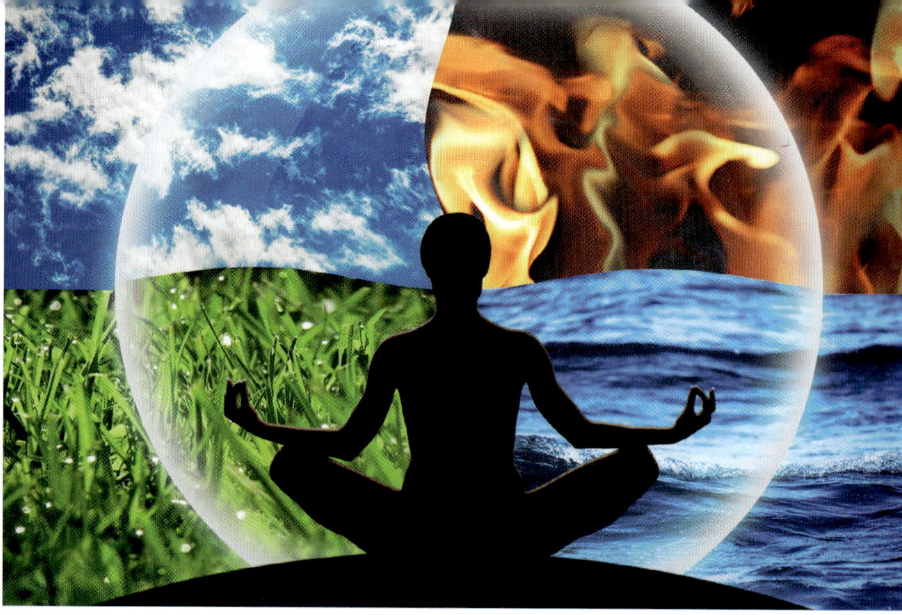

Wenn ausreichend Qi vorhanden ist und es frei fließt, ist der Mensch gesund.

Eine Sonderform der Stagnation ist das sogenannte *Rebellierende Qi*. Das bedeutet, das Qi fließt gegenläufig der üblichen Flussrichtung.

- → Husten und Asthma (Rebellierendes Lungen-Qi)
- → Schlafstörungen und mentale Störungen (Rebellierendes Herz-Qi)
- → Übelkeit und Erbrechen (Rebellierendes Magen-Qi).
- → Durchfall (Rebellierendes Milz-Qi)
- → Asthma (Rebellierendes Nieren-Qi)
- → Menstruationsstörungen, Kopfschmerz und Schwindel, Gastritis und Verdauungsstörungen (Rebellierendes Leber-Qi)

Liegt ein *Qi-Mangel* vor, kann das Qi den Körper nicht mehr ausreichend wärmen, schützen und mit Energie versorgen. Das Qi muss in einem solchen Fall tonisiert werden. Hinweise auf einen Mangel sind unter anderem:

- → Schreckhaftigkeit und Ängstlichkeit (Gallenblasen-Qi-Mangel)
- → Kurzatmigkeit und Husten (Lungen-Qi-Mangel)
- → Mattigkeit und Appetitmangel (Milz-Qi-Mangel)
- → Herzrhythmusstörung und Schlaflosigkeit (Herz-Qi-Mangel)
- → Vermehrtes nächtliches Wasserlassen und vorzeitiger Samenerguss (Nieren-Qi-Mangel)
- → Morgenmüdigkeit (Magen-Qi-Mangel).

Ist das Qi nicht mehr vorhanden, tritt gemäß der chinesischen Vorstellung der Tod ein.

Mehr als fassbare Flüssigkeit – Xue

In der Traditionellen Chinesischen Medizin hat Blut eine andere Bedeutung als in der westlichen Medizin. Es birgt zugleich einen materiellen sowie einen immateriellen Aspekt. Xue erfüllt energetische Funktionen und ist untrennbar mit dem Qi verbunden, das ihm Leben einflößt. Ein altes chinesisches Sprichwort erörtert den Zusammenhang von Blut-Xue und Qi folgendermaßen:

„Qi ist der Befehlshaber des Blutes – das Blut ist die Mutter des Qi."

Während Qi den gesamten Körper durchströmt, fließt Xue in den Blutgefäßen und den Meridianen. Da in der chinesischen Lehre die Funktion wichtiger als die anatomische Präzision ist, werden die Leitbahnen nicht streng differenziert.

Milz, Herz und Leber sind hier von besonderer Bedeutung. Die Milz leitet das Blut, während das Herz für die gleichmäßige Zirkulation verantwortlich ist. Die Leber speichert überschüssiges Blut und kontrolliert es, wenn der Körper ruht.

Quellen des Xue

Nur wenn ausreichend Qi vorhanden ist, kann genügend Blut-Xue gebildet, gespeichert und abtransportiert werden. Xue wird unter Beteiligung von Magen, Milz und Herz aus Nahrung gewonnen. Dabei bildet die Milz aus der im Magen verdauten Nahrung eine klare Essenz, die vom Milz-Qi aufwärts zur Lunge befördert wird. Diese Essenz wird während des Transports in die Lungen vom Nahrungs-Qi in Blut umgewandelt. Dieser Prozess kann allerdings nur optimal ablaufen, wenn ausreichend Jing (siehe Seite 17) vorhanden ist. Entsprechend ist auch die Niere in den Aufbau von Blut involviert. Bei einem Blut-Xue-Mangel müssen deshalb auch immer Milz und Niere gestärkt werden, um die Blutproduktion anzukurbeln und wieder in Balance zu bringen. Auch Leberstörungen können die Blutqualität beeinflussen, weshalb auch diesem Organ im Zuge der Blutgesundheit Aufmerksamkeit geschenkt werden sollte.

Harmonische Funktionen

Xue wird als Yin-Aspekt der Körperregionen betrachtet. Neben Qi ist es die materielle Basis sämtlicher Lebensvorgänge. Ist Xue gestört, wirkt sich das ungünstig auf alle Funktionskreise und Leitbahnen aus.

- Xue regelt die Menstruation.
- Xue nährt, bewahrt und befeuchtet die Organe und den Organismus.
- Xue befeuchtet den Körper.
- Xue beherbergt den Geist Shen.

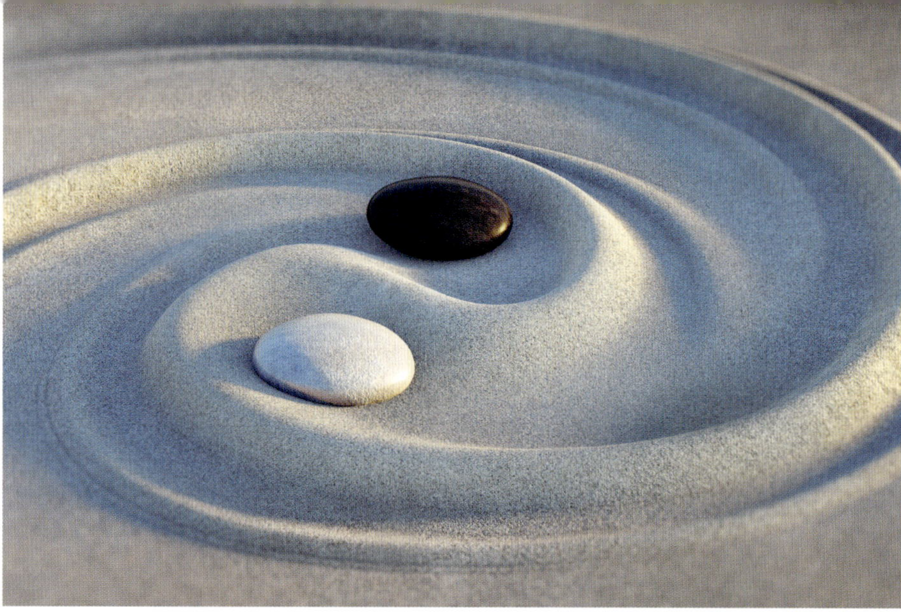

Xue erfüllt auch energetische Funktionen im Sinne der Yin-Yang-Theorie.

Disharmonische Funktionen

Eine Blut-Stauung kann an der Körperfläche und in den äußerlich liegenden Meridianen (Biao) ebenso auftreten wie im Körperinneren (Li). Äußerliche Blut-Stauungen werden durch disharmonierende Faktoren verursacht. Auch ein Qi- oder Blutmangel kann die Ursache hierfür sein. Blut-Stagnationen machen sich wie Qi-Stauungen durch Schmerz bemerkbar. Um das Problem zu beseitigen, muss der ungestörte Blutfluss wiederhergestellt werden. Folgende Symptome treten unter anderem bei einer *inneren Blut-Stauung* auf:

- Erbrechen von Blut, stechender Schmerz in der Bauchregion zwischen Rippenbogen und Bauchnabel (Magen-Blut-Stauung)
- Palpitationen (als unangenehm wahrgenommener Herzschlag), purpurfarbene Verfärbung der Zunge, Schmerzen in der Herzgegend, Schlafstörungen (Herz-Blut-Stauung)
- Dunkles und zähes Menstruationsblut, stechende Schmerzen in der Oberbauchgegend im Rippenbogenbereich (Leber-Blut-Stauung)

Darüber hinaus kann auch ein *Blut-Mangel* vorherrschen. Ist dies der Fall, kann Blut-Xue seine nährende und befeuchtende Funktion nicht mehr erfüllen. Um diesen Mangel zu beheben, muss Blut-Xue tonisiert werden. Ausdruck eines Mangels ist:

- Ausbleiben der Menstruation, zu starke Menstruationsblutung, blasses Gesicht, blasse Zunge (Leber-Blut-Mangel)
- Vergesslichkeit, Apathie, Schlaflosigkeit, dünne Zunge (Herz-Blut-Mangel)

Wurzel des Lebens – Jing

Jing ist die angeborene, konstitutionelle Lebensenergie des Menschen, die in dem Nieren-Shen gespeichert wird. Die feinstoffliche Substanz bildet die Quelle von Yin und Yang im Organismus und trägt daher beide Pole in sich. Sie ist die Wurzel des Lebens und stellt die Basis für Fortpflanzung, Entwicklung und Tod dar. Je nach Entwicklungsstadium des Körpers dient Jing unterschiedlichen Prozessen: Bis zur Jugend wird es für die Reifung der Organe benötigt, danach erhält es die Organfunktion und wird für die Fortpflanzung gebraucht. Im Laufe des Lebens wird die ursprüngliche Jing-Essenz immer weniger. Aus diesem Grund wird mit dem Alter die Organfunktion schwächer und die Fortpflanzungsfähigkeit nimmt ab. Ist kein Jing mehr vorhanden, tritt schließlich der Tod ein.

Quellen des Jing

Die Vitalessenz aus zwei unterschiedlichen Quellen bezogen: Das vorgeburtliche Jing ist auch unter dem Begriff Vorhimmel-Essenz (Xian Tian) bekannt. Es entsteht bei der Zeugung aus Eizelle und Spermium. Dieses individuelle Jing begründet die Konstitution sowie das spezifische Entwicklungspotenzial des Individuums und kann nicht erneuert werden. Die Nachhimmel-Essenz (Hou Tian) ist das nachgeburtliche Jing. Es entsteht aus Nahrung und Atmung.

Harmonische Funktionen

Die Jing-Essenz bildet die Grundlage für mentale Funktionen. Sie verfügt sowohl über Yang- als auch über Yin-Funktionen. Ihr Yang-Aspekt bildet die stoffliche Grundlage für das Nieren-Yang; er wärmt und nährt alle anderen Organe. Aus diesem Grund spielt Jing eine große Rolle für die Bereitstellung, Verteilung und Umwandlung aller Arten von Qi. Der Yin-Aspekt des Jing stellt die Voraussetzung für den Aufbau von Blut, Gehirn, Mark, Knochen und Sperma dar. Er steuert die Wachstums-, Entwicklungs- und Fortpflanzungsprozesse.

Disharmonische Funktionen

Sofern ein Jing-Mangel vorliegt, muss die Essenz adstringiert (zusammengezogen) werden, da sie ihre Funktionen sonst nicht mehr erfüllen kann. In der Regel macht sich ein solcher Mangel durch die folgenden Symptome bemerkbar:

- → Impotenz und Sterilität
- → Vorzeitige Alterung
- → Knochenerkrankungen
- → Nierenschwäche
- → Wachstumsstörungen
- → Schwache Konstitution
- → Mentale Störungen

Die Körpersäfte – Jin-Ye

Die Säfte zählen zur Gruppe der Yin-Substanzen und sind Qi, Xue und Jing untergeordnet. Jin-Ye bezeichnet alle Körperflüssigkeiten, darunter Inkrete, Sekrete und Exkrete sowie interstitielle Flüssigkeiten. Einzig Blut-Xue wird nicht als Körperflüssigkeit klassifiziert, da es im Gegensatz zu den Säften Jin-Ye nicht nur den Körper nährt und befeuchtet, sondern auch den Geist Shen beherbergt und mit dem Yin-Qi zirkuliert. Die Körpersäfte werden in leichte, klare Flüssigkeiten (Jin) und in schwere, trübe Säfte (Ye) unterteilt.

Harmonische Funktionen

Die leichten, klaren Flüssigkeiten repräsentieren den Yang-Aspekt. Sie wärmen, nähren und befeuchten Haut und Muskeln. Die schweren, dickflüssigen und trüben Säfte haben einen Yin-Aspekt und ernähren Organe, Gehirn, Mark, Gelenke sowie Körperöffnungen.

Disharmonische Funktionen

Bei einem *Fülle-Zustand der Jin-Ye* entwickeln sich Ödeme, die je nach Organ-Funktionsstörung unterschiedlich lokalisiert sein können:

- Ödeme im Bereich des Oberkörpers (Schleim-Nässe in der Lunge/Beeinträchtigung der Lungenfunktion; die Lunge sendet die Körperflüssigkeiten nicht zur Niere und verteilt sie nicht.)
- Ödeme an den Beinen (Nieren-Yang-Mangel/Beeinträchtigung der Nierenfunktion; die Niere regelt den Wasserhaushalt nicht mehr.)
- Ödeme in der Bauchregion (Milz-Yang-Mangel/Beeinträchtigung der Milzfunktion; die Milz wandelt die Nahrungssäfte nicht mehr angemessen um.)

Bei einer *Degenerierung der Jin-Ye* spricht man in der Traditionellen Chinesischen Medizin von Schleim. Dementsprechend treten häufig mit Schleim assoziierte Krankheiten auf. Sie können sich unter anderem in den folgenden Ausprägungen manifestieren:

- Lunge: Schleimauswurf, z.B. in Verbindung mit Asthma oder Bronchitis
- Fettgewebe: Adipositas
- Haut: Geschwollene Lymphknoten, Kropf, Geschwulste, Knoten im subkutanen Gewebe
- Galle und Niere: Steinbildung (verfestigter Schleim)
- Meridiane: Epilepsie, Lähmung, Schlaganfall
- Geist: Geisteskrankheiten und mentale Störungen

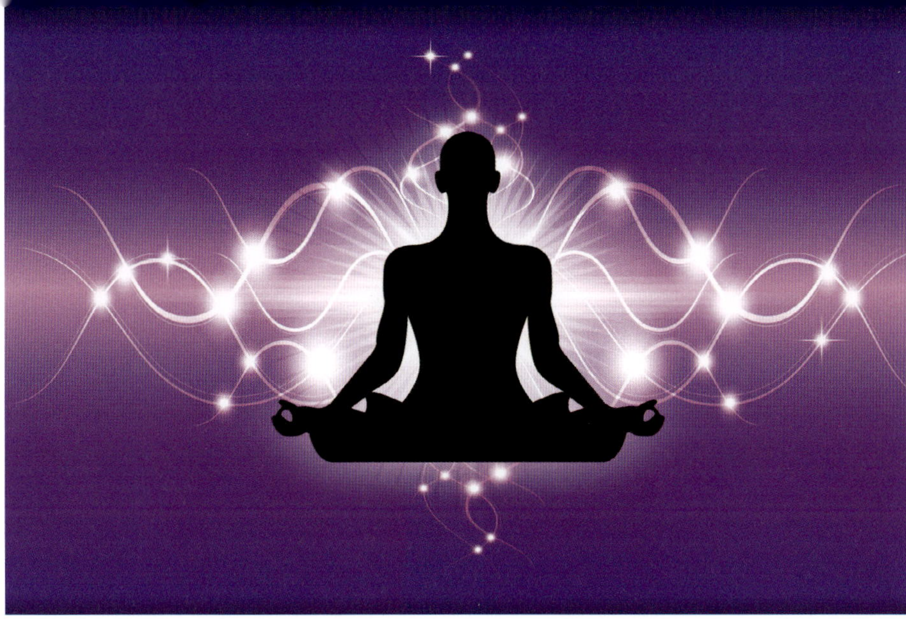

Shen ist untrennbar mit der allumfassenden Kraft des Kosmos verbunden.

Ein *Jin-Ye-Mangel* geht mit Symptomen von Austrocknung einher. Ursachen sind Durchfall, Erbrechen, übermäßiges Schwitzen sowie die inadäquate Umwandlung von Säften aus der Nahrung.

Der nährende Geist – Shen

Am schwierigsten ist wohl Shen erfassbar. Er ist die Energie des Kosmos, die nur dem Menschen angehört, und hat seinen Sitz im Herzen. Dieses Denkmodell entspricht im Grunde auch den westlichen Vorstellungen des Geistes. So finden sich in unserem täglichen Sprachgebrauch auch heute noch Redewendungen wie „mir ist das Herz in die Hose gerutscht " oder „ich habe Herzblut vergossen" und „sie sind ein Herz und eine Seele".

Shen steuert Gefühle, Denken, Bewusstsein und Unterbewusstsein. Er ist untrennbar mit Qi und Jing verbunden. Befinden sich die anderen beiden Substanzen im Gleichgewicht, ist auch Shen in Balance und der Mensch ist beispielsweise psychisch belastbar, kann klar denken, hat eine starke Urteilskraft und Glanz in den Augen. Ist das Gegenteil der Fall, wird Shen schwach. Dies äußert sich in psychotischen oder neurotischen Symptomen. Bei einer absoluten Leere von Shen kommt es zu Apathie oder zum Verlust der Lebensfreude.

Da in der chinesischen Medizin-Theorie nicht zwischen den Ebenen von Körper, Geist und Seele unterschieden wird, können Störungen des Shen durch Ernährung, Bewegung oder beispielsweise mit Akupressur mittels Heilsteinen behandelt werden.

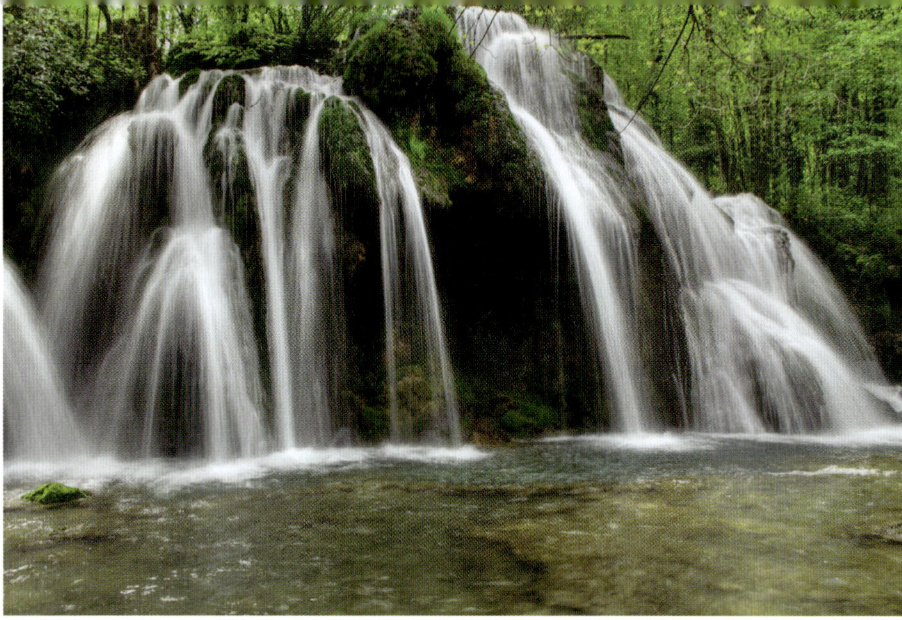

Das Element Wasser entspricht in der Organlehre den Nieren.

Die fünf Elemente – Wu Xing

Die fünf Elemente (auch fünf Wandlungsphasen genannt) wurden erstmals von Zou Yan (4. Jh. v. Chr.) als philosophische Lehre formuliert und stützen sich auf die Naturmetapher. Ihre Wurzeln sind in der chinesischen Sicht des Kosmos zu finden. Sie verkörpern dynamische Prozesse in der Natur sowie im Menschen und ihnen schwingt das Wechselspiel von Yin und Yang mit.

So sind die fünf Elemente einem stetigen Kreislauf unterzogen, der sich zum Beispiel in den Jahreszeiten, der Tageszeit, dem Pflanzenwachstum, dem Klima, dem Geschmack, einem Gefühl, der Farbe oder auch in einem Yin-Organ (Zang) sowie in einem Yang-Organ (Fu) offenbart. Im Körper fließt die Lebensenergie von einer Wandlungsphase in die nächste. Dabei werden alle Dinge den fünf abstrakten Grundfaktoren Erde, Metall, Wasser, Holz und Feuer zugeordnet. Es existieren unzählige symbolische Entsprechungen für die fünf Elemente.

So beinhaltet das Holz das Wachstum und steht beispielsweise für Osten, Frühling und Gallenblase. Das Feuer verkörpert Begeisterung und Lebensfreude und wird unter anderem mit Süden, Sommer und Harnblase assoziiert. Die Erde ist das Sinnbild für Beständigkeit und Klarheit. Ihr werden Mitte, Spätsommer und Magen zugeordnet. Metall repräsentiert Begierde und Eitelkeit. Ihm entsprechen Westen, Herbst und Dickdarm. Das Wasser steht für Konzentration, Wandlung, Unabhängigkeit und Flexibilität. Es beinhaltet unter anderem Norden, Winter sowie Harnblase.

Einteilung nach den fünf Elementen					
Element	Holz	Feuer	Erde	Metall	Wasser
Geschmack	Sauer	Herb/bitter	Süß	Scharf	Salzig
Geruch	Ätzend	Verbrannt	Zusagend	Faulig	Verwittert
Gefühl	Wut	Freude	Befangenheit	Kummer	Angst
Farbe	Blau/Grün	Rot	Gelb	Weiß	Schwarz
Laut	Schreien	Lachen	Singen	Weinen	Seufzen
Himmelsrichtung	Osten	Süden	Mitte	Westen	Norden
Jahreszeit	Frühling	Sommer	Spätsommer	Herbst	Winter
Lebensphase	Kind	Jugendlicher	Erwachsener	Gereifter Erwachsener	Alter Mensch
Sinnesorgan	Augen	Zunge	Mund	Nase	Ohren
Gewebe	Augen	Blutbahnen	Muskeln	Haut	Knochen
Yin-Organ	Leber	Herz	Milz	Lunge	Nieren
Yang-Organ	Gallenblase	Dünndarm	Magen	Dickdarm	Harnblase

Das Elemente-System besteht aus Durchgangs- und Bewegungsphasen. Sie beschreiben zeitliche Abläufe und zyklische Strukturen. Nichts ist konstant, sondern alles befindet sich im stetigen Wandel innerhalb der phasisch ablaufenden Vorgänge. Dabei beeinflusst jeder Durchlauf eines Prozesses die Ausgangslage für den anschließenden Turnus. Das bedeutet, es findet keine monotone Wiederholung statt, sondern vielmehr eine Evolution.

Die Elemente bringen sich gegenseitig hervor, kontrollieren und überwältigen sich. Sie stehen deshalb in einer innigen Wechselbeziehung zueinander. Dabei sorgen vier Zyklen für die Balance der fünf Elemente: der Erschaffungszyklus, der Kontrollzyklus, der Erschöpfungszyklus und der Schädigungszyklus.

Der Erschaffungszyklus (Sheng-Zyklus)

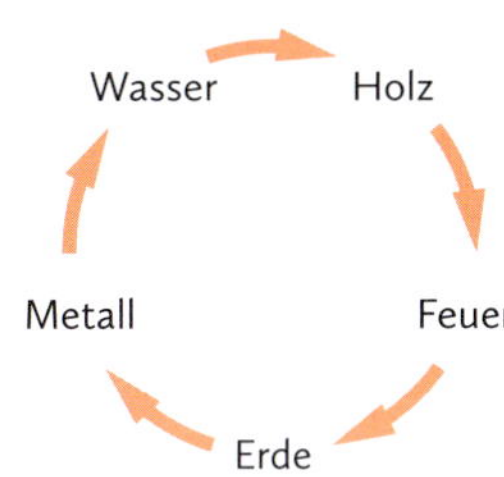

Im Erschaffungszyklus erzeugt, nährt und unterstützt ein Element das nächste:

- → Feuer benötigt Holz, um brennen zu können.
- → Durch das Feuer entsteht Asche, die die Erde mit Nährstoffen anreichert.
- → Die Erde bringt Metalle und Mineralien hervor.
- → Metalle und Mineralien bereichern das Wasser.
- → Wasser lässt die Pflanzenwelt (Holz) gedeihen.

Ist ein Element zu schwach, kann es das nächste nicht mehr adäquat ernähren und eine Disharmonie entsteht. Verschiedene Kontrollmechanismen verhindern, dass die Energie der Wandlungsphasen außer Balance gerät.

Der Erschöpfungszyklus (Cheng-Zyklus)

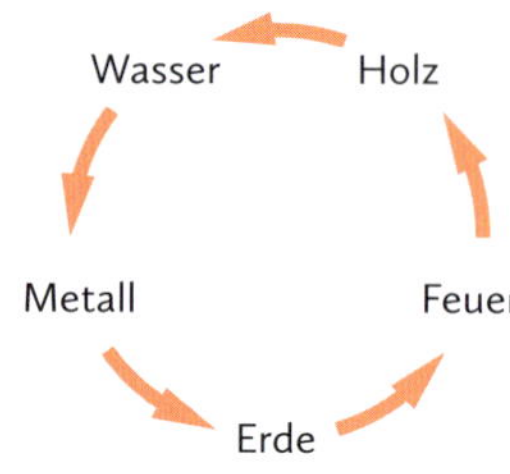

Im Erschöpfungszyklus entzieht jedes Element dem vorhergehenden Energie und gewinnt somit an Stärke:

- Feuer vernichtet Holz.
- Holz nimmt Wasser auf.
- Wasser zerstört Metall.
- Metall entzieht der Erde Mineralien.
- Erde erstickt Feuer.

Der Kontrollzyklus (Ke-Zyklus)

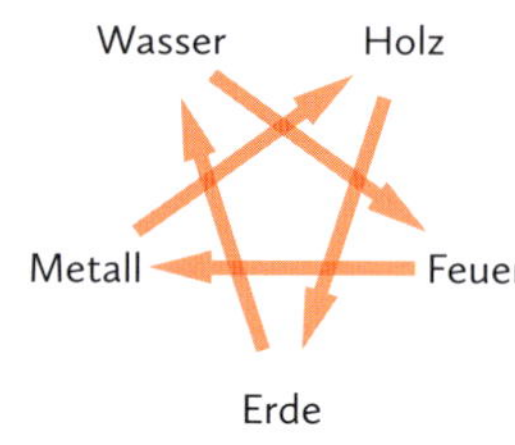

Da Mangel und Überfluss den Kreislauf schädigen würden, kontrollieren sich die Elemente gegenseitig und sorgen so für Gleichgewicht:

- Wasser löscht das Feuer.
- Feuer deformiert Metall.
- Metall spaltet (Axt) oder zerkleinert (Säge) Holz.
- Holz entzieht der Erde Nährstoffe.
- Wälder (Holz) wirken beispielsweise Bodenerosionen entgegen.
- Die Erde nimmt Wasser auf.

Der Schädigungszyklus (Wu-Zyklus)

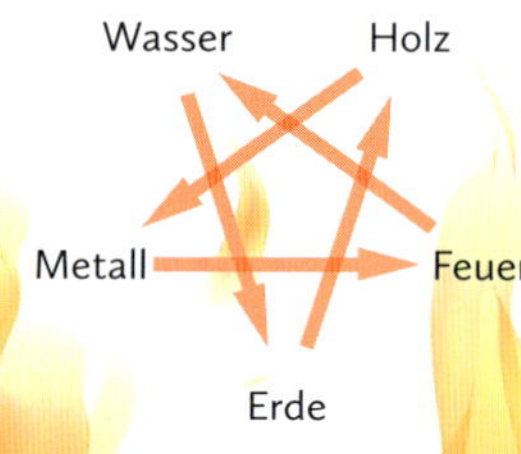

Wie die Bezeichnung bereits verrät, gilt der Schädigungszyklus als zerstörerisch. Hier wird das kontrollierende Element von seinem „Schützling“ dominiert:

- Wasser überschwemmt die Erde.
- Die Erde zerstört das Holz.
- Holz macht Metall stumpf.
- Metall nimmt das Feuer auf.
- Feuer lässt Wasser verdampfen.

Die Energie des Feuers wärmt und erhellt. Gewinnt sie allerdings zu viel Durchsetzungsfähigkeit, verschlingt sie alles um sich herum.

Die Organuhr

Der menschliche Körper verfügt über zwölf Hauptmeridiane (siehe „Die Meridiane – Jing Luo“, Seite 25). Ein Tag besteht aus zweimal zwölf Stunden. Wiederum wird jedes Organ einer bestimmten Doppelstunde zugeordnet. Die Aufteilung in einen Zweistundentakt basiert auf den zwölf Erdenzweigen, einem alten chinesischen Nummerierungssystem. Jede Nummer ist dabei einem Tierkreiszeichen zugeordnet und findet zugleich seine Yin- oder Yang-Entsprechung. Darüber hinaus stehen die Erdenzweige für die Bezeichnung

Die Organuhr: Jeder Zeitabschnitt trägt einen spezifischen Namen, und es sind ihm u.a. jeweils ein Tierkreiszeichen sowie zwei Organe zugeordnet, von denen sich eines in der Hochphase (äußerer Ring) und das andere in der Ruhephase (2. Ring von außen) befindet. Beispielsweise ist die Leber zwischen 1 und 3 Uhr besonders aktiv und der Dünndarm am Tiefpunkt seiner Leistung. Dieser Zeitabschnitt wird mit dem Tierkreiszeichen Büffel in Verbindung gebracht und heißt Chou. Im Sommerhalbjahr (Zeitumstellung) müssen die genannten Zeiten um jeweils eine Stunde angepasst werden.

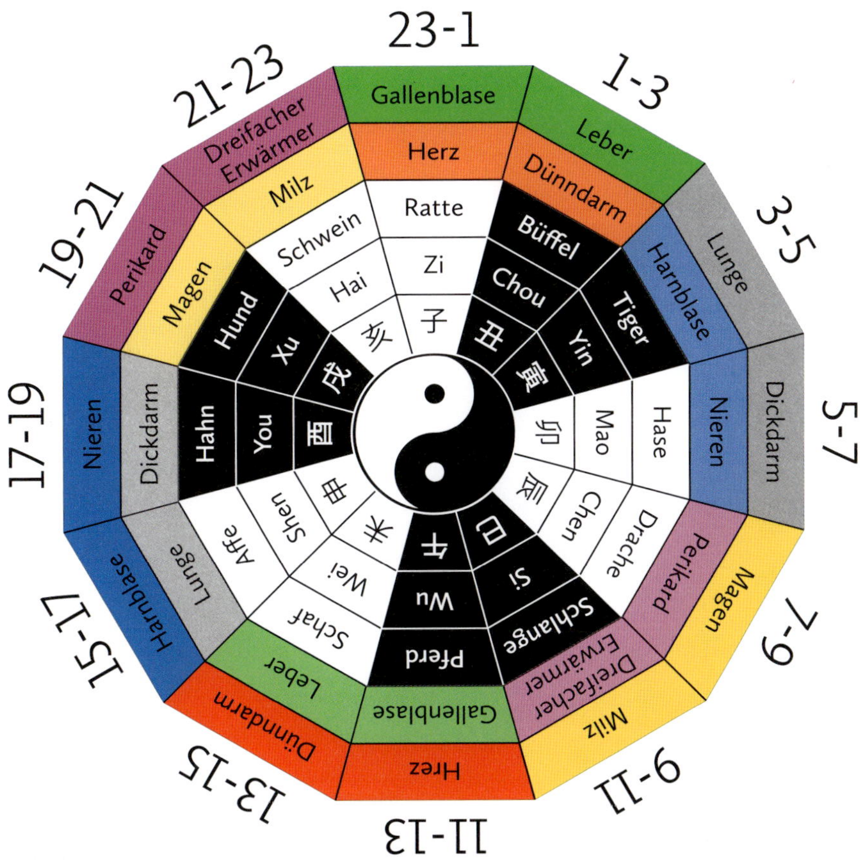

der Jahre in einem 12er-Zyklus sowie für eine bestimmte Himmelsrichtung (bei einer 30°-Einteilung). Sie beeinflussen neben dem Wetter und den klimatischen Prozessen generell das Leben auf der Erde. Entsprechend wirken sie sich auch auf die Persönlichkeit der in ihrem Zeichen Geborenen aus, da den unterschiedlichen Zeitabschnitten spezifische Eigenschaften und Zyklen zugeschrieben werden. Demnach rekrutieren die Aufteilung der Organe in einen 24-Stunden-Rhythmus sowie die paarweise Anordnung der Organe und Meridiane auf altchinesischen astrologischen und astronomischen Beobachtungen. Doch welche Auswirkung hat diese Einteilung auf unseren Organismus?

Die Lebensenergie zirkuliert stetig in unserem Körper. Dabei fließt das Qi im 24-Stunden-Rhythmus für eine Dauer von jeweils zwei Stunden besonders intensiv durch einen bestimmten Meridian und durch das ihm zugeordnete Organ.

Sofern Organe eine Störung aufweisen, verstärken sich die Beschwerden während der Maximalzeiten (Symptome für Disharmonien der verschiedenen Meridiane bzw. Organe siehe im nachfolgenden Kapitel). Deshalb empfiehlt es sich, therapeutische Maßnahmen während der Hochphase eines Organs durchzuführen. So ist beispielsweise der günstigste Zeitpunkt für eine Akupressur zur Stärkung des Herzens vor 13 Uhr.

Da während der Ruhephasen das Qi nur schwach durch die jeweilige Leitbahn und das ihr entsprechende Organ strömt, entfalten Behandlungen hier eine geringere Heilwirkung.

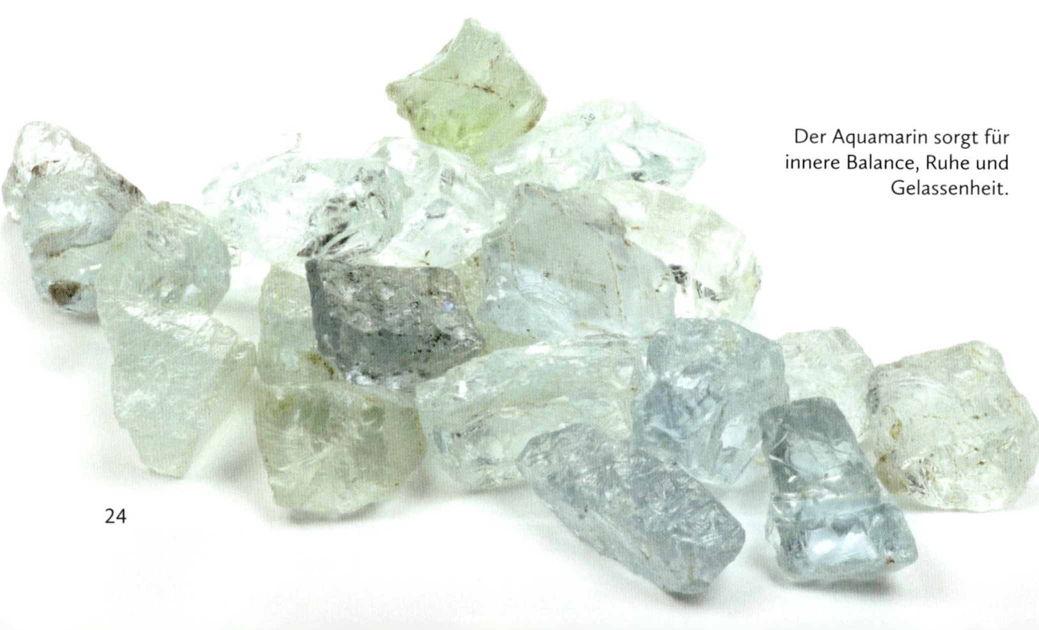

Der Aquamarin sorgt für innere Balance, Ruhe und Gelassenheit.

Die Meridiane – Jing Luo

Die Meridiane werden im chinesischen Jing Luo genannt. Dabei steht „Jing“ für Kette oder vertikaler Faden beim Weben. „Luo“ bedeutet so viel wie Schuss oder horizontaler Faden beim Weben. Da es sich um Energie-Leitbahnen des Körpers handelt, hat man sich im Westen in Anlehnung an die Geografie auf die Bezeichnung Meridiane geeinigt.

Diese unsichtbaren Leitbahnen durchziehen den Körper netzartig, durch sie zirkuliert das Qi. Liegt bei einem der Meridiane eine Störung vor, staut oder blockiert dies das Qi, und es kann nicht mehr frei fließen. Eine Schädigung der Gesundheit ist die Folge.

Das Strömungsgebiet der Leitbahnen befindet sich flach unter der Haut im Unterhautzellgewebe. Hier bilden sie eine Einheit mit den inneren Organen und der Körperoberfläche. Jeder Meridian verfügt über spezifische Akupunkturpunkte, die sogenannten Zugangspunkte, Höhlen oder Energiewirbel. Mittels dieser Körperpunkte kann auf das gesamte energetische System des Menschen eingewirkt werden. Auftretende Beschwerden können so beispielsweise durch Akupunktur sowie durch Akupressur mit oder ohne Heilsteine reguliert werden.

Die zwölf Hauptleitbahnen (Jing Mai) sind über ihre jeweiligen Anfangs- (in den Händen) und Endpunkte (in den Füßen) miteinander verbunden. Sie verlaufen in Längslinien am Körper entlang und sind an die fünf Yin-Organe, den Herzbeutel (Perikard) und die sechs Yang-Organe gekoppelt (siehe „Das Wechselspiel von Yin und Yang“, ab Seite 10). Dabei setzt sich jeder Funktionskreis aus einem Yin- und Yang-Organ-Paar zusammen.

Darüber hinaus gibt es zusätzlich acht Sondermeridiane (Jing Bie). Sie stehen nicht mit den Organen in Verbindung und nur zwei von ihnen verfügen über Reizpunkte (Lenkergefäß und Dienergefäß). Ihre Aufgabe ist es, Qi-Mangel oder -Überschuss in den Hauptleitbahnen auszugleichen.

Meridianpaare

Yin-Meridian	Yang-Meridian
Lungenmeridian	Dickdarmmeridian
Milz-Pankreas-Meridian	Magenmeridian
Herzmeridian	Dünndarmmeridian
Nierenmeridian	Blasenmeridian
Perikardmeridian	Dreifacher-Erwärmer-Meridian
Lebermeridian	Gallenblasenmeridian

Der Lungenmeridian

Der Lungenmeridian reguliert die Abwehr und verarbeitet aus der Luft gewonnenes Qi. Atemwegsbeschwerden sowie Kopf- und Rückenschmerzen kann über diesen Funktionskreis entgegengewirkt werden.

Der Lungenmeridian beginnt im mittleren Teil der Bauchhöhle, verläuft abwärts und stößt im Körperinneren auf den Dickdarm. Hier macht die Leitbahn kehrt und schwenkt wieder nach oben, durchquert das Zwerchfell und bahnt sich durch die Lungenflügel. Von dort wandert sie bis zur Kehle und dringt unterhalb des Schlüsselbeins an der seitlichen Brustwand zur Körperoberfläche hervor. Schließlich erstreckt sie sich über die innere Seite des Oberarmes entlang bis zum Handgelenk und endet dort außen an der Wurzel des Daumennagels. Ein zweiter Zweig des Lungenmeridians spaltet sich über dem Handgelenk ab und verläuft an der Handaußenseite bis zur äußeren Seite des Zeigefingers. Dort begegnet der Zweig der Dickdarmleitbahn.

Disharmonische Funktionen

Bei einer Störung treten folgende Symptome auf:

- Atemstörungen
- Husten
- Hitzegefühle
- Schulterprobleme
- Harndrang
- Bronchitis
- Asthma
- Allergien
- Nackenverspannungen
- Heiserkeit
- Niesen

Wichtige Reizpunkte

❶ **LU 1 Zhong Fu („Versammlungshalle der Mitte"):** Einen Daumenbreit unterhalb des Schlüsselbeins, am äußeren Rand, sechs Daumenbreit seitlich der Körpermitte; reguliert das Lungen-Qi.

❷ **LU 5 Chize („Teich der Elle"):** In der Ellenbogenbeugefalte am radialen Punkt der Bizepssehne; stimuliert die Wasserzirkulation und löst Schleim aus der Lunge. Optimiert den Harnfluss; wirkt sich günstig auf die Sehnen aus.

❸ **LU 6 Kongzui („Tiefe des Lochs"):** An der radialen Seite des Unterarmes sieben Daumenbreit vom Handgelenk entfernt; wichtiger Punkt bei Bronchitis und Asthma, reguliert Schwitzen.

❹ **LU 7 Lieque („Fehler in der Reihe"):** Zwei Finger oberhalb der Handgelenksbeugefalte auf der Daumenseite; wirkt auf die Atmungsorgane und empfiehlt sich auch bei Problemen in der Nacken- und Halsregion.

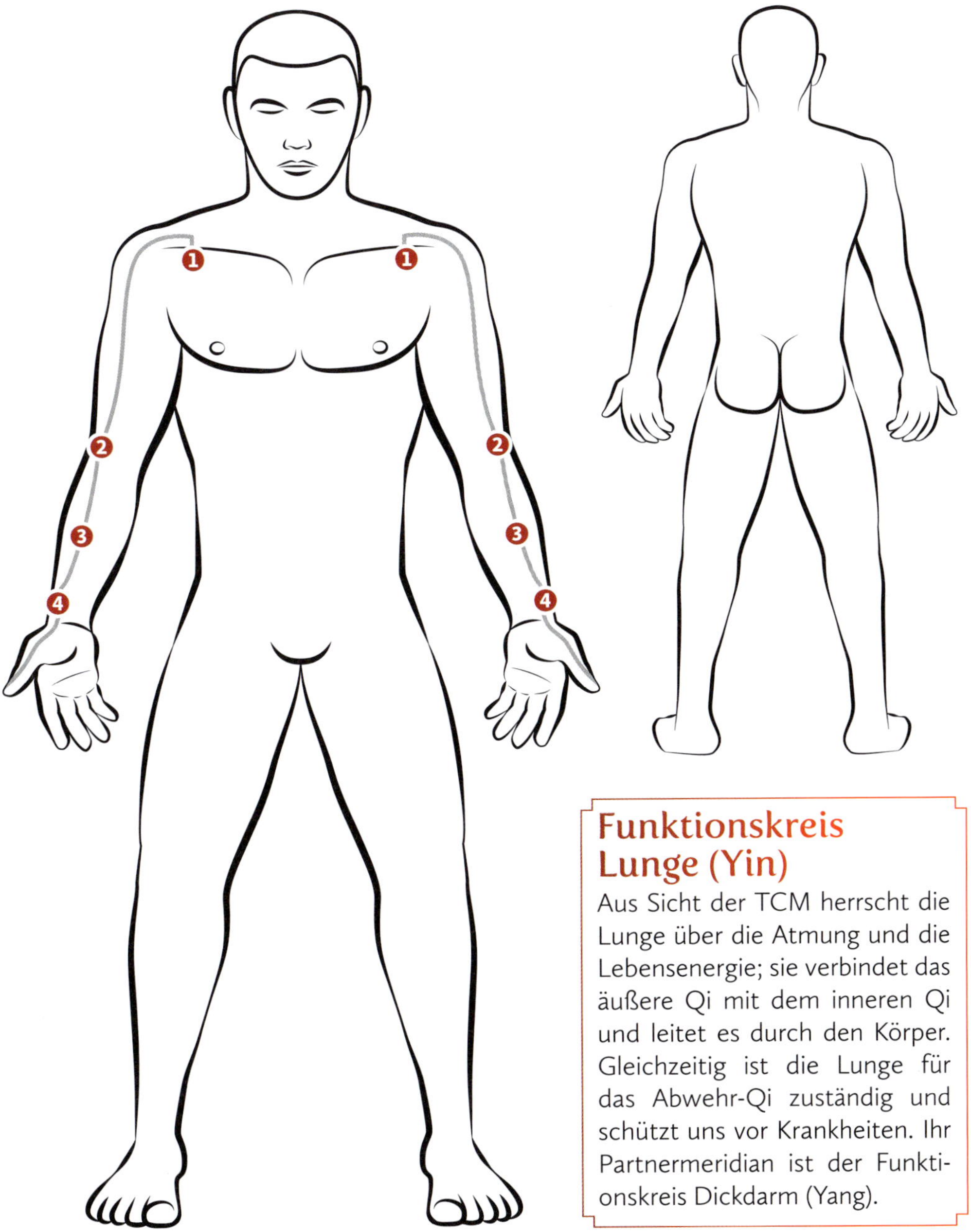

Funktionskreis Lunge (Yin)

Aus Sicht der TCM herrscht die Lunge über die Atmung und die Lebensenergie; sie verbindet das äußere Qi mit dem inneren Qi und leitet es durch den Körper. Gleichzeitig ist die Lunge für das Abwehr-Qi zuständig und schützt uns vor Krankheiten. Ihr Partnermeridian ist der Funktionskreis Dickdarm (Yang).

Der Dickdarmmeridian

Über den Dickdarmmeridian lassen sich Blockierungen oder Schmerzen in den Sinnesorganen, Zahnschmerzen, Schulterschmerzen und Tennisellenbogen günstig beeinflussen.

Er entspringt an der Zeigefingerspitze und wandert über die äußere Seite des Zeigefingers durch die Vertiefung zwischen den Daumensehnen. Von dort führt die Leitbahn die Unterarmaußenseite entlang bis zur seitlichen Ellenbogenfalte. An der Oberarmaußenseite erstreckt sie sich bis zum höchsten Schulterpunkt. Hier gabelt sich der Dickdarmmeridian. Ein Zweig zieht sich im Körperinneren entlang, passiert die Lunge und durchstreift das Zwerchfell. Dann wandert er weiter bis zum Dickdarm. Der zweite Zweig verläuft auf der Körperoberfläche bis zum Hals. Von dort gelangt er zur Wange, um dann im Inneren weiter zu den unteren Zähnen und dem Zahnfleisch zu führen. Danach erreicht er wieder die Oberfläche und kurvt über Oberlippe zu seinem Endpunkt auf der gegenüberliegenden Seite neben der Nase.

Disharmonische Funktionen

Bei einer Störung treten folgende Symptome auf:

- → Blähungen
- → Magengeschwüre
- → Verstopfung
- → Migräne
- → Ruhelosigkeit
- → Verspannungen
- → Tennisarm
- → Hämorrhoiden
- → Menstruationsbeschwerden
- → müde Beine
- → Dickdarmentzündungen, -krämpfe
- → Mundgeruch
- → Gedächtnisstörungen
- → Zahnschmerzen

Wichtige Reizpunkte

❶ **DI 4 Hegu („Das geschlossene Tal“):** Am Ende der Daumenfalte zwischen Zeigefinger und Daumen; lindert Erkrankungen im Kopfbereich und Schmerzen im gesamten Körper (wichtigster analgetischer Punkt), wirkt Verstopfungen entgegen.

❷ **DI 11 Quchi („Der gebogene Graben“):** Bei rechtwinkliger Beugung des Gelenks am Ende der äußeren Beugefalte des Ellenbogens; Tonisierungspunkt, eliminiert Hitze und Wind der Extremitäten.

❸ **DI 20 Yingxian („Den Geruch willkommen heißen“):** In der Nasolabialfalte, auf der Höhe der Mitte des seitlichen Nasenflügelrandes; öffnet die Nase und vertreibt Wind aus dem Gesicht.

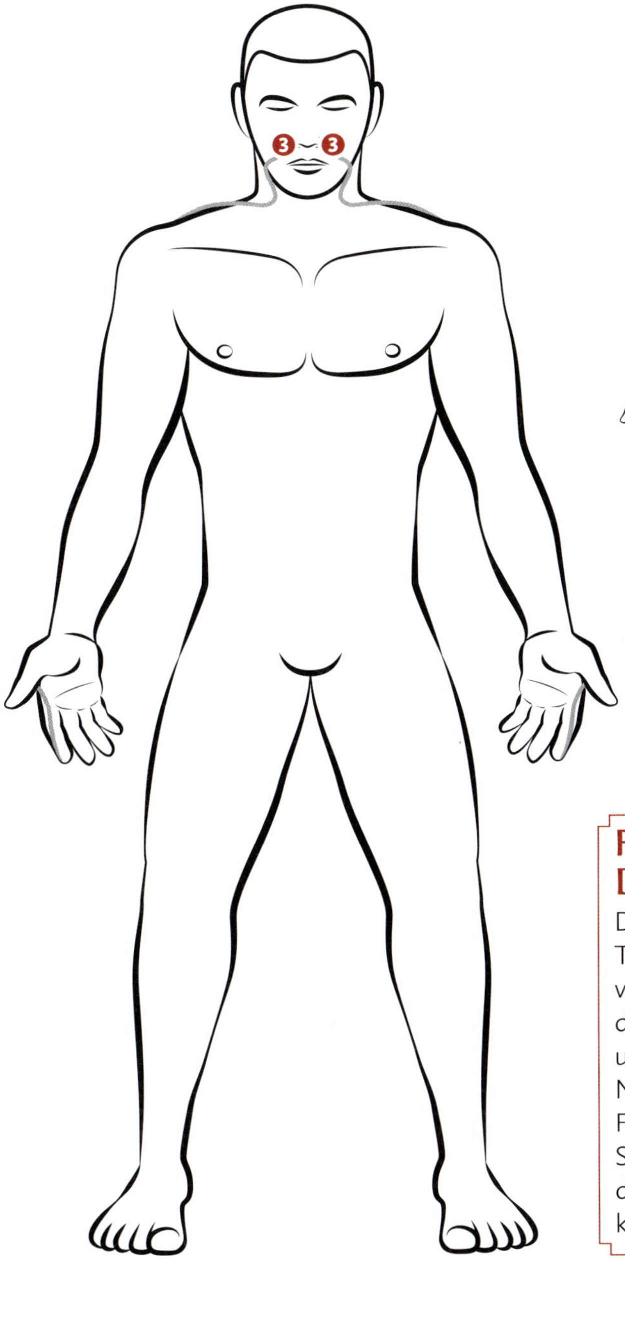

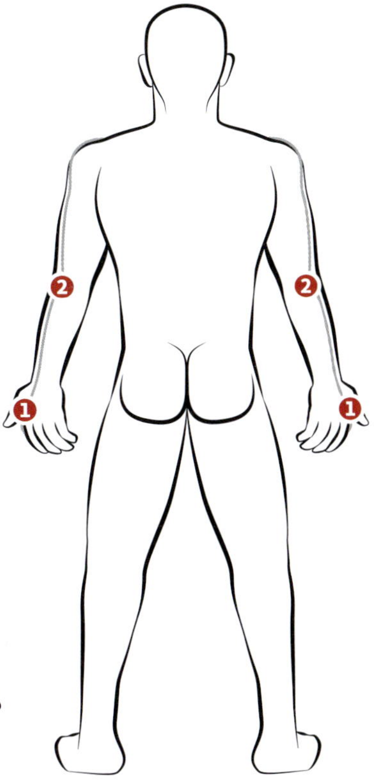

Funktionskreis Dickdarm (Yang)

Der Dickdarm ergänzt durch den Transport und die Ausscheidung von Abfallstoffen die Aufgaben der Lunge: Er entsorgt, was uns belastet und daran hindert, Neues aufzunehmen. Ist seine Funktion gestört, bleiben giftige Substanzen im Körper zurück, die uns körperlich wie seelisch krank machen können.

Der Magenmeridian

Dieser Meridian ist für die Regelung des Menstruationszyklus sowie der Eierstockfunktionen der Frau zuständig. Darüber hinaus beeinflusst er das Wechselspiel zwischen den Verdauungsorganen.

Der Magenmeridian beginnt neben der Nase. Er verläuft bis zur Nasenwurzel und stößt im inneren Augenwinkel auf den Blasenmeridian. Unterhalb des Auges erreicht er die Oberfläche und zieht sich seitlich abwärts die Nase entlang. Dann führt er in das obere Zahnfleisch. Dort umläuft er die Lippen und wandert am unteren Kieferknochen entlang. Dann zieht er sich vor dem Ohr direkt bis zur Schläfe hinauf, um sich am Unterkiefer zu verzweigen. Während von dort aus ein Zweig im Körperinneren durch das Zwerchfell verläuft und auf den Magen und danach auf die Milz trifft, verbleibt der zweite Zweig an der Körperoberfläche. Er durchläuft die Kehle, wandert über den Hals zur Brust bis hin zum Bauch, um in der Leiste zu enden. Der innere Zweig bildet sich am Magenende neu und wandert an der Bauchhöhle nach unten. Dort verschmilzt er wieder mit dem äußeren Zweig. Der Magenmeridian führt über den Oberschenkel zur äußeren Knieseite und bis zur Fußspitze. Er endet an der zweiten Zehe. Unterhalb des Knies spaltet sich ein anderer Ast ab, der an der äußeren Seite der mittleren Zehe endet. Ein weiterer Zweig verläuft vom Rist aus zur Innenseite der großen Zehe. Hier verschmilzt er sich mit dem Milz-Pankreas-Meridian.

Disharmonische Funktionen

Bei einer Störung treten folgende Symptome auf:

- → Blutarmut
- → Oberbauchschmerzen
- → Sodbrennen
- → Müdigkeit
- → Migräne
- → nächtliches Zähneknirschen
- → Nebenhöhlenleiden
- → Zyklusstörungen
- → Übersäuerung
- → Müdigkeit, Erschöpfung

Wichtige Reizpunkte

❶ **MA 6 Jiache („Kieferwagen"):** Bei geschlossenem Kiefer am höchsten Punkt des Masseter (Kaumuskel, der am Jochbogen entspringt), beseitigt Blockaden aus dem Meridian, lindert Schwellungen im Wangenbereich, Zahnschmerzen, Anspannung und Schmerzen im Kiefer.

❷ **MA 25 Tianshu („Himmlischer Drehpunkt"):** Zwei Daumenbreit seitlich vom Nabel; bei Bauchschmerzen, Übelkeit, Durchfall und Erbrechen. Reguliert Magen, Milz und Darm.

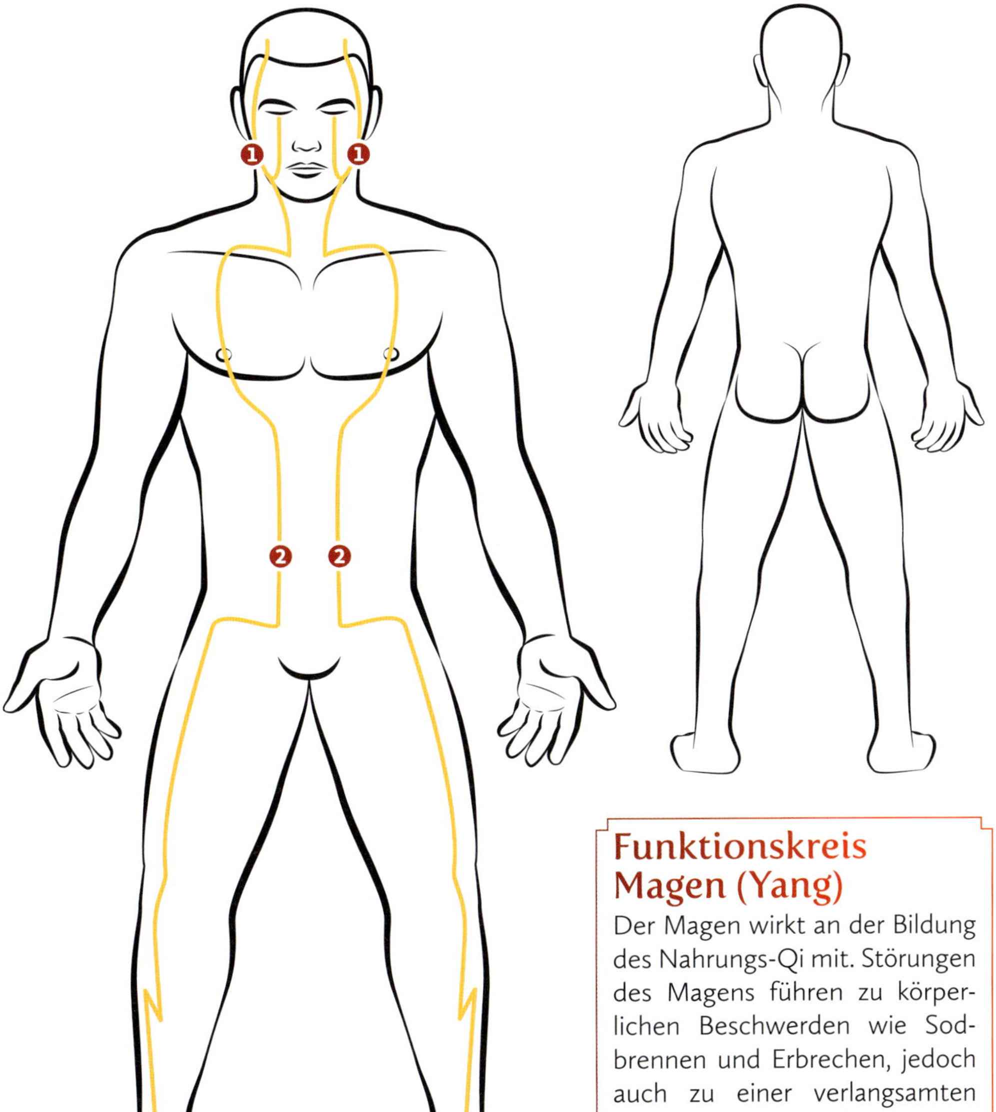

Funktionskreis Magen (Yang)

Der Magen wirkt an der Bildung des Nahrungs-Qi mit. Störungen des Magens führen zu körperlichen Beschwerden wie Sodbrennen und Erbrechen, jedoch auch zu einer verlangsamten Aufnahme von Informationen und Emotionen – der Funktionskreis ist auch für die „seelisch-geistige Nahrung“ zuständig.

Der Milz-Pankreas-Meridian

Im Milz-Pankreas-Meridian wird Qi gespeichert und gehütet. Darüber hinaus wird es von dort aus an den gesamten Organismus abgegeben.

Der Meridian beginnt an der Innenseite der großen Zehe und führt entlang der Fußinnenseite bis vor den Fußknöchel. Dort wandert er über die hintere Seite des Unterschenkels zur Innenseite des Unterschenkels bis zur Knieinnenseite und zieht sich weiter bis zum Oberschenkel. Am Oberschenkelende verläuft er in Richtung Schambereich und stößt bis zur Bauchhöhle hervor. Dann zweigt er sich auf. Ein Nebenzweig durchläuft vom Magen aus das Zwerchfell und wandert von dort aus zum Herzen. An dieser Stelle verschmilzt er mit dem Herzmeridian. Der Hauptzweig verläuft an der Bauchoberfläche hinauf zur Brust und bahnt sich dort seinen Weg in das Körperinnere vor. An der Kehle entlang wandert er dann zur Zungenwurzel.

Disharmonische Funktionen

Bei einer Störung treten folgende Symptome auf:

- → Bindegewebsschwäche
- → Schlafstörungen
- → Übelkeit
- → Gemütsschwankungen
- → Durchblutungsstörungen
- → Konzentrationsschwäche
- → Depression
- → Erkrankungen in den Lymphgefäßen
- → Speichelmangel
- → Schwere und Kraftlosigkeit in den Gliedern
- → Abgeschlagenheit
- → Infektionen

Wichtige Reizpunkte

❶ **MP 6 Sanyinjiao („Kreuzung der drei Yin-Meridiane“):** An der Unterschenkel-Innenseite, drei Daumenbreit oberhalb des höchsten Punktes des Innenknöchels an der Hinterkante des Schienbeins; wirkungsvoll bei Erkrankungen von Nieren und Leber, tonisierende Wirkung bei chronischer Müdigkeit, wichtiger Punkt bei urogenitalen Störungen.

❷ **MP 9 Yinlingquan („Quelle am Yin-Grabhügel“):** Zur Mitte des Beines auf der Vertiefung am Unterrand des Gelenkfortsatzes auf Höhe des Schienbeinhöckers; lindert Schwellungen der unteren Extremitäten, vertreibt Feuchtigkeit und Wasseransammlungen im Unterleib; wirkt gegen Ödeme, Unterleibsentzündungen sowie Vaginalpilz und -ausfluss.

❸ **MP 18 Tianxi („Schluchtenbach des Himmels“):** Seitlich der Körpermittellinie im Bereich zwischen der vierten und fünften Rippe auf Brustwarzenhöhe; hilfreich bei Thoraxschmerzen, Husten und Atemnot.

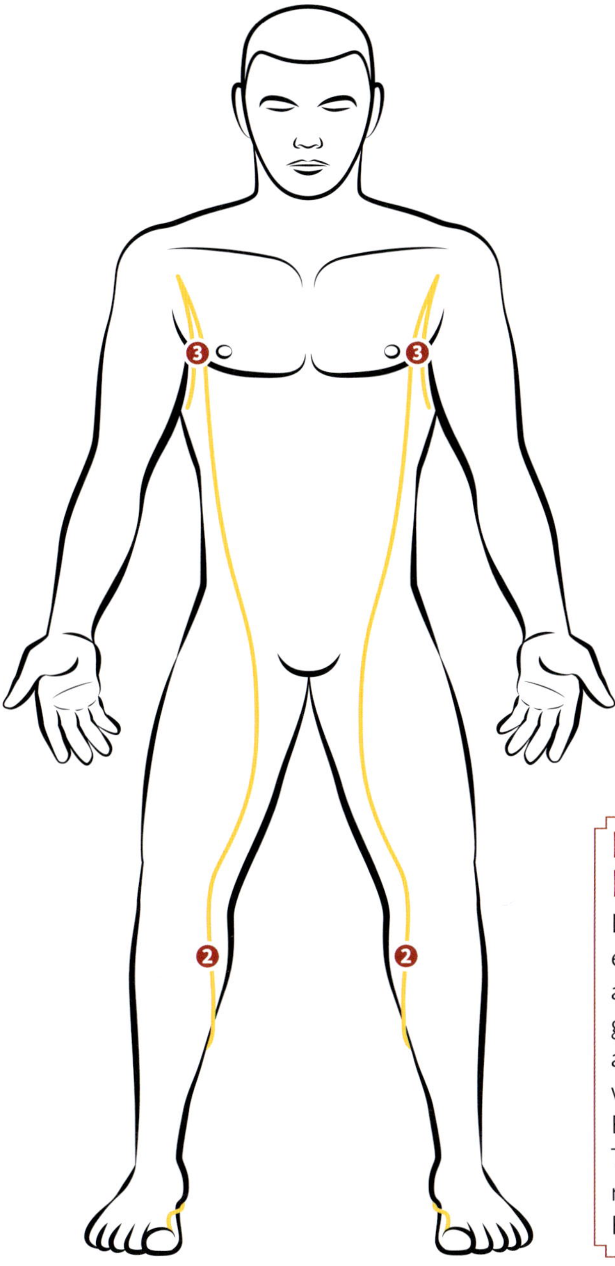

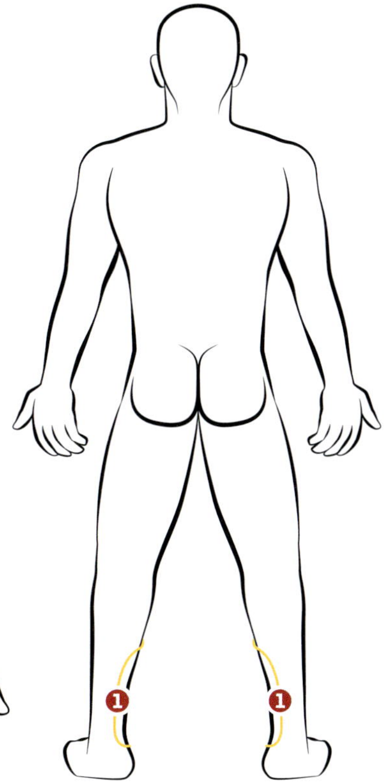

Funktionskreis Milz-Pankreas (Yin)

Die Milz gilt als Quelle der Vitalessenz Jing (siehe Seite 17) und als wichtigstes Verdauungsorgan, da sie die Lebensenergie Qi aus der Nahrung extrahiert und verteilt. Im geistig-seelischen Bereich trennt sie Klares von Trübem und Reines von Unreinem. Ihr Partnermeridian ist der Funktionskreis Magen (Yang).

Der Herzmeridian

Der Herzmeridian ist für das Kreislaufsystem und dessen Regulation zuständig. Das Herz gewährleistet durch sein Pumpen die Versorgung aller Organe und steuert das Gehirn. Fließt das Qi in diesem Funktionskreis gleichmäßig, durchströmt uns innere Ruhe und Klarheit.

Er besteht aus drei Ästen, deren innerer Verlauf im Herzen beginnt. Ein Ast verläuft durch das Zwerchfell bis zum Dünndarm. Der zweite Ast erstreckt sich seitlich der Kehle entlang, wandert dann zum Mundwinkel und von dort aus zum Auge. Der dritte Zweig führt vom Herzen zur Lunge und stößt auf Achselhöhe zur Körperoberfläche hervor. Von hier aus zieht er sich am inneren Oberarm entlang, stößt auf den Ellenbogen, verläuft dann am inneren Unterarm weiter und durchzieht Handgelenk und Handinnenfläche. Die Leitbahn endet an der inneren Spitze des kleinen Fingers. Hier verschmilzt der Zweig mit dem Dünndarmmeridian.

Disharmonische Funktionen

Folgende Symptome weisen auf eine Störung hin:

- → Nachtschweiß
- → Herzprobleme
- → allgemeines Kältegefühl
- → Unruhe
- → Ängstlichkeit
- → Blutdruckschwankungen
- → Kurzatmigkeit
- → Nervosität
- → Schwindel
- → Herzflimmern
- → Sprachprobleme
- → Blässe
- → Brustschmerzen
- → Zahnfleischbluten
- → Schlaflosigkeit

Wichtige Reizpunkte

❶ **H 1 Jiquan („Pol-Quelle"):** Im Mittelpunkt der Achselhöhlen; ordnet Qi und nährt das Herz-Yin, ist hilfreich bei Durchblutungsstörungen im vorderen Bereich der Beine, Schulterlahmheit, Appetitlosigkeit und Müdigkeit.

❷ **H 3 Shaohai („Meer der Shao-Leitbahn"):** Zwischen dem inneren Ende Ellenbogenfalte und der Knochenvorwölbung auf der dem Körper zugewendeten Seite des Oberarmknochens; beruhigt Herz und Geist, wirkt gegen Ellenbogenschmerzen.

❸ **H 7 Shenmen („Tor des Geistes"):** Am Ende der Handgelenksbeugefalte auf der Kleinfingerseite, neben der Beugesehne; beruhigt die Psyche und wirkt gegen Nervosität, Schlaflosigkeit, psychische Erregungszustände, Angstzustände und Herzrhythmusstörungen.

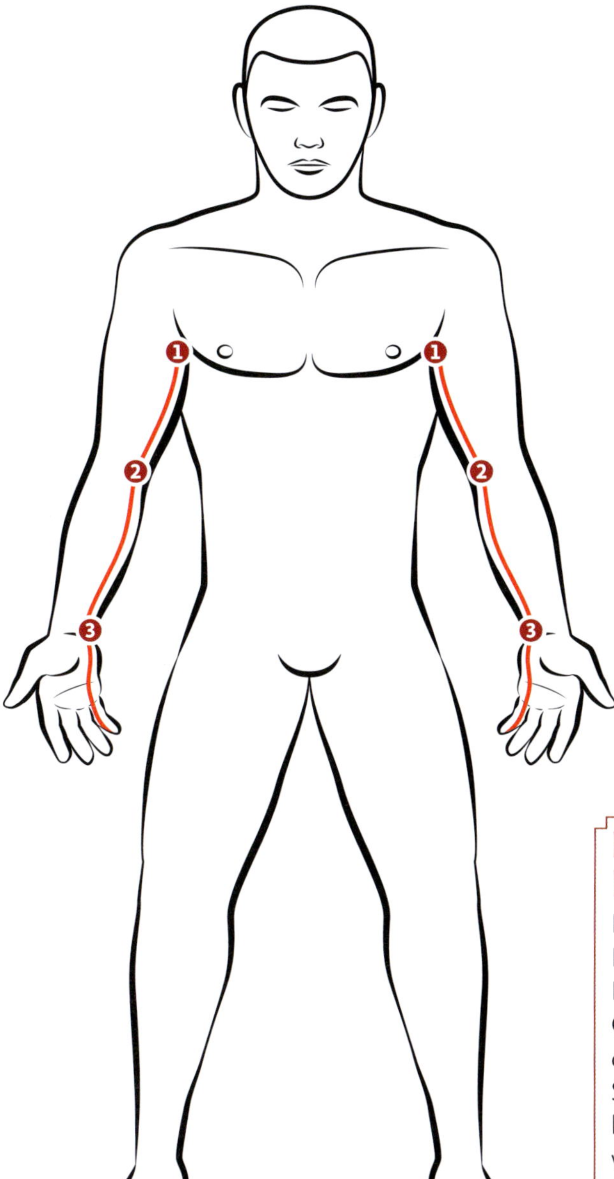

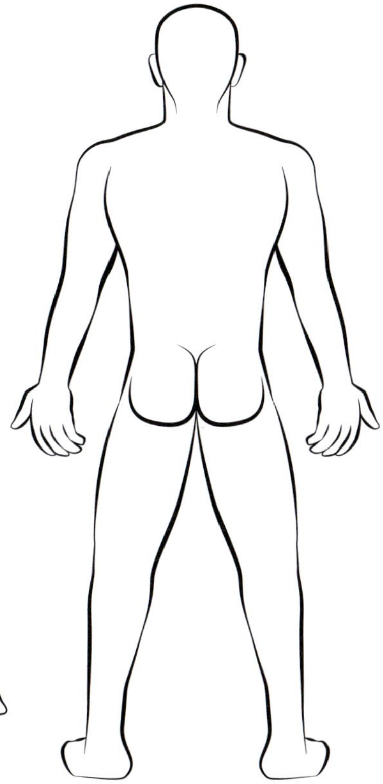

Funktionskreis Herz (Yin)

Das Herz gilt als Herrscher aller Funktionskreise; es regiert die Blutzirkulation, beherbergt den Geist (Shen) und durchdringt den Körper mit Bewusstsein, Spiritualität und Emotionen. Ein harmonischer Fluss des Herz-Qi verleiht innere Ruhe und Klarheit. Ihm ist als Partner das Yang-Organ Dünndarm zugeordnet.

Der Dünndarmmeridian

Der Dünndarmmeridian ist Yang zugeordnet. Er regelt die Verdauung und Verteilung der Nährstoffe aus der Nahrung. Da sein Partnerorgan das Herz ist, hilft er, einen klaren Geist zu bewahren.

Dieser Meridian beginnt an der äußeren Spitze des kleinen Fingers. Dann durchzieht er die Handfläche und wandert weiter entlang der Hinterseite des Unterarms, führt an der äußeren Seite des Oberarms weiter und verläuft über die Schulter. Von dort erstreckt er sich bis zum höchsten Punkt des Rückens und trifft auf das Lenkergefäß, wo sich die Leitbahn gabelt. Ein Ast wandert zum Hals, verläuft seitlich bis zur Wange entlang und bahnt sich den Weg zum äußeren Augenwinkel. Von dort aus führt er zum Ohr. Im Wangenbereich verzweigt sich der Zweig. Ein kleiner Ast geht zum inneren Augenwinkel. Der zweite Zweig durchquert Herz, Zwerchfell und Magen.

Disharmonische Funktionen

Bei Störungen treten folgende Symptome auf:

- → Starke Ausdünstungen
- → Atembeschwerden
- → Rückenschmerzen
- → Durchfall
- → Schweißfüße
- → Darmkrämpfe
- → Menstruationsbeschwerden
- → Verdauungsbeschwerden
- → Einschlafstörungen
- → Unruhe
- → Schmerzen im Verlauf des Meridians (Handgelenke, Ellenbogen, Schultern, Hals und Nacken)

Wichtige Reizpunkte

❶ **DÜ 6 Yang Lao („Pflege des Alters“):** An der Rückseite des Unterarms in einer Vertiefung über und seitlich des Außenknöchels; wirkt günstig auf Sehkraft und Hören, bei Verdauungsbeschwerden, Kreuzschmerzen und rheumatoiden Schmerzen.

❷ **DÜ 10 Naoshu („Shu-Punkt des Oberarms“):** In der Vertiefung unterhalb der Schultergräte (quer über die Rückenfläche des Schulterblatts laufende Knochenleiste); wirkt bei Funktionsstörungen und Schmerzen der Schulter- und Oberarmregion.

❸ **DÜ 19 Tinggong („Palast des Hörens“):** Bei leicht geöffnetem Mund in der Mulde zwischen der kleinen Knorpelmasse an der Ohrmuschel am Eingang des Gehörkanals (Tragus) und dem Gelenkfortsatz am aufsteigenden Ast des Unterkiefers; hilft bei Kieferfunktionsstörungen und bei Ohrenproblemen.

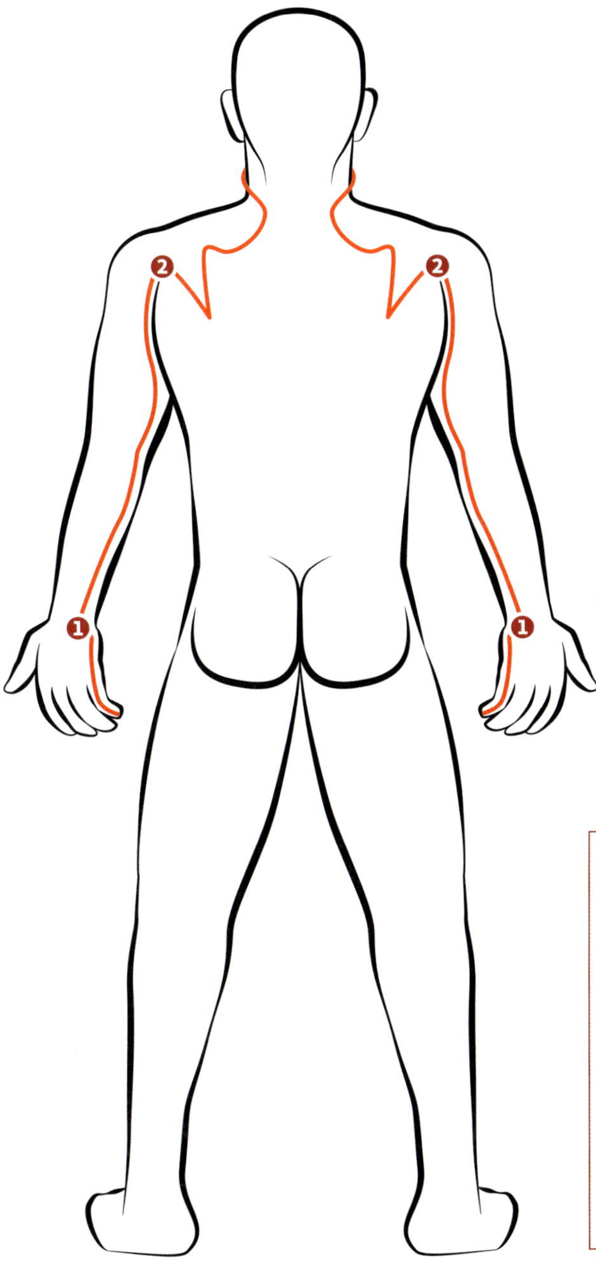

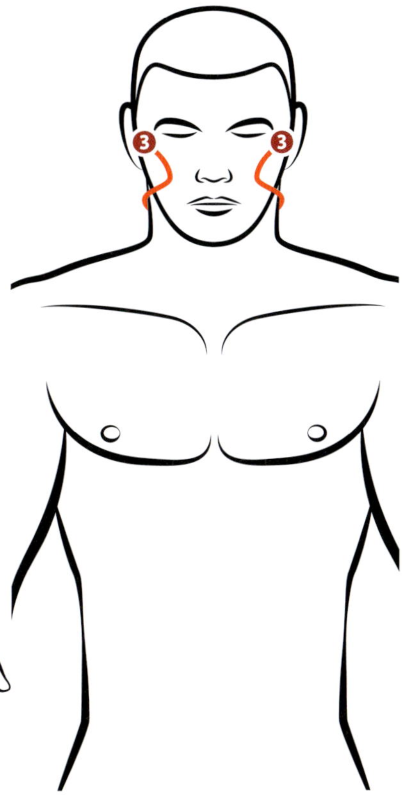

Funktionskreis Dünndarm (Yang)

Der Dünndarm schützt die Herz-Energie, indem er deren überschüssige Hitze ausleitet. Er trennt die vom Magen kommenden Reststoffe und leitet „Reines" an die Milz weiter, „Unreines" an den Dickdarm zur Ausscheidung. Ähnlich sortiert er unsere Eindrücke und Gedanken in nützliche und schädliche.

Der Blasenmeridian

Seelischer Druck wirkt sich negativ auf den Blasenmeridian aus; hier manifestieren sich daher nicht nur physische, sondern auch psychische Probleme.

Der Blasenmeridian entspringt am inneren Augenwinkel. Er verläuft entlang der Stirn bis zum Scheitelpunkt des Kopfes. Dort gabelt sich ein kleiner Ast ab. Dieser zieht sich bis ins Gehirn. Der Hauptzweig durchstreift den Hinterkopf und verzweigt sich im Nacken. Ein Zweig wandert dabei zur Basis des Nackens und von dort aus weiter parallel zur Wirbelsäule das Rückrat entlang. Im Bereich des Nabels verzweigt er sich erneut. Ein Ast kreuzt Nieren und Harnblase, während der andere über das Schulterblatt wandert und parallel zum zuvor beschriebenen Zweig am Rückgrat entlang läuft. Am Gesäß schwenkt die Leitbahn gemeinsam mit dem anderen Ast zur Hinterseite des Oberschenkels und sie vereinen sich auf Höhe der Kniekehle. Die verschmolzenen Leitbahnen kurven dann über die hintere Seite des Unterschenkels zum Fußaußenknöchel und führen schließlich zur äußeren Seite der kleinen Zehenspitze. An dieser Stelle vereint sich die Leitbahn mit dem Nierenmeridian.

Disharmonische Funktionen

Folgende Symptome weisen auf eine Störung des Blasenmeridians hin:

- → Arthritis
- → Rheuma
- → Krümmung der Wirbelsäule
- → Prostatabeschwerden
- → Kieferhöhlenentzündungen
- → Blasenprobleme
- → Kopfschmerz
- → Unterleibsprobleme
- → Hormonelle Störungen
- → Rückenverspannungen

Wichtige Reizpunkte

❶ **B 2 Zanzhu („Bambus sammeln"):** Am inneren Ende der Augenbraue; wirkungsvoll bei Augenproblemen (z.B. Fehlsichtigkeit, getrübte Sicht, Tränenfluss, Augenrötung, Augenschmerzen und Augenjucken), Kopfschmerz, Nasen- und Rachenbeschwerden.

❷ **B 10 Tianzhu („Himmelssäule"):** Einen Fingerbreit unterhalb der Schädelbasis auf den Muskelsträngen, einen Fingerbreit seitlich von der Nackenmitte; hilfreich bei Schlafstörungen, starkem Kopfschmerz und Schmerzen sowie Beschwerden in Nacken, Schulter und Rücken.

❸ **B 28 Pangguangshu („Transportpunkt der Blase"):** Eineinhalb Daumenbreit seitlich der Mittellinie auf Höhe der zweiten Sakralöffnung; reguliert die Blase, hilft bei Urogenitalerkrankungen und Menstruationsstörungen.

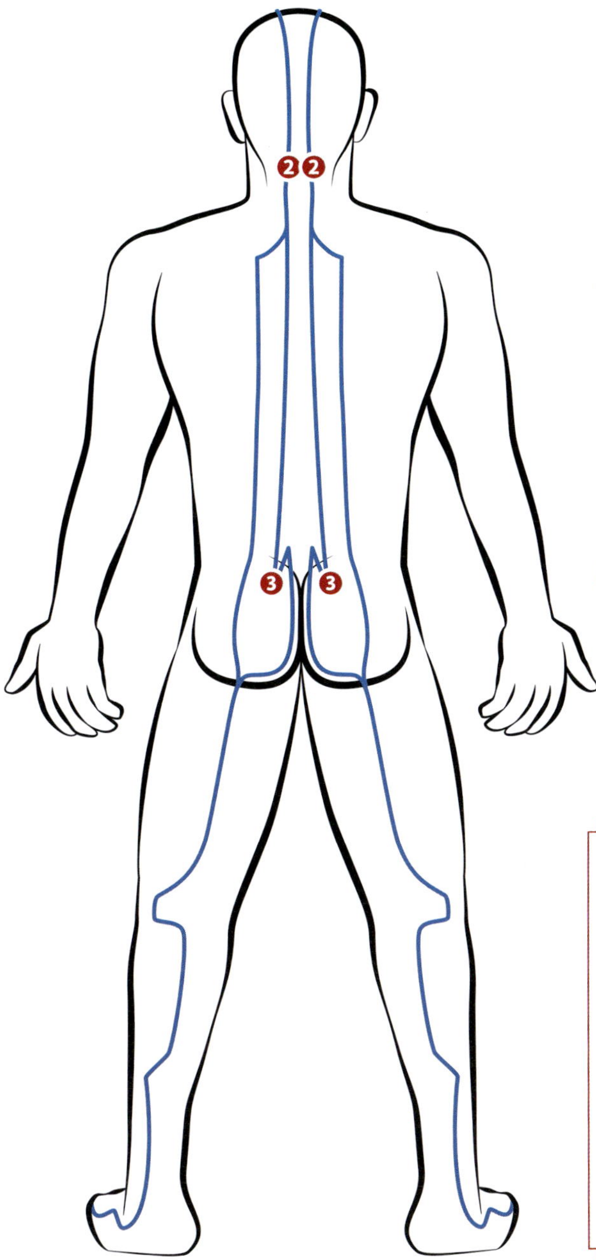

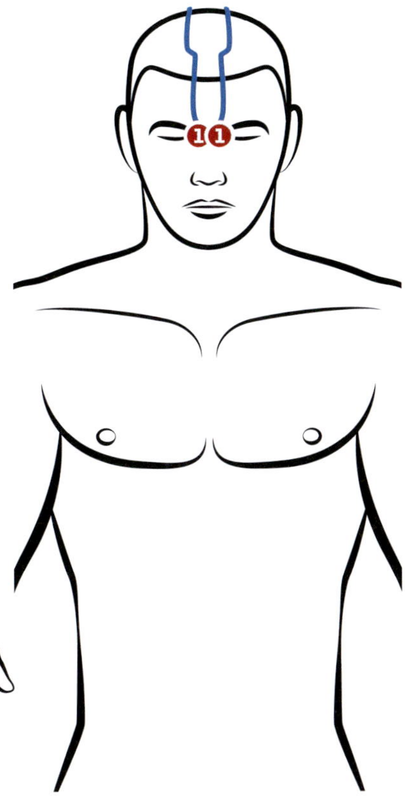

Funktionskreis Blase (Yang)

Die Blase nimmt den von den Nieren (Partnerorgan) abfließenden Urin auf und sorgt für die Ausscheidung von harnpflichtigen Substanzen, Giften sowie die Absonderung aller übrigen Abfallstoffe. Ein starker Blasenmeridian befähigt uns, entschieden im Sinne unserer Wünsche und Ziele zu handeln.

Der Nierenmeridian

In den Nieren wird die Vitalessenz Jing gespeichert. Sie sind demnach ein Leben lang von großer Bedeutung für die Vitalität, Kraft und Gesundheit.

Der Nierenmeridian beginnt an der unteren Seite der kleinen Zehe und verläuft über die Fußsohle bis zum Rist. Anschließend schwenkt er um den inneren Fußgelenkknöchel und wandert über die innere Unterschenkelseite zur Kniekehle. Hier führt der Meridian hinauf zum Oberschenkel und dringt im Schoß in das Körperinnere ein. Von den Nieren aus wandert er zur Harnblase und stößt oberhalb des Schambeins wieder an die Körperoberfläche. Dann kreuzt er Bauch und Brust und zieht sich weiter nach oben. Oberhalb des Schambeins entspringt ein zweiter Ast aus den Nieren. Dieser verläuft zur Leber, trifft auf das Zwerchfell, die Lungenflügel sowie die Kehle und wandert bis zur Zungenwurzel. In der Lunge ist ein kleiner Ast verortet. Er bahnt sich seinen Weg zum Herzen und verschmilzt in der Brust mit dem Perikardmeridian.

Disharmonische Funktionen

Bei Störungen im Nierenmeridian können folgende Symptome auftreten:

- Atembeschwerden
- Schwellungen
- Übermut
- Depressionen
- Ödeme
- Kälteempfindlichkeit
- dunkle Augenringe
- Akne, Ekzeme
- Schreckhaftigkeit
- Verstopfung
- Häufiger nächtlicher Harndrang
- Ohrinfektionen
- Herzprobleme
- bleiche Gesichtsfarbe
- Gynäkologische Erkrankungen, sexuelle Dysfunktionen

Wichtige Reizpunkte

- **N 1 Yongquan („Die sprudelnde Quelle"):** Auf der Fußsohle in der Vertiefung in der Mitte der Fußballen; tonisiert und harmonisiert das Nieren-Qi, bewährt zur Behandlung von Ängstlichkeit, Vergesslichkeit, Reizbarkeit, Schlafstörungen, Fieber, Müdigkeit, Krämpfen und Impotenz.
- **N 3 Taixi („Großer Bach"):** Auf der Mitte der Verbindungslinie zwischen Innenknöchel und der Achilles-Sehne; bei Asthma, Husten, Libidoverlust, Unfruchtbarkeit, Zahnschmerzen, Schlafsucht und Schlaflosigkeit.
- **N 27 Shufu („Versammlungshalle der Einflussnahme"):** Zwischen 1. Rippe und Schlüsselbein, zwei Daumen breit seitlich der Mittellinie; wirkungsvoll bei Husten, Asthma, Übelkeit und Brechreiz sowie Brustschmerz.

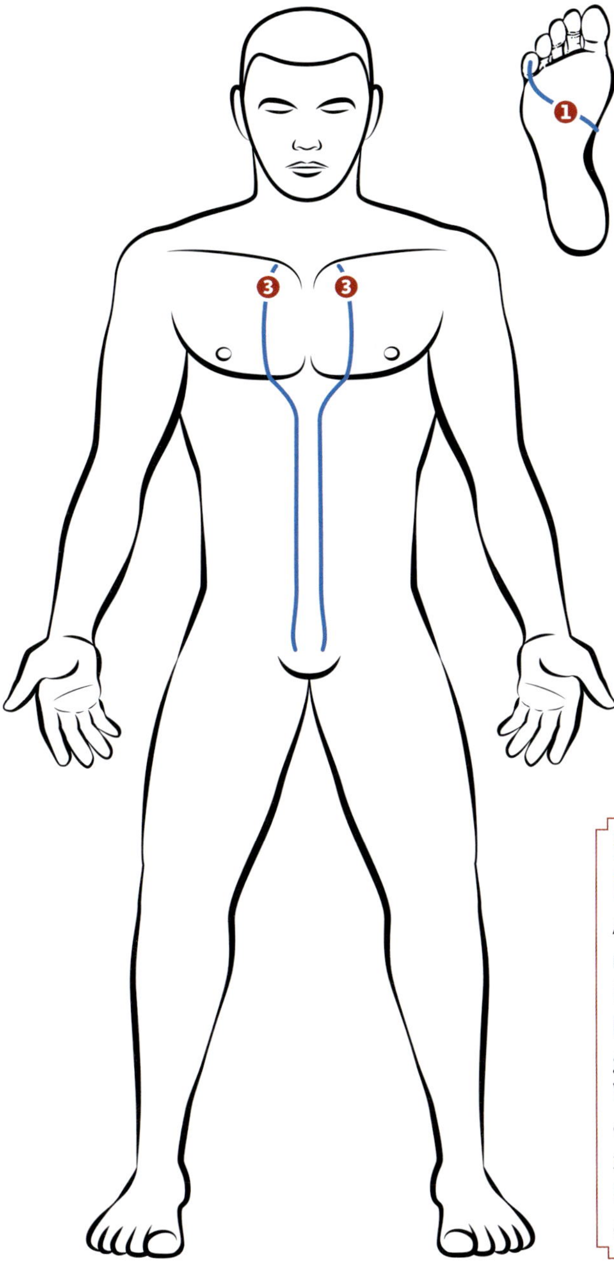

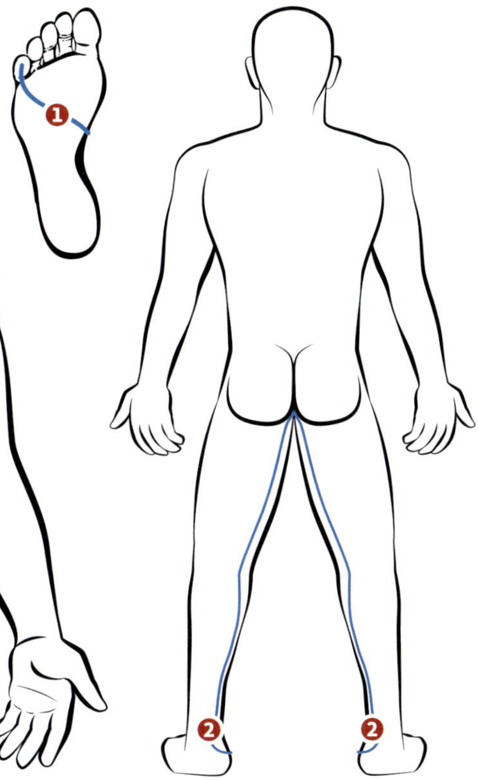

Funktionskreis Nieren (Yin)

Aus Sicht der TCM sind die Nieren der Sitz unserer ererbten Konstitution, hier ist das kostbare Ursprungs-Qi bzw. das Jing gespeichert. Die Nieren steuern Wachstum und Entwicklung ebenso wie den Alterungsprozess und die Fortpflanzung. Ihr Partnermeridian ist der Funktionskreis Blase (Yang).

Der Perikardmeridian

Der Perikardmeridian (auch Herzbeutelmeridian bzw. Kreislauf-Sexualität-Meridian genannt) unterstützt die Herzfunktion. Er bewahrt das Herz vor Reibung mit anderen Organen sowie vor Entzündungen. Darüber hinaus können Schmerzen im Oberbauch und im Brustkorb über diese Leitbahn günstig beeinflusst werden.

Diese Leitbahn beginnt im Perikard (Herzbeutel). Von dort aus wandert sie zum Zwerchfell und verbindet die drei Teile des Dreifachen Erwärmers (oberer, mittlerer und unterer Teil).

Ein zweiter Zweig bahnt sich bis zur Brust und erreicht hier an der Außenseite die Körperoberfläche. Dann kurvt er um die Achselhöhle und zieht sich an der Innenseite des Oberarms entlang. Im Bereich der Armbeuge erstreckt er sich über den Unterarm bis zur Handinnenfläche und verläuft weiter bis zur Mittelfingerspitze, wo sie schließlich endet In der Handfläche gabelt sich ein kleiner Ast ab, der sich auf der Ringfingerspitze mit dem Dreifachen-Erwärmer-Meridian vereint.

Disharmonische Funktionen

Herrschen Störungen im Perikardmeridian vor, können folgende Symptome auftreten:

- Kreislaufstörungen
- Ischiasschmerzen
- Schlafstörungen
- Herzrasen, Herzschmerzen
- Neurosen, Nervosität, Depressionen
- Brust- oder Brustkorbschmerzen
- Hohlkreuz
- Schulterverspannungen
- Probleme mit den Geschlechtsorganen, Menstruationskrämpfe, Potenzprobleme

Wichtige Reizpunkte

❶ **PE 1 Tianchi („Himmelsteich"):** Am Brustkorb im vierten Rippenzwischenraum, zwei Daumenbreit seitlich der Brustwarze nach außen; bei physischen und psychischen Erschöpfungszuständen.

❷ **PE 6 Neiguan („Der innere Pass"):** Seitlich der Handfalte, vier Querfinger oberhalb in der Mitte der Sehnen; wirkungsvoll bei Magenproblemen, Übelkeit und Erbrechen.

❸ **PE 8 Laogong („Der Arbeitspalast"):** Auf der Handfläche bei locker geschlossener Faust zwischen Mittelfinger und Ringfinger; behebt Magen-Darm-Störungen, wirkt stimmungsaufhellend und luststeigernd.

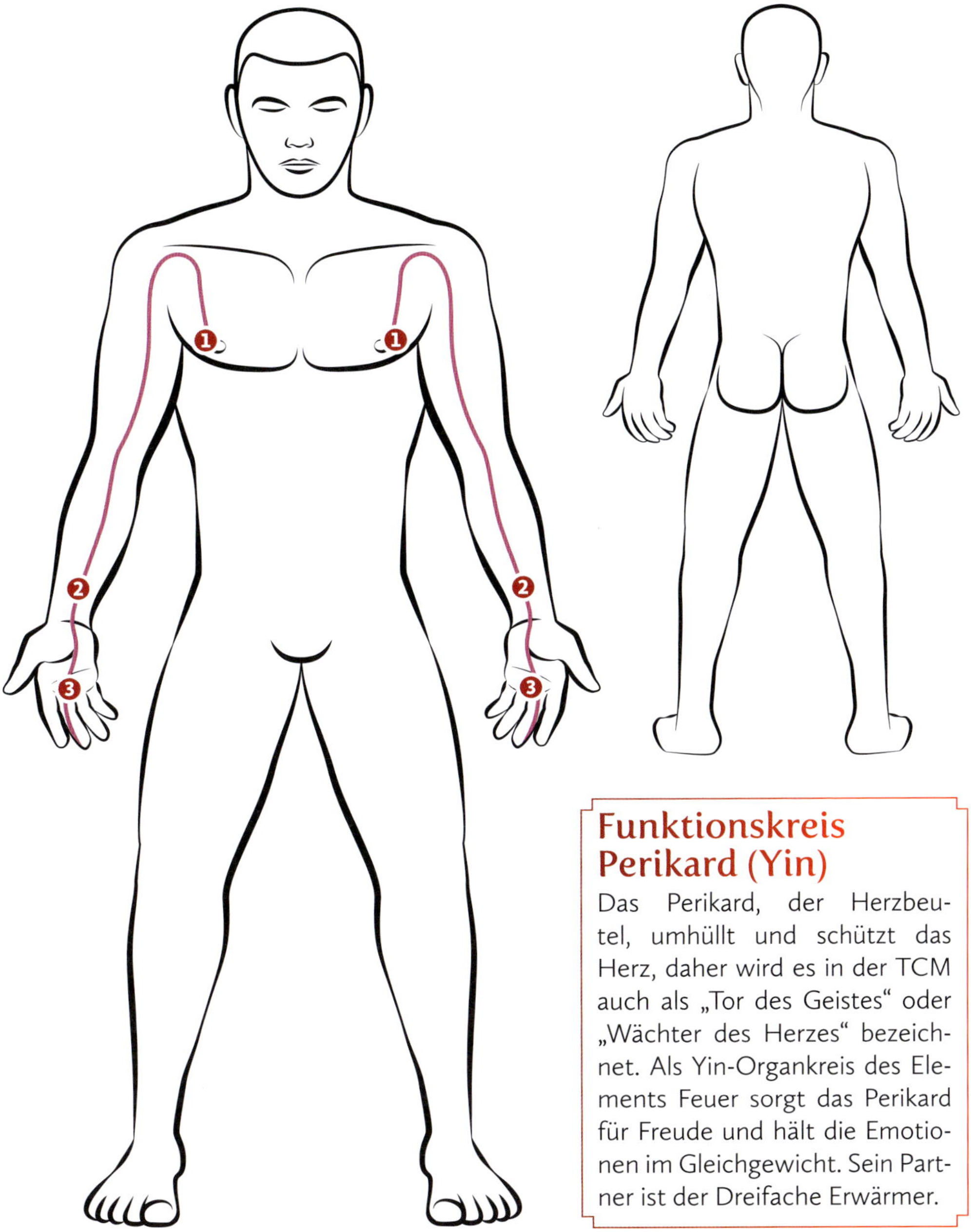

Funktionskreis Perikard (Yin)

Das Perikard, der Herzbeutel, umhüllt und schützt das Herz, daher wird es in der TCM auch als „Tor des Geistes“ oder „Wächter des Herzes“ bezeichnet. Als Yin-Organkreis des Elements Feuer sorgt das Perikard für Freude und hält die Emotionen im Gleichgewicht. Sein Partner ist der Dreifache Erwärmer.

Der Dreifacher-Erwärmer-Meridian

Der Dreifacher-Erwärmer hat in der Anatomie der westlichen Medizin keine Entsprechung und wird demnach dort nicht zu den Organen gezählt. Er beeinflusst sämtliche Organe und wird in der TCM auch die Straße des Ursprungs-Qi genannt.

Diese Leitbahn hat ihren Anfang an der Außenseite des Ringfingers. Von dort aus wandert sie zum Handrücken und weiter über das Handgelenk zum Unterarm. Am Ellenbogen führt sie zur Hinterseite des Oberarms und erstreckt sich bis zur Schulter hinauf. Unterhalb des Schlüsselbeins gabelt sich der Meridian. Ein Zweig dringt in das Körperinnere hervor, durchläuft die Brust, passiert Herzbeutel und Zwerchfell. Danach vereint er die drei Teile des Dreifachen Erwärmers (oberer, mittlerer und unterer Teil). Der zweite Ast verweilt auf der Körperaußenseite und zieht sich am Hals entlang. Danach wandert er bis zum oberen Rand des Ohrs und umläuft im Körperinneren die Gesichtshälfte. Ein kurzer Ast ist hinter dem Ohr lokalisiert. Er durchzieht das Hörorgan und stößt vor dem Ohr angekommen wieder auf die Körperoberfläche. Dann führt er zum äußeren Augenbrauenende und verschmilzt mit dem Gallenblasenmeridian.

Disharmonische Funktionen

Folgende Symptome weisen auf Störungen des Dreifachen-Erwärmer-Meridians hin:

- → Allergien, Asthma
- → Infektionsanfälligkeit
- → Wetterfühligkeit
- → Verdauungsstörungen
- → Niedriger Blutdruck
- → Nebennierenstörungen
- → Tinnitus
- → Schilddrüsenprobleme, Hormonstörungen
- → Nesselausschläge
- → Bauch- und Unterleibsschmerzen
- → Morgenmüdigkeit
- → Zahnfleischprobleme

Wichtige Reizpunkte

❶ **3E 5 Waiguan („Der äußere Pass"):** Oberhalb des Handrückens, zwei Daumenbreit von der Handgelenksfalte in Richtung Ellenbogen; stärkt Schultern und Ellenbogen, wirkt bei Kopf-, Ohren- und Nackenschmerzen.

❷ **3E 17 Yifeng („Der Vorhang im Wind"):** Hinter den Ohrläppchen; wirkt bei Ohrenschmerzen.

❸ **3E 21 Ermen („Das Ohrtor"):** In der Vertiefung am Ohransatz; hilfreich bei Zahn-, Ohren- und Gesichtsbeschwerden. Auch bei Beschwerden am Kniegelenk empfiehlt sich eine Behandlung dieses Punktes.

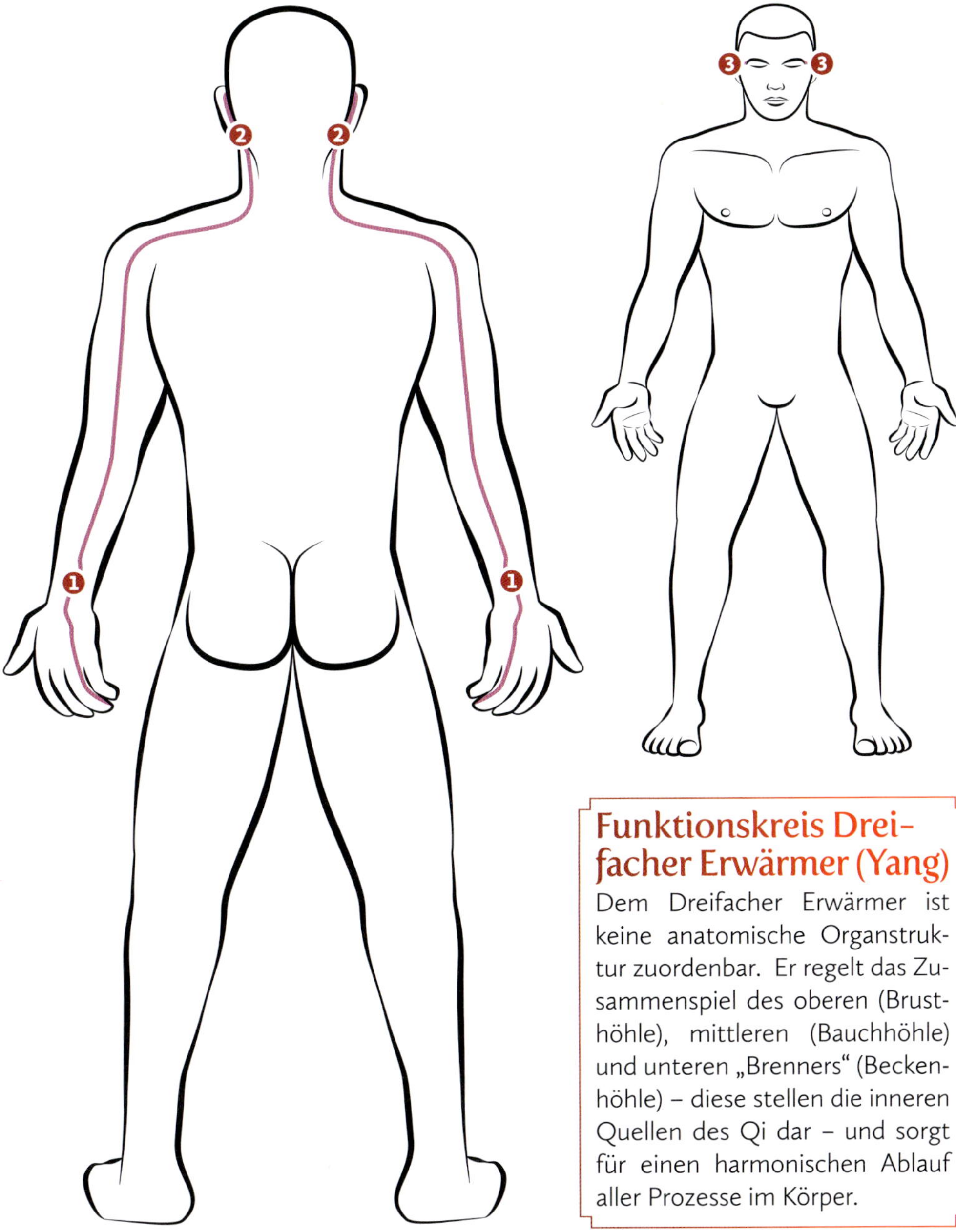

Funktionskreis Dreifacher Erwärmer (Yang)

Dem Dreifacher Erwärmer ist keine anatomische Organstruktur zuordenbar. Er regelt das Zusammenspiel des oberen (Brusthöhle), mittleren (Bauchhöhle) und unteren „Brenners" (Beckenhöhle) – diese stellen die inneren Quellen des Qi dar – und sorgt für einen harmonischen Ablauf aller Prozesse im Körper.

Der Gallenblasenmeridian

Diese Leitbahn reguliert die Fähigkeit, Entscheidungen zu treffen.

Der Gallenblasenmeridian beginnt am äußeren Augenwinkel und besteht aus zwei Zweigen. Ein Zweig verläuft an der Körperoberfläche zickzackförmig am Kopf entlang, geht dann hinter das Ohr und hinab bis zum Scheitelpunkt der Schulter. Im Bereich der Achselhöhle führt er über die Rippen bis zum Hüftbereich. Der zweite Ast wandert im Körperinneren über die Wange zu Hals, Brust, Leber und Gallenblase. An der Bauchunterseite stößt die Leitbahn an die Körperoberfläche und verschmilzt im Hüftbereich mit dem ersten Zweig. Der vereinte Meridian wandert dann über die Außenseite des Oberschenkels hinab zum Knie und von dort aus zum vorderen Bereich des Unterschenkels. Über den äußeren Fußknöchel zieht er sich schließlich bis zum Rist und endet auf der Spitze der zweiten Zehe. Auf dem Rist gabelt sich ein kleiner Zweig ab, der über den Fuß bis zur großen Zehe führt und sich dort mit dem Lebermeridian verbindet.

Disharmonische Funktionen

Störungen des Gallenblasenmeridians machen sich durch folgende Symptome bemerkbar:

- → Inneres Frösteln
- → Hautausschläge
- → Appetitmangel
- → Knieschmerzen
- → Müdigkeit
- → Koliken, Verstopfung, Übelkeit
- → Sehstörungen, Augenbeschwerden
- → Reizbarkeit, Überempfindlichkeit

Wichtige Reizpunkte

❶ **GB 2 Tinghui („Hören können"):** Bei leicht geöffnetem Mund in einer Vertiefung vor dem Ohr; bei Ohrenbeschwerden wie beispielsweise Tinnitus, Schwerhörigkeit, Ohrenschmerz mit Eiterfluss, Ohrenentzündungen. Dieser Punkt hat sich auch für die Behandlung von Krämpfen der Kaumuskulatur und Zahnschmerzen bewährt.

❷ **GB 20 Fengchi („Windteich"):** Eine Handbreit hinter dem Ohrläppchen in einer Mulde zwischen den Ansätzen der Nackenmuskulatur. Vertreibt Hitze und wirkt deshalb fiebersenkend. Bei infektiösen Erkrankungen, Sehstörungen und Gehörstörungen (z.B. Gehörverlust oder Schwerhörigkeit), Nasenbluten, Schlafstörungen und verstopfter Nase.

❸ **GB 34 Yanglingquan („Quelle am sonnenbeschienenen Hügel"):** In der Mulde vor dem Kopf des Wadenbeins; wirkungsvoll bei Ischialgie, Gallensteinen, Bluthochdruck, Übelkeit, Migräne, Brustdruck und Schulterschmerz.

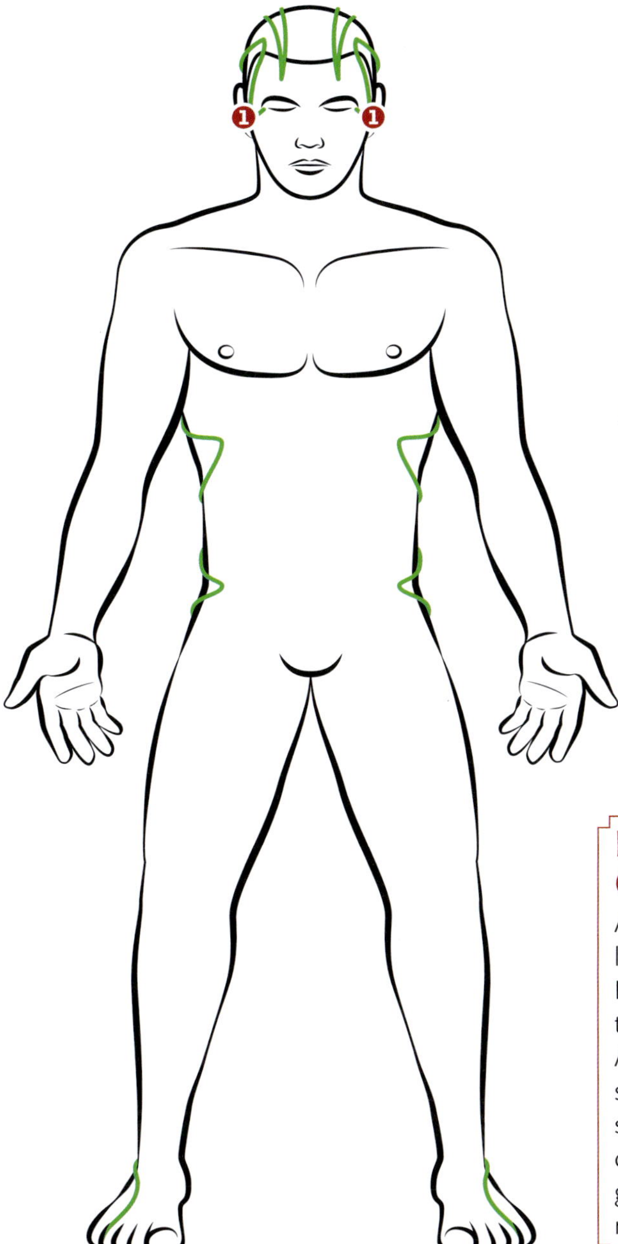

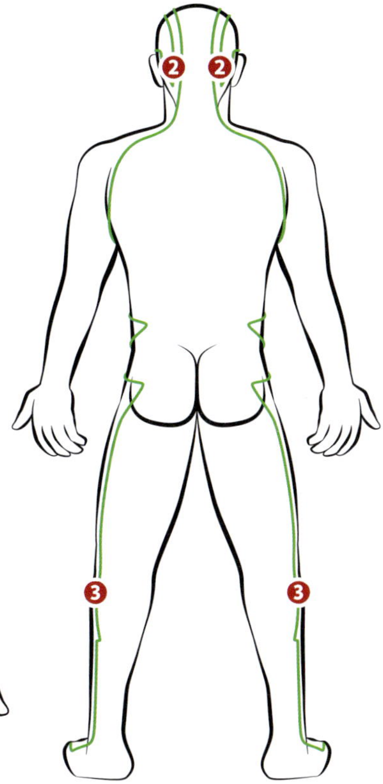

Funktionskreis Gallenblase (Yang)

Aus Sicht der TCM ist die Gallenblase ihrem Partnermeridian Leber untergeordnet und unterstützt dessen weitreichende Aufgaben. Das Qi der Gallenblase bestärkt uns in unserer Entschlusskraft – während die Leber den Entwurfsplan vorlegt – und gibt uns den Mut, auch einmal neue Wege einzuschlagen.

Der Lebermeridian

Der Lebermeridian steuert die Urteilskraft und die Fähigkeit zu planen. Darüber hinaus leistet er einen bedeutenden Beitrag bei der Gewinnung von Energie, die für körperliche Leistungen benötigt wird, und kräftigt die Immunabwehr.

Dieser Meridian entspringt auf der Spitze der großen Zehe und wandert über den Rist bis zum Fußgelenkinnenknöchel. Von dort aus zieht er sich an der inneren Unterschenkelseite über das Knie und den inneren Oberschenkel zum Schoß. Hier schwenkt er um die äußeren Genitalien und tritt im Bereich des Unterbauchs in das Körperinnere ein, um dort zur Leber zu steigen und schließlich die Gallenblase zu durchqueren. An den unteren Rippen angelangt, verzweigt sich die Leitbahn mehrfach und kreuzt den Lungenmeridian. Ein Ast verläuft entlang der Luftröhre zur Kehle und über das Auge die Stirn hinauf zum Scheitelpunkt des Kopfes. Im Bereich der Wange gabelt sich ein Zweig ab und umläuft die Innenseite der Lippen.

Disharmonische Funktionen

Bei einer Störung des Lebermeridians können folgende Symptome auftreten:

- → Brechreiz
- → Hautprobleme
- → Schulterprobleme
- → Schluckbeschwerden
- → Augenprobleme
- → Durchfall
- → Stoffwechselstörungen
- → Nervosität, Antriebslosigkeit
- → Rheuma
- → Menstruationsbeschwerden

Wichtige Reizpunkte

❶ **LE 3 Taichong („Der große Impuls"):** Zwischen den Enden der Mittelfußknochen der großen und der zweiten Zehe. Reguliert die Menstruation, dämpft Wutanfälle und reduziert angestauten Groll. Bei Unterleibsschmerzen, Schlaflosigkeit, Verstopfung, Übelkeit und Erbrechen.

❷ **LE 5 Ligou („Muschelrinne"):** An der Innenseite des Unterschenkels, fünf Daumenbreit oberhalb der größten Vorwölbung des Innenknöchels, zwischen der Hinterkante des Schienbeins und dem langen Zehenbeuger; wirkt stimmungsaufhellend. Bei urogenitalen Erkrankungen und Beschwerden, sexuellen Störungen, Erkrankungen von Leber und Gallenblase, Angstgefühlen und nervösem Herzklopfen.

❸ **LE 13 Zhangmen („Abschnittstor"):** Vor dem freien Ende der elften Rippe; bei Leber- und Gallenblasenerkrankungen, Appetitlosigkeit, Durchfall, Verstopfung, Blähungen, Erbrechen, Husten und Asthma.

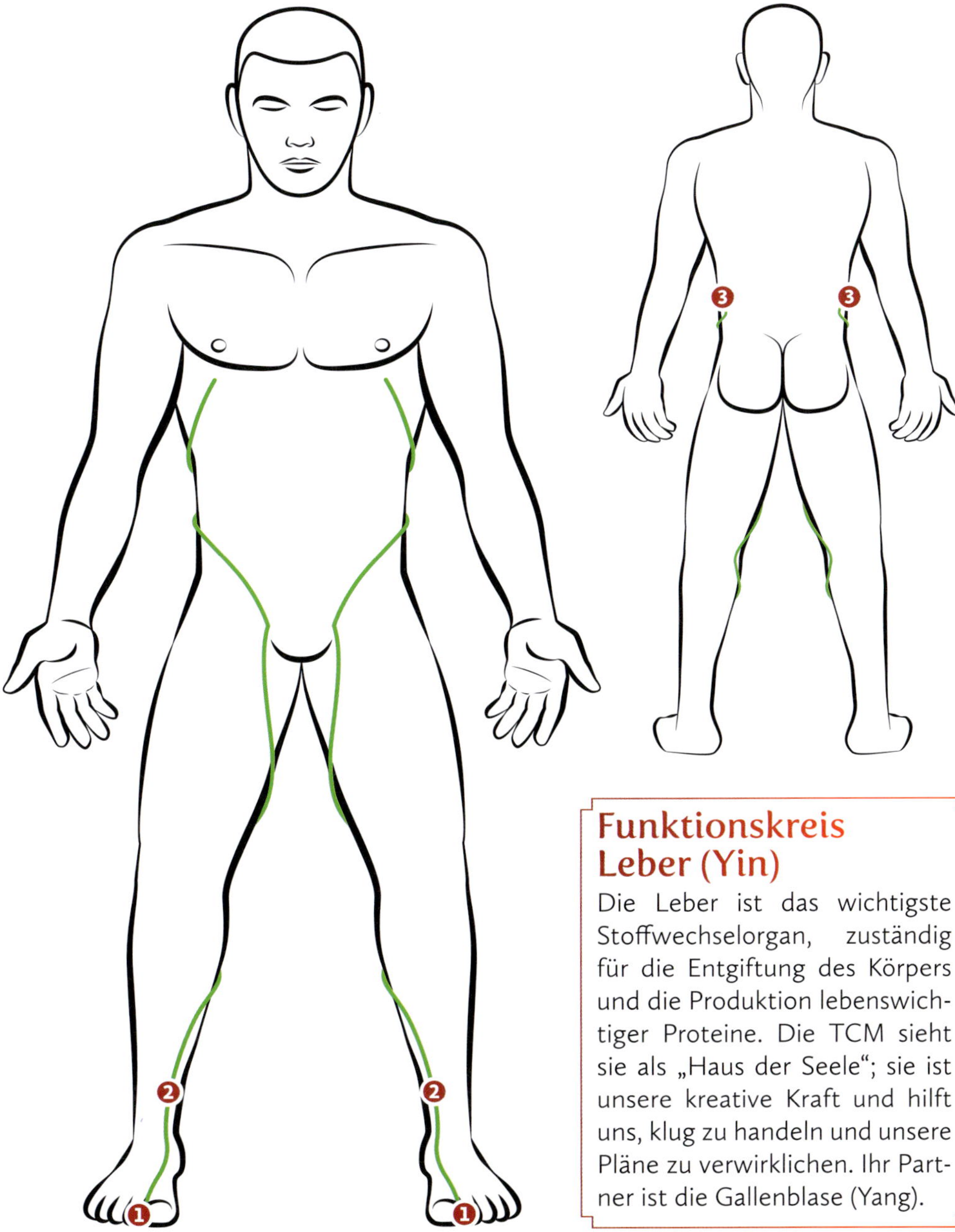

Funktionskreis Leber (Yin)

Die Leber ist das wichtigste Stoffwechselorgan, zuständig für die Entgiftung des Körpers und die Produktion lebenswichtiger Proteine. Die TCM sieht sie als „Haus der Seele"; sie ist unsere kreative Kraft und hilft uns, klug zu handeln und unsere Pläne zu verwirklichen. Ihr Partner ist die Gallenblase (Yang).

Das Dienergefäß

Das Dienergefäß (auch Konzeptionsgefäß) kontrolliert die sechs Yin-Meridiane.

Es entspringt in der Beckenhöhle und dringt am Damm zur Körperoberfläche vor. Von hier aus wandert die Leitbahn zum Schoß und schließlich zur Bauchmitte. Dann durchstreift sie Brust, Kehle und Unterkiefer und kurvt im Körperinneren um den Mund herum. Hier gabelt sie sich in zwei Äste, die zu den Augen gehen.

Disharmonische Funktionen

Bei Störungen können folgende Symptome in Erscheinung treten:

→ Schmerzen im Becken- und Brustkorbbereich

Wichtige Reizpunkte

❶ **KG 4 Guanyuan („Die umschlossene Ursprungsenergie"):** Drei Daumenbreit unterhalb des Nabels; bei Plazentaretention, Menstruationsstörungen und Harninkontinenz.

❷ **KG 12 Zhongwan („Mitte des Magens"):** Vier Daumenbreit oberhalb des Nabels.; bewährter Punkt zur Behandlung von Appetitlosigkeit, Angstzuständen, blutigem Durchfall, Verdauungsproblemen, Magenbeschwerden, Erbrechen und saurem Aufstoßen.

❸ **KG 24 Chengjiang („Flüssigkeiten auffangen, Breifänger"):** In der Mitte der Mentolabialfalte (Falte zwischen Mundwinkel und Kinn); wirksam bei Augenerkrankungen.

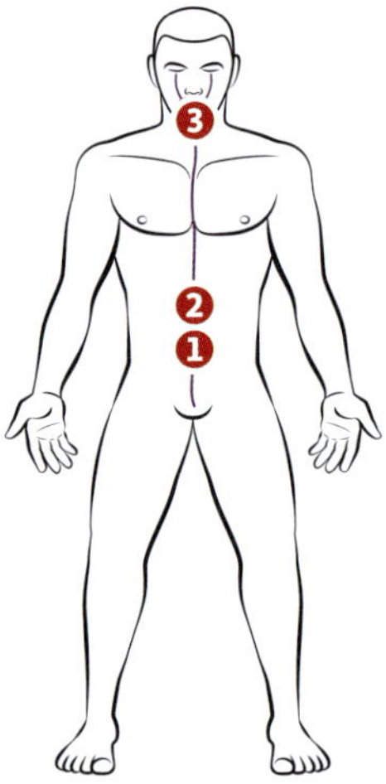

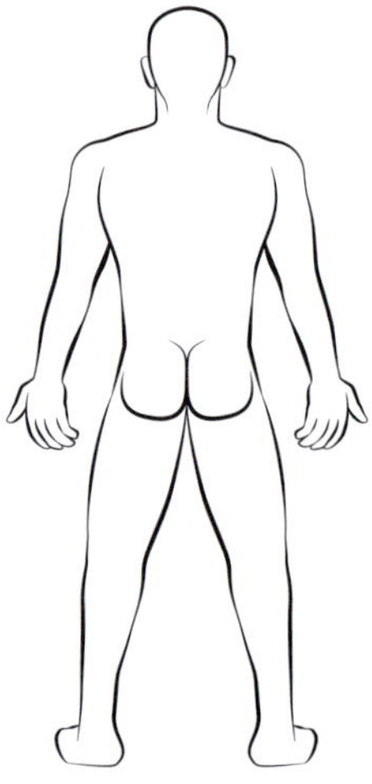

Außerordentliche Gefäße

Die TCM kennt acht „Außerordentliche Gefäße", darunter werden jedoch nur dem Dienergefäß *(Ren Mai)* und dem Lenkergefäß *(Du Mai)* eigene Reizpunkte zugeordnet. Die beiden zentralen, in der Medianebene des Körpers verlaufenden Leitbahnen bilden das Herz des Meridiansystems.

Das Lenkergefäß

Das Lenkergefäß stellt eine Verbindung zwischen allen Yang-Meridianen her und gleicht deren Energien aus. Es hat Einfluss auf die Nerven-, Muskel- und Wirbelsäulenfunktionen. Darüber hinaus verleiht es innere Festigkeit und Selbstsicherheit. Vor allem Symptome von Krankheiten des Zentralen Nervensystems oder eine steife Wirbelsäule können hervorragend über diesen Meridian behandelt werden.

Dieser Sondermeridian hat seinen Anfangspunkt in der Beckenhöhle. Ein Ast führt durch das Körperinnere hinauf zu den Nieren. Ein zweiter Zweig wandert ebenfalls im Körperinneren abwärts und stößt zwischen den äußeren Genitalien und dem Anus an die Körperoberfläche. Hier erstreckt er sich über die Spitze des Steißbeins zur Wirbelsäule und wandert bis zum Kopf, wo er das Gehirn durchquert. Der Hauptast zieht sich über den Scheitel des Schädels entlang und verläuft über die Stirn hinunter zur Nase. Er endet schließlich im oberen Zahnfleisch.

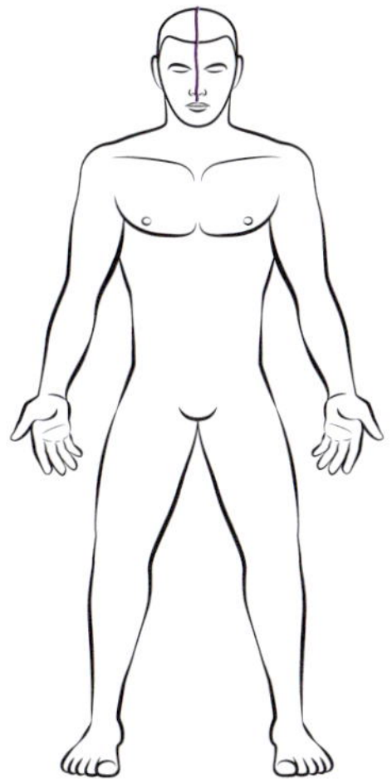

Disharmonische Funktionen

Liegt eine Störung des Lenkergefäßes vor, äußert sich dies durch:

- → Unfruchtbarkeit
- → Hämorrhoiden
- → Rückenschmerzen
- → Nackenverspannungen
- → Kreislaufschwäche, Ohnmachtsanfälle

Wichtige Reizpunkte

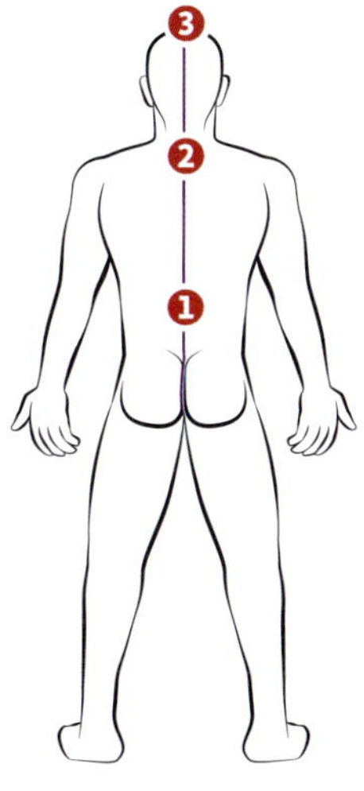

❶ **LG 4 Mingmen („Pforte des Lebens"):** Unterhalb des Dornfortsatzes des zweiten Lendenwirbelkörpers; bei verspannter Rückenmuskulatur, Hämorrhoiden, Unterleibsschmerzen, Impotenz, schwacher Libido und grippalen Infekten.

❷ **LG 14 Dazhui („Großer Wirbel"):** Unterhalb des Dornfortsatzes des siebten Halswirbelkörpers; stärkt den Nierenfunktionskreis. Wirkungsvoll bei Kraftlosigkeit, Übelkeit und Erbrechen, Rückenverspannungen, Fieber, Husten und Bronchitis.

❸ **LG 20 Baihui („Hundert Zusammenkünfte"):** Auf der Fontanelle; fördert klares Denken und beruhigt den Geist. Bei Schlaflosigkeit, Kopfschmerz und Schwindel.

Die sieben Hauptchakras

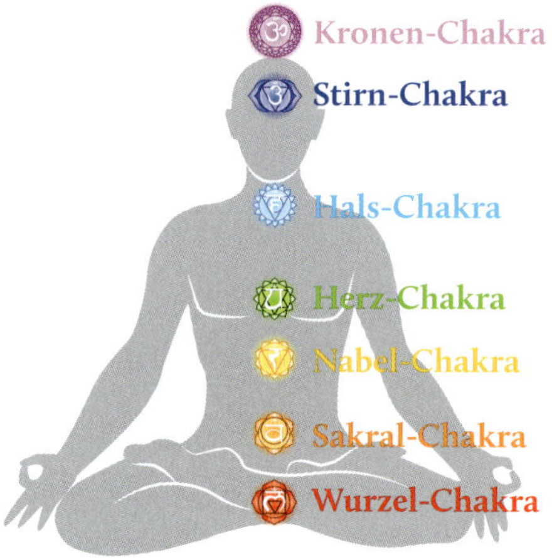

Die chinesische Lehre geht davon aus, dass die Lebensenergie Qi durch die Meridiane strömt. Durch diese werden alle sieben Hauptchakras miteinander verbunden. Chakras sind feinstoffliche Energiezentren. Sie befinden sich sowohl innerhalb als auch außerhalb des Körpers und sitzen an den Hauptverzweigungen des Nervensystems. Die Hauptchakras sind entlang der Wirbelsäule angeordnet und werden von unten nach oben gezählt. Metaphysische und biophysische Energien werden in ihnen gesammelt und umgewandelt.

Sie können die sieben Hauptchakras durch das Auflegen von Heilsteinen aktivieren und so einen bedeutenden Beitrag für Ihre Gesundheit und Ihr Wohlbefinden leisten. Hierbei stimuliert die individuelle Schwingung des jeweiligen Heilsteins (siehe hierzu „Die Heilkraft der Steine“ ab Seite 75) die Schwingungsfrequenz des ihm zugeordneten Chakras. Die Farbe eines Heilsteins steht unmittelbar in Verbindung mit dessen Schwingung, weshalb auch sie entscheidend für die Intensität der Chakra-Aktivierung ist. Am günstigsten ist dabei das direkte Platzieren des Heilsteins in der gewünschten Chakra-Region. Auch die Einnahme von Edelstein-Essenzen kann die Energiezentren beleben.

So lokalisieren Sie die Lage Ihrer Chakras

Binden Sie einen Faden an einen handelsüblichen Metallring. Halten Sie diesen an den Bereich des Körpers, den Sie überprüfen möchten. Befindet er sich in unmittelbarer Nähe zu einem Chakra, beginnt er durch die von dort ausströmende Energie kleine Kreise zu ziehen. Die Kreise vergrößern sich, je mehr Sie sich dem Zentrum des Chakras nähern.

Vorsicht!

Bei ernsthaften Erkrankungen oder Beschwerden sollte unbedingt eine medizinische Behandlung durch einen Arzt erfolgen. Eine Chakra-Aktivierung dient in solchen Fällen nur als unterstützende Maßnahme.

Das Wurzel-Chakra

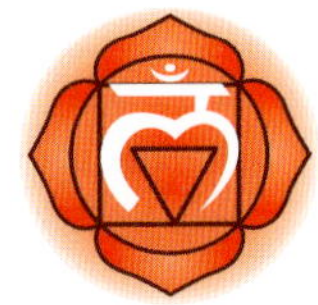

Das Wurzel-Chakra ist auch unter den Bezeichnungen „Erstes Chakra“ oder „Basis-Chakra“ bekannt. Es ist dem Element Erde und dem ätherischen Körper zugeordnet. Seine Drüsen-Entsprechung hat es in den Nebennieren, die Adrenalin, Kortisol und Noradrenalin generieren. Da die genannten Hormone die Blutzirkulation regulieren, haben sie einen direkten Einfluss auf die Lebensfunktion.

Das Wurzel-Chakra dient als Basis für alle anderen Chakras und sitzt am Beckenboden. Dabei ist es mit dem Steißbein verbunden und befindet sich zwischen Damm und Anus. Mit seiner Energie versorgt es den gesamten Beckenbereich (Anus, Rektum, Dickdarm, Mastdarm, Enddarm, Ischiasnerv und Prostata). Zusätzlich beeinflusst dieses Chakra die Qualität des Blutes sowie den Zellaufbau und ist für die Ausscheidung von Abfallstoffen verantwortlich.

Ihm werden alle festen Elemente des Körpers zugeordnet: Wirbelsäule, Knochen, Gelenke, Nägel und Zähne. Darüber hinaus wirkt das Wurzel-Chakra auf die unteren Extremitäten.

Harmonische Funktionen

Das Wurzel-Chakra spendet Lebenskraft, Sicherheit und Lebenswillen. Es hilft uns dabei, den vielen Aufgaben des Lebens gerecht zu werden. Ist es harmonisch, verleiht es uns ein Gefühl von Erdung, Ausgeglichenheit und seelische Stabilität. Darüber hinaus fördert es Urvertrauen, Gelassenheit und Zufriedenheit. Menschen mit einem ausgeprägten Wurzel-Chakra zeichnen sich durch ein starkes Selbstbewusstsein sowie durch ein positives Körperbewusstsein aus. Sie weisen häufig einen erfüllten Lebensweg auf, üben einen passenden Beruf aus und führen ein intaktes Familien- bzw. Beziehungsleben.

Disharmonische Funktionen

Sofern eine einseitige Betonung des Wurzel-Chakras vorherrscht, verliert der Mensch die Bodenhaftung. In der Folge nimmt er egoistische Züge an, wird gierig, geizig und neigt zu Aggressionen. Er konsumiert alles im Übermaß – seien es materielle Güter, Sex oder auch Nahrungs- und Genussmittel. Auf der körperlichen Ebene äußert sich eine Überfunktion des Wurzel-Chakras in Form von Darmbeschwerden, Hämorrhoiden, Verstopfung, Krampfadern sowie extremen Blutdruckwerten.

Eine Unterfunktion macht sich auf der seelischen Seite häufig durch Depressionen, Unsicherheit, Überlebensangst, mangelndes Selbstvertrauen und

Verlust der Lebensfreude bemerkbar. Man fühlt sich erschöpft und ist träge. Im Körper führt dies zu Prostatabeschwerden, Problemen im Lendenwirbelbereich (Ischias, Hexenschuss, Bandscheibenvorfall), Blasen- und Nierenbeschwerden und einer geschwächten Immunfunktion.

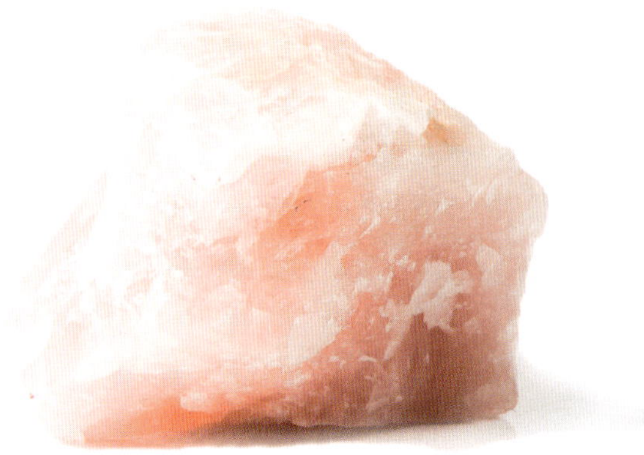

Der Rosenquarz hilft, seelisches Leid zu lindern, schenkt Vertrauen und erleichtert das Loslassen.

Heilsteine für das Wurzel-Chakra

Die Farben dieses Chakras sind Hellrot bis Dunkelrot, weshalb die Heilsteine Achat (rot), Granat, Jaspis (rot), Rosenquarz, Hämatit und Rubin besonders gut zu ihm passen.

Aber auch andere Heilsteine von roter Farbe können dieses Chakra günstig beeinflussen.

Heilanwendung für das Wurzel-Chakra

Störungen im Wurzel-Chakra lassen sich durch das Tragen von Heilsteinen am Körper (siehe Seite 181), das Aufstellen der Steine in der unmittelbaren Umgebung (siehe Seite 183) oder mit der folgenden Heilanwendung lindern bzw. eliminieren:

- Setzen Sie sich entspannt auf einen Stuhl und schließen Sie Ihre Augen. Umschließen Sie den Heilstein Ihrer Wahl mit Ihren Händen und reiben Sie beide Handflächen aneinander, bis sich diese warm anfühlen und voller Energie sind.
- Platzieren Sie Ihren Heilstein anschließend auf Ihrem Steißbein und fixieren Sie ihn dort mit Ihren beiden Händen. Dabei weisen die Fingerspitzen nach unten.
- Atmen Sie einige Male tief ein und aus. Mit jedem Atemzug nehmen Sie die Kraft des Heilsteins auf. Lassen Sie bei jedem Ausatmen diese Energie über das Steißbein in Ihr Wurzel-Chakra strömen.
- Wenn Sie das Gefühl haben, Ihr Wurzel-Chakra ist von der roten Energie des Heilsteins erfüllt, führen Sie die Hände mitsamt dem Stein wieder nach vorne und legen sie in ihrem Schoß ab.
- Nun atmen Sie ein paar Mal ruhig durch, öffnen die Augen und kehren in den Alltag zurück.

Das Sakral-Chakra

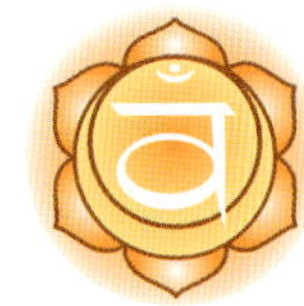

Das Sakral-Chakra ist mit dem emotionalen Körper verbunden und wird dem Wasser zugeordnet. Man nennt es auch „Zweites Chakra", „Sexual-Chakra" oder „Milz-Chakra". Es liegt in der Kreuzbeingegend und befindet sich zwischen Nabel und Geschlechtsorganen. Seine Energie strömt durch den gesamten Beckenraum und erfüllt alle Organe im Unterleib. Da dieses Chakra den Keimdrüsen entspricht, nährt und schützt es die weiblichen sowie die männlichen Fortpflanzungsorgane. Nieren, Harnleiter, Harnblase, Harnröhre und Geschlechtsorgane stehen unter seinem Einfluss. Das Sakral-Chakra fördert die Blutreinigung durch die Nieren und ist für die Ausscheidung von Körperflüssigkeiten und Toxinen zuständig. Darüber hinaus bewahrt es vor Stillstand. Auf der seelischen Ebene manifestiert sich die reinigende und läuternde Eigenschaft dieses Chakras in der Fähigkeit des Loslassens.

Es verkörpert den Ursprung des Schöpferischen, unsere Verbindung zur Lebendigkeit, Sinnlichkeit und Sexualität. Das Sakral-Chakra ist von Bedeutung für das Empfinden und Ausdrücken von Gefühlen. Außerdem ist ihm die weibliche Yin-Energie zu eigen, weshalb es beim Mann die feminine Seite fördert.

Harmonische Funktionen

Ein starkes Sakral-Chakra äußert sich in Kreativität, Ideenreichtum, Offenheit, Leidenschaft und Lebensfreude. Scham oder Schuld kennen Menschen mit einem betonten Sakral-Chakra nicht. Ihr Umgang mit der eigenen Sexualität ist authentisch. Sie lieben Erotik und sind leidenschaftlich, weshalb sie meist eine positive Beziehung zu ihren Liebespartnern führen. Darüber hinaus erfüllen sie ihre körperlichen und menschlichen Bedürfnisse mit freudiger Selbstverständlichkeit. Auch wirkt sich die Harmonie dieses Energiezentrums günstig auf die Begeisterungsfähigkeit aus, die so ausgeprägt sein kann, dass sie sich häufig als ansteckend erweist.

Disharmonische Funktionen

Bei einer Überbetonung des Sakral-Chakras hat das Bedürfnis nach Befriedigung häufig Priorität, und es kann zu sexuellen Ausschweifungen (Nymphomanie) kommen. Es ergeben sich auch häufig Unsicherheiten und Probleme im Umgang mit anderen Menschen.

Meistens tritt jedoch eine Unterversorgung des Sakral-Chakras auf, die oft auf ein liebloses und lustfeindliches Elternhaus zurückzuführen ist. In diesem Fall fällt es den Betroffenen schwer, Gefühlen und Bedürfnissen Ausdruck zu verleihen. Sie plagen sich mit Selbstwertdefiziten und innerer Gefühlskälte. Auf körperlicher Ebene beeinträchtigt ein schwaches Sakral-Chakra die Nieren- und Harnblasenfunktion. Dies führt unter anderem zur Ansammlung von Toxinen im Organismus, die dann überwiegend über die Haut ausgeschieden werden müssen. In der Folge entwickeln sich häufig Ekzeme und Hautreizungen. Die mangelnde Entgiftung des Körpers führt zu einer Überbelastung der Lymphe. Da bei einem schwachen Sakral-Chakra die Regulierung der Fortpflanzungsorgane nicht mehr optimal gewährleistet werden kann, treten bei Frauen nicht selten Eierstockerkrankungen, Zyklusstörungen und Menstruationsbeschwerden auf, und Männer leiden unter oftmals erheblichen Potenzstörungen.

Heilsteine für das Sakral-Chakra

Die Farbe Orange steht für Freude, Energie sowie Aktivität und wird mit dem Sakral-Chakra in Verbindung gebracht. Entsprechend kann es mittels orangefarbener Steine stimuliert werden: Aventurin, Beryll, Feueropal, oranger Jaspis, Karneol, Koralle und orangefarbener Mondstein.

Heilanwendung für das Sakral-Chakra

Bei einem geschwächten Sakral-Chakra können Sie einen der empfohlenen Heilsteine entweder als Anhänger an einer Kette (siehe Seite 181) tragen, sie in Ihrer Umgebung platzieren (siehe Seite 183) oder folgende Heilanwendung einmal täglich durchführen:

- Legen Sie sich entspannt auf den Rücken und schließen Sie Ihre Augen. Reiben Sie beide Handflächen so lange aneinander, bis sie sich warm anfühlen und voller Energie sind.
- Nehmen Sie nun den Heilstein und platzieren Sie ihn etwa drei Fingerbreit unterhalb des Nabels. Bedecken Sie ihn mit Ihren Händen.
- Atmen Sie einige Male tief ein und aus. Mit jedem Atemzug nehmen Sie die Kraft des Heilsteins auf. Lassen Sie bei jedem Ausatmen diese Energie über die Kreuzbeingegend in Ihr Sakral-Chakra strömen.
- Wenn Sie das Gefühl haben, Ihr Sakral-Chakra ist von der orangefarbenen Energie des Heilsteins erfüllt, atmen Sie noch ein paar Mal ruhig durch, öffnen die Augen und kehren in den Alltag zurück.

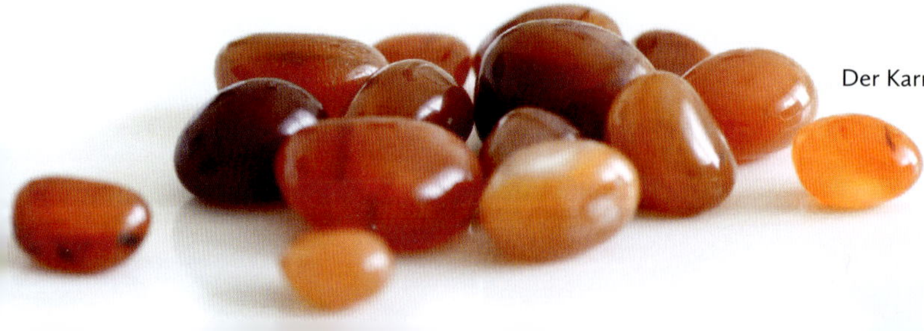

Der Karneol spendet Lebensfreude und Vitalität.

Das Nabel-Chakra

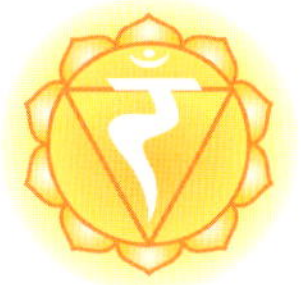

Das Nabel-Chakra wird auch als „Drittes Chakra", „Solarplexus-Chakra", „Leber- oder Magen-Chakra" sowie „Persönlichkeits-Chakra" bezeichnet. Sein Element ist Feuer, und es ist im Bereich des Magens lokalisiert – etwa auf halbem Weg zwischen Nabel und Brustbein.

Die Drüse des Nabel-Chakras ist die Bauchspeicheldrüse. Sie ist für die Verdauung von Bedeutung, da sie Enzyme produziert, die für den Eiweiß- und Fettstoffwechsel zuständig sind. Darüber hinaus schüttet sie lebenswichtiges Insulin aus. Entsprechend besteht die Hauptaufgabe des Nabel-Chakras darin, die Verdauungsprozesse im Körper zu steuern. Zudem beeinflusst es Milz, vegetatives Nervensystem und Bauchspeicheldrüse. Außerdem versorgt das Sakral-Chakra die Organe in seiner unmittelbaren Umgebung (Magen, Dünndarm, Milz, Gallenblase, Leber) mit Energie.

Die Themen Macht, Kraft und Lebendigkeit sind mit diesem Chakra verbunden. Sie manifestieren sich im Optimalfall in Integrität, Selbstbewusstsein, Klarheit und Handlungsfähigkeit. Da hier alle Facetten der Emotion zu Hause sind, beinhaltet das Chakra auch Wut, Manipulation und Dominanz.

Harmonische Funktionen

Ist das Nabel-Chakra gut entwickelt, zeigt sich das in einer ausgeprägten Persönlichkeit und in einem festen Willen. Man vertraut seinem Instinkt, strotzt vor Tatendrang, ist persistent und stabil. In Stresssituationen reagiert man ruhig und besonnen. Menschen mit einem harmonischen Nabel-Chakra zeichnen sich durch Mitgefühl und Sensibilität sowie durch Selbstdisziplin und der Fähigkeit zur Selbstreflexion aus. Sie haben einen gesunden Stoffwechsel und einen tiefen Schlaf.

Disharmonische Funktionen

Überforderung, Verzweiflung, Selbstmitleid, Angst und Wut weisen auf ein schwaches Nabel-Chakra hin. Das Leben scheint sinnlos und voller Hindernisse. Betroffene nehmen leicht eine Opferrolle ein und verlieren jedweden Lebensmut. Sie haben ihr Selbstwertgefühl eingebüßt und geraten häufig in Abhängigkeiten. Auf körperlicher Ebene äußert sich ein Energiemangel in diesem Chakra in Form von Dysfunktionen der Speicheldrüsen bzw. Bauchspeicheldrüse, Erkrankungen der Verdauungsorgane, Stoffwechselstörungen und Essstörungen.

Überschüssige Energie im Nabel-Chakra verursacht Neid, übertriebenes Bedürfnis nach Bestätigung, unkontrollierte Wutausbrüche, übermäßigen Ehrgeiz und Machtbesessenheit.

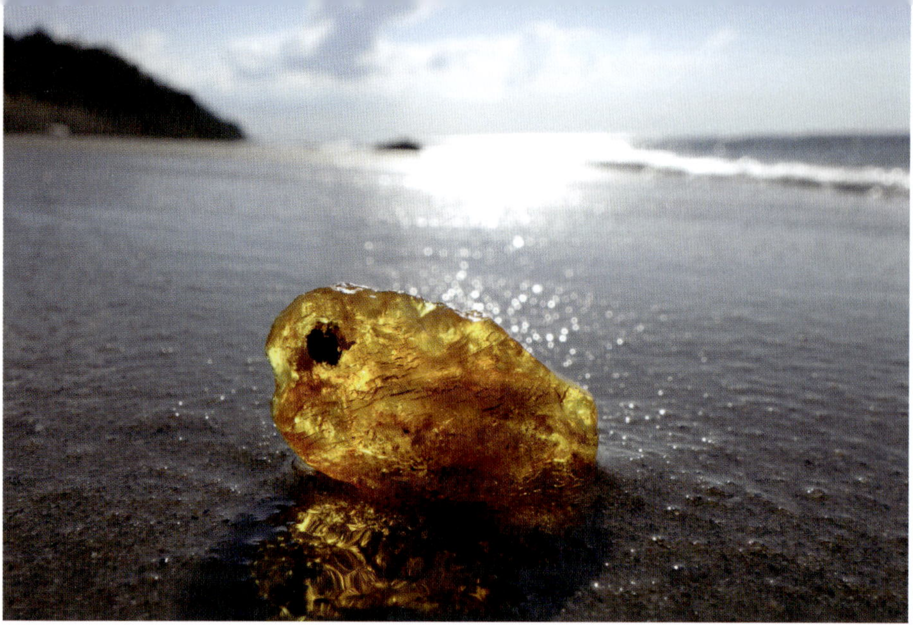

Bernstein kann das Nabel-Chakra öffnen, hat aber auch eine günstige Wirkung auf das Wurzel-Chakra.

Heilsteine für das Nabel-Chakra

Gelb und Gold sind die Farben des Nabel-Chakras. Passende Heilsteine sind gelber Bernstein, Calcit, Topas und gelber Turmalin.

Aber auch andere Heilsteine von gelber oder goldener Farbe können dieses Chakra günstig beeinflussen.

Heilanwendung für das Nabel-Chakra

Bei einem Energiemangel im Nabel-Chakra helfen als Anhänger getragene Heilsteine (siehe Seite 181) oder das Aufstellen von Heilsteinen in Ihrer Umgebung (siehe Seite 183). Besonders wirksam ist auch die tägliche Ausübung folgender Heilübung:

- → Legen Sie sich bequem und entspannt auf den Rücken und schließen Sie Ihre Augen.
- → Reiben Sie beide Handflächen so lange aneinander, bis sie sich warm anfühlen und voller Energie sind.
- → Nehmen Sie nun den Heilstein und platzieren Sie ihn im Magenbereich. Bedecken Sie den Stein dann mit Ihren energiegeladenen Händen.
- → Atmen Sie einige Male tief ein und aus. Mit jedem Atemzug nehmen Sie die Kraft des Heilsteins auf. Lassen Sie bei jedem Ausatmen diese Energie über die Magen-Gegend in Ihr Nabel-Chakra strömen.
- → Wenn Sie das Gefühl haben, Ihr Nabel-Chakra ist von der gelben Energie des Heilsteins erfüllt, atmen Sie noch ein paar Mal ruhig durch, öffnen die Augen und kehren in den Alltag zurück.

Das Herz-Chakra

Diese Chakra ist auch als „Brust-Chakra" oder „Viertes Chakra" bekannt. Es wird dem Element Luft zugeordnet und sitzt im Astralkörper. Es ist nach vorne geöffnet und in der Brustmitte auf Höhe des Herzens verortet.

Das Herz-Chakra verbindet die unteren drei Chakras, die in körperlicher und emotionaler Hinsicht mit den oberen drei Chakras, in denen das höhere menschliche Bewusstsein seinen Sitz hat, die Grundlage unseres Lebens darstellen.

Es verarbeitet emotionale Erfahrungen wie Liebe, Schmerz, Dankbarkeit, Trauer, Mitgefühl oder Hingabe und ist die Quelle bedingungsloser und universeller Liebe.

Seine Aufgabe ist es, den gesamten Brustkorb und die dort lokalisierten Organe zu stärken und zu beleben. Das Herz-Chakra spendet dem Herzen Energie, die es für die Sauerstoff- und Nährstoffversorgung des gesamten Organismus benötigt. Dieser Energiewirbel spielt zudem eine wichtige Rolle bei der Atmung, da er unmittelbar mit dem unteren Lungenbereich und den Bronchien verbunden ist. Das Herz-Chakra beeinflusst aufgrund seiner Beziehung zur Thymusdrüse die Immunfunktion, das Wachstum und das Lymphsystem. Darüber hinaus unterliegen diesem Chakra Kreislauf, Blut, Schultern, Arme, Hände, Brustwirbelsäule und der obere Rücken.

Harmonische Funktionen

Menschen mit einem stark ausgeprägten Herz-Chakra sind herzlich, gesellig und frei von jeglicher Art von Egoismus. Sie übernehmen gerne Verantwortung, sind für andere da, können Nähe zulassen und geben, verfügen über ein gesundes Maß an Selbstliebe und zeichnen sich durch Toleranz aus. Ein geöffnetes Herz-Chakra weckt die Freude an Theater, Kunst, Poesie, Musik sowie an der Schönheit der Natur. Eine aufrechte Haltung ist ebenso ein Indiz für einen harmonischen Energiefluss in diesem Chakra.

Disharmonische Funktionen

Übertriebene Nächstenliebe (Helfersyndrom) weist auf ein Übermaß an Energie in diesem Chakra hin. Blockaden äußern sich in Form von mangelndem Einfühlungsvermögen, Lieblosigkeit und Intoleranz. Körperliche Manifestationen von Blockaden sind Herzbeschwerden, Herzrhythmusstörungen, Herzinfarkt, erhöhte Cholesterinwerte, Durchblutungsstörungen, Atemwegserkrankungen wie Husten, Asthma und Bronchitis. Lungenentzündungen, Angina Pectoris,

Arteriosklerose können die Folge eines unterbetonten Herz-Chakras sein. Da dieses Chakra auch Hände, Arme und Schultern versorgt, können bei einer Unterfunktion Schulterverspannungen und –schmerzen sowie rheumatische Beschwerden in den Extremitäten auftreten. Bei einem gestörten Energiefluss sind Allergien und eine geschwächte Immunfunktion nicht selten.

Heilsteine für das Herz-Chakra

Aufgrund seiner grünen Farbe passen die Heilsteine Saphir, Smaragd, Aventurin und Jade hervorragend zum Herz-Chakra.

Heilanwendung für das Herz-Chakra

Um das Herz-Chakra zu harmonisieren, können Sie einen der empfohlenen Steine als Anhänger tragen (siehe Seite 181) oder sie in Ihrer nahen Umgebung aufstellen (siehe Seite 183), beispielsweise auf Ihrem Schreibtisch oder auf Ihrem Nachtkästchen. Außerdem ist die nachfolgende Heilübung hilfreich:

- → Legen Sie sich entspannt auf den Rücken und schließen Sie Ihre Augen. Reiben Sie beide Handflächen so lange aneinander, bis sie sich warm anfühlen und voller Energie sind.
- → Nehmen Sie nun den Heilstein und platzieren Sie ihn auf Ihrem Herzen. Umschließen Sie ihn mit Ihren energiegeladenen Händen.
- → Atmen Sie einige Male tief ein und aus. Mit jedem Atemzug nehmen Sie die Kraft des Heilsteins auf. Lassen Sie bei jedem Ausatmen diese Energie über die Herz-Gegend in Ihr Herz-Chakra strömen.
- → Wenn Sie das Gefühl haben, Ihr Herz-Chakra ist von der grünen Energie des Heilsteins erfüllt, atmen Sie noch ein paar Mal ruhig durch, öffnen die Augen und kehren in den Alltag zurück.

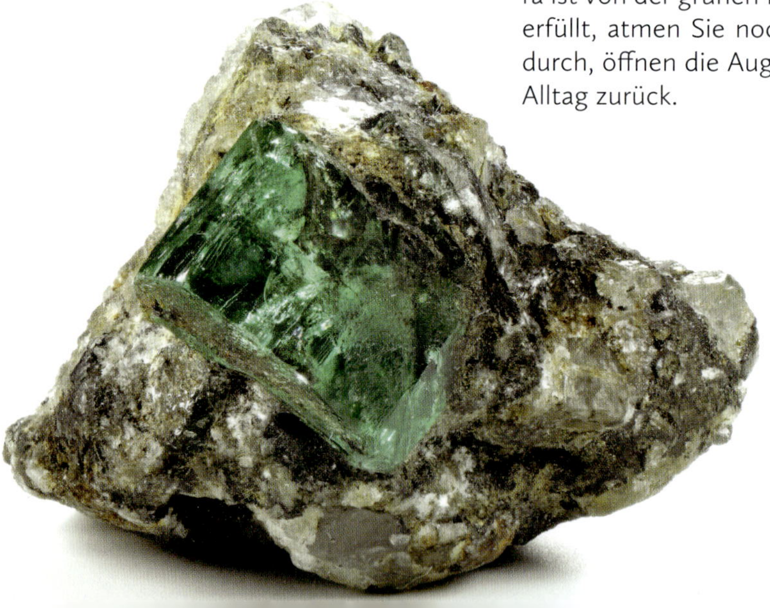

Der Smaragd vermittelt Verständnis für die eigenen Lebensumstände und fördert Selbstliebe.

Das Hals-Chakra

Das Hals-Chakra (auch „Kehl-Chakra", „Ausdrucks-Chakra" oder „Fünftes Chakra" genannt) wird dem Element Äther zugeordnet und befindet sich im Bereich der Halswirbelsäule in Höhe des Kehlkopfs. Es steuert alle Abläufe in Kehle, Hals und Mund und versorgt Halswirbelsäule, Speise- und Luftröhre sowie Nacken und Schultern mit Energie. Es beeinflusst Gehör, Atmung und den Klang der Stimme. Das Hals-Chakra entspricht der Schilddrüse, die eine wichtige Rolle für das Wachstum des Skeletts und das aller Organe einnimmt. Darüber hinaus ist sie für den Hormonkreislauf und den Stoffwechsel bedeutend.

Die Themen dieses Chakras sind Kommunikation, Integrität und Authentizität. Es ermöglicht uns Selbstausdruck, den Zugang zur eigenen Intuition und lässt uns in Kontakt mit anderen treten. Auch stellt es das Fundament für das Wachstum unseres Intellekts dar. Da das Hals-Chakra das Herz-Chakra mit dem Stirn-Chakra verbindet, fungiert es als Mittler zwischen Liebe und dem höheren Verstand.

Harmonische Funktionen

Bei einem geöffneten Hals-Chakra lassen sich Gedanken, Gefühle und Ansichten problemlos ausdrücken. Solche Menschen sind gute Zuhörer und in der Lage, andere Haltungen nachzuvollziehen. Sie sind offen, kreativ und lassen sich gerne inspirieren. Auch stehen sie zu ihren Schwächen ebenso wie zu ihren Stärken. Ein ausgeprägtes Hals-Chakra fördert die Authentizität und die Integrität mit der eigenen Seele.

Disharmonische Funktionen

Auf seelisch-geistiger Ebene kann eine Blockade in diesem Chakra den Kommunikationsfähigkeiten sowie der Bildung einer eigenen Haltung im Weg stehen. Übertriebene Schüchternheit, Realitätsflucht und mangelnde Ausdrucksfähigkeit treten häufig bei einer Unterfunktion in Erscheinung. Außerdem verschließen sich Betroffene oft vor ihrem Umfeld und zeigen ihr wahres Wesen nicht. Sie haben Angst vor Kritik, negativen Reaktionen und vor Kontrollverlust.

Herrscht eine einseitige Betonung des Hals-Chakras vor, und ist das Herz-Chakra zugleich schwach, gewinnt der Intellekt die Oberhand, und die emotionale Ebene tritt in den Hintergrund. Betroffene werden intolerant, ruhmsüchtig und zeichnen sich durch Machtstreben aus.

Auf der körperlichen Seite manifestiert sich eine Unterbetonung dieses Chakras in Nackenproblemen, Erkältungen und in Erkrankungen in der Mundhöhle.

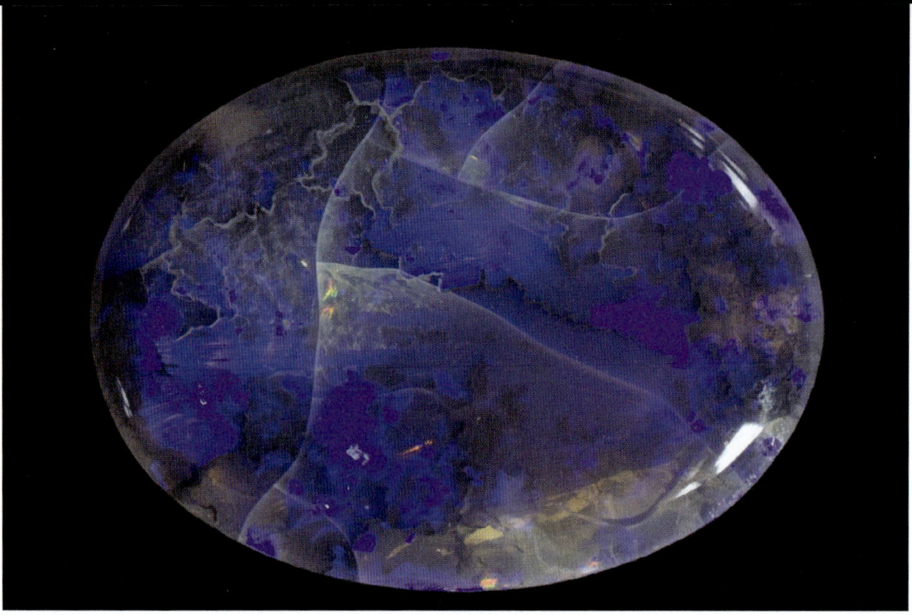

Der Opal verleiht Lebenslust und Gelassenheit.

Auch Heiserkeit kann ein Indiz für ein schwaches Hals-Chakra sein. Bei einer Blockade entstehen Schilddrüsen- und Nebenschilddrüsenfehlfunktionen.

Heilsteine für das Hals-Chakra

Das Hals-Chakra hat eine hellblaue, silbrige sowie grünlich-blaue Farbe. Daher kann es mit Heilsteinen wie Lapislazuli, Aquamarin, Topas, Türkis, Opal, Saphir, Achat oder Mondstein behandelt werden.

Heilanwendung für das Hals-Chakra

Mithilfe der vorgeschlagenen Heilsteine kann der Energiefluss im Hals-Chakra harmonisiert werden. Hier ist es hilfreich, einen passenden Heilstein als Anhänger zu tragen (siehe Seite 181) oder ihn in der nahen Umgebung aufzustellen (siehe Seite 183). Besonders wirksam ist die nachfolgende Heilübung:

- Legen Sie sich entspannt auf den Rücken und schließen Sie Ihre Augen. Reiben Sie beide Handflächen so lange aneinander, bis sie sich warm anfühlen und voller Energie sind.
- Nehmen Sie nun den Heilstein und platzieren Sie ihn auf Ihrem Kehlkopf. Umschließen Sie ihn mit Ihren energiegeladenen Händen.
- Atmen Sie einige Male tief ein und aus. Mit jedem Atemzug nehmen Sie die Kraft des Heilsteins auf. Lassen Sie bei jedem Ausatmen diese Energie über die Hals-Gegend in Ihr Hals-Chakra strömen.
- Wenn Ihr Hals-Chakra von der Heilsteinenergie erfüllt ist, atmen Sie noch ein paar Mal ruhig durch, öffnen die Augen und kehren in den Alltag zurück.

Das Stirn-Chakra

Dieses Chakra ist auch als „Sechstes Chakra“, „Erkenntnis-Chakra“ oder „Drittes Auge“ bekannt. Es hat seinen Sitz im himmlischen Körper und liegt anatomisch zwischen den Augenbrauen in der Mitte der Stirn. Sein Element ist der Geist.

Das Stirn-Chakra beinhaltet den gesamten Gesichtsbereich und wirkt mit seiner Energie damit auf alle dortigen Muskeln und die dort angesiedelten Sinnesorgane Augen, Ohren und Nase. Ihm ist die Hirnanhangsdrüse (Hypophyse) zugehörig, die eine übergeordnete Rolle bei der Regulation des Hormonsystems hat. Dieses Chakra ist mit dem Hypothalamus verbunden, der alle vegetativen und endokrinen Vorgänge im Organismus reguliert. Hypophyse und Hypothalamus beeinflussen das körperlich-seelische Wohlbefinden deshalb maßgeblich.

Im Stirn-Chakra ist die reine Präsenz der Seele verortet, und es ist die Quelle der Intuition. Das Bewusstsein und der erwachte Geist haben hier ihren Sitz. Es steht ganz im Zeichen der Selbsterkenntnis und lenkt alle Wahrnehmungsprozesse. Des Weiteren schenkt es uns die Erkenntnis, dass wir über unseren physischen Körper hinweg existieren. Dieses Chakra offenbart uns spirituelle Erfahrungen und öffnet das Tor zu universeller Liebe.

Harmonische Funktionen

Ein ausgeglichenes Stirn-Chakra ermöglicht die Weiterentwicklung des Bewusstseins und spirituelle Erfahrungen. Es fördert die Fähigkeit zu tiefer Erkenntnis und gewährt uns Zugang zu unserer Intuition. Ist sein Energiefluss aktiv, sorgt es für eine ausgeprägte Fantasie, die Fähigkeit zu visualisieren, einen wachen Verstand und für tiefes Vertrauen in das Leben. Mit einem harmonisch fließenden Qi in diesem Bereich haben wir einen gesunden Biorhythmus, fühlen uns vital, sind kräftig und verfügen über eine gute Ausdauer.

Disharmonische Funktionen

Ein unausgeglichenes Stirn-Chakra verursacht geistige Verwirrung, die sogar in Wahnvorstellungen und Realitätsverlust münden kann. Bei einer Blockade stellen sich Orientierungsverlust, Überforderung und das Gefühl von Sinnlosigkeit ein. Eine Überfunktion dieses Chakras führt zu Selbstverherrlichung, Selbstsucht und Machtstreben. Anzeichen für ein schwaches Stirn-Chakra sind ausgeprägte materielle Bestrebungen und das übermäßige Streben nach körperlicher Befriedigung. Auf körperlicher Ebene äußert sich eine einseitige Betonung dieses Energiezentrums in Form von Kopfschmerzen, Migräne und Gleichgewichtsstörungen.

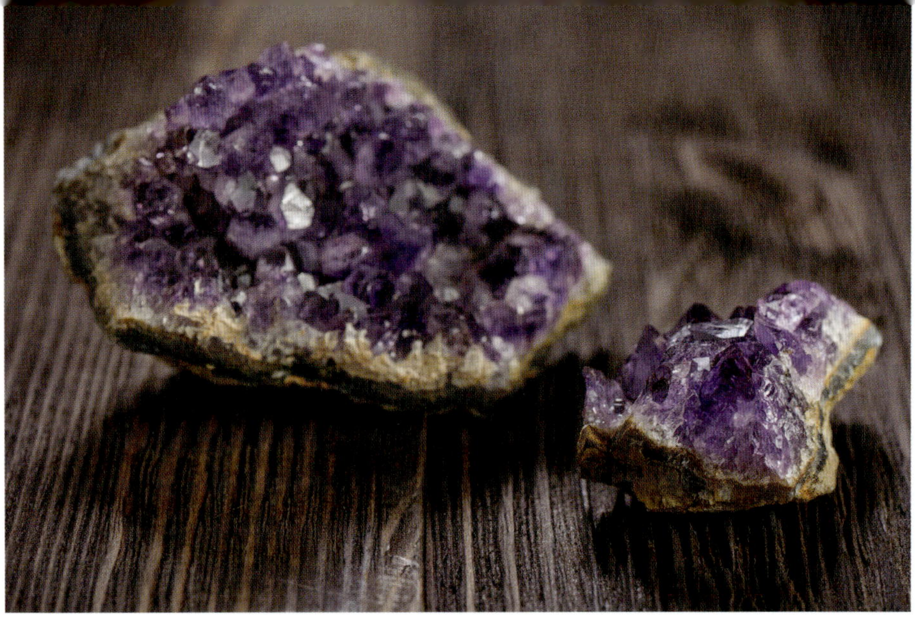

Der Amethyst reinigt den Geist und schenkt inneren Frieden.

Hingegen macht sich ein schwaches Stirn-Chakra durch Sehstörungen und Augenleiden, Ohrenentzündungen sowie durch Erkrankungen der Gesichtsmuskeln bemerkbar.

Heilsteine für das Stirn-Chakra

Violette und dunkelblaue Steine wie Amethyst, Iolit und Saphir passen besonders gut zu diesem Chakra.

Heilanwendung für das Stirn-Chakra

Das Tragen eines Anhängers aus einem passenden Heilstein (siehe Seite 181) und das Aufstellen eines Heilsteins in Ihrer nahen Umgebung (siehe Seite 183) kann den Qi-Fluss in diesem Chakra begünstigen. Eine weitere Maßnahme zur Harmonisierung des Stirn-Chakras stellt die nachfolgende Heilübung dar:

- Legen Sie sich entspannt auf den Rücken und schließen Sie Ihre Augen. Reiben Sie beide Handflächen so lange aneinander, bis sie sich warm anfühlen und voller Energie sind.
- Nehmen Sie nun den Heilstein und platzieren Sie ihn zwischen den Augenbrauen. Umschließen Sie ihn mit Ihren energiegeladenen Händen.
- Atmen Sie einige Male tief ein und aus. Mit jedem Atemzug nehmen Sie die Kraft des Heilsteins auf. Lassen Sie bei jedem Ausatmen diese Energie über die Stirn in Ihr Stirn-Chakra strömen.
- Wenn Ihr Stirn-Chakra von der Energie des Heilsteins erfüllt ist, atmen Sie noch einmal ruhig durch, öffnen die Augen und kehren in den Alltag zurück.

Das Kronen-Chakra

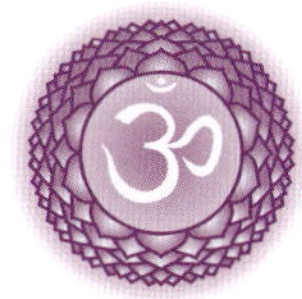

Das Kronen-Chakra wird auch „Scheitel-Chakra“ oder „Siebtes Chakra“ genannt, ist nach oben geöffnet und liegt außerhalb des physischen Körpers im Bereich des Schädeldachs, am Scheitelpunkt des Kopfes.

Es versorgt Großhirn, Epiphyse (Zirbeldrüse) und den gesamten Organismus mit Energie. Das Großhirn ist der größte und am höchsten entwickelte Teil des Gehirns. Es verarbeitet (sensorische Felder), dient dem Verstand und Gedächtnis (Gedanken- und Antriebsfeder) und koordiniert Bewegungen (motorische Felder) sowie unzählige Verbindungen zwischen den Gehirnzellen. Die Epiphyse schüttet das Schlafhormon Melatonin aus und wirkt so direkt auf unseren Biorhythmus. Das Kronen-Chakra kräftigt das Abwehrsystem und reguliert über das Nerven- und Hormonsystem die Balance im gesamten Organismus.

Es stellt das Zentrum der Spiritualität dar und verbindet das Menschliche mit dem universellen Ganzen – dem Göttlichen. Dieses besondere Chakra kann sich erst öffnen, wenn alle übrigen Chakras voll entwickelt sind.

Harmonische Funktionen

Menschen mit geöffnetem Kronen-Chakra haben Teil an tiefspirituellen kosmischen Erfahrungen. Sie sind mit tiefem innerem Frieden gesegnet und haben sämtliche Ängste und Furcht hinter sich gelassen. Mitgefühl und Toleranz und die innige Verbindung mit der geistigen Welt sind weitere Anzeichen für ein geöffnetes Kronen-Chakra.

Disharmonische Funktionen

Bei einer Blockade des Kronen-Chakras stellt sich ein Gefühl eines bedeutungslosen Lebens ein. Geistige Leere, Verwirrtheit und Zurückgezogenheit, die in völliger Isolation münden kann, sind in einem schleichenden Prozess die Folge. Desinteresse an spirituellen Dingen, übermäßige Verhaftung in der materiellen Welt und mangelnde Entscheidungsfähigkeit sind Anzeichen für ein schwaches Kronen-Chakra.

Auf körperlicher Ebene zeigt sich ein geschwächtes Kronen-Chakra im gesamten Organismus. Es kann zu chronischen oder systemischen Erkrankungen kommen. Auch Krebs oder ausgeprägte Nervenleiden werden mit einer Schwächung dieses Chakras assoziiert. Da eine Disharmonie alle anderen Chakras ebenfalls ins Ungleichgewicht bringt, treten häufig Symptome auf, die in Verbindung mit anderen Energiezentren stehen.

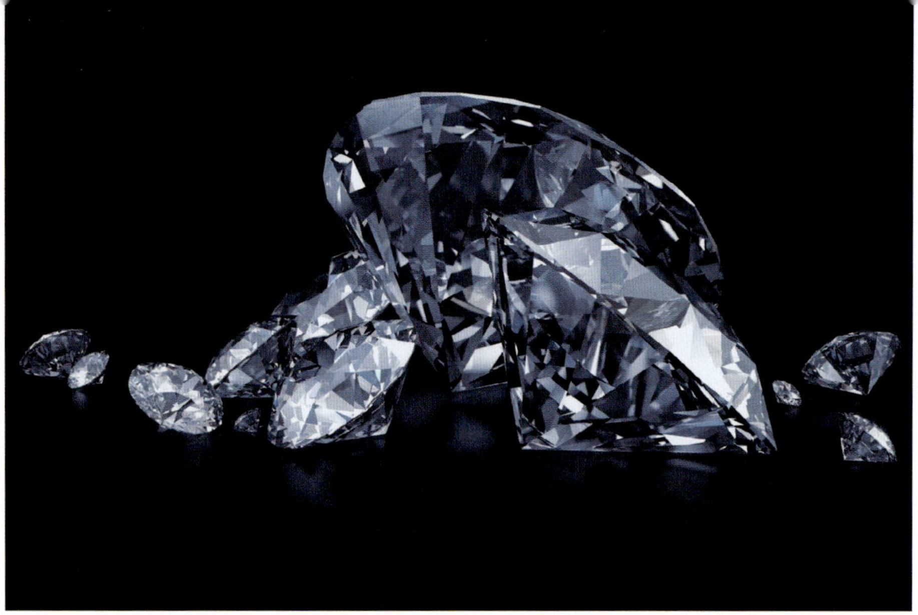

Der Diamant klärt die Gedanken und fördert das Streben nach Reinheit.

Heilsteine für das Kronen-Chakra

Die mit dem Kronen-Chakra assoziierten Farben sind Violett, Weiß und Gold. Diamant, Bergkristall und klarer Turmalin beeinflussen dieses Chakra günstig.

Heilanwendung für das Kronen-Chakra

Bevor das Kronen-Chakra aktiviert wird, sollte immer zunächst das Qi in den übrigen Chakras angeregt werden. Bei einer Disharmonie helfen als Anhänger getragene Heilsteine oder das Aufstellen von Heilsteinen. Besonders wirksam ist die tägliche Ausführung folgender Heilübung:

- Stellen Sie sich aufrecht hin, dabei sind beide Beine schulterbreit auseinander. Beugen Sie die Knie leicht und berühren Sie mit der Zunge den oberen Gaumen. Schließen Sie nun Ihre Augen.
- Reiben Sie beide Handflächen so lange aneinander, bis sie sich warm anfühlen und voller Energie sind.
- Nehmen Sie nun den Heilstein in die linke Hand, platzieren Sie ihn auf Ihrem Scheitel und legen Sie die rechte Hand darüber.
- Atmen Sie einige Male tief ein und aus. Mit jedem Atemzug nehmen Sie die Kraft des Heilsteins auf. Lassen Sie bei jedem Ausatmen diese Energie über die Stirn in Ihr Kronen-Chakra strömen.
- Wenn Sie das Gefühl haben, Ihr Kronen-Chakra ist von der Energie des Heilsteins erfüllt, atmen Sie noch ein paar Mal ruhig durch, öffnen die Augen und kehren in den Alltag zurück.

Entstehung von Krankheiten

Von Krankheiten bleibt nichts und niemand verschont – weder Natur noch Tiere oder Mensch. Doch was löst Erkrankungen im Menschen aus? Und wie kann man sie heilen? Die moderne Schulmedizin verfügt über ein breites Spektrum an Methoden, um Symptome zu bekämpfen. Wir verdanken ihr viel. Doch daneben haben sich einige alternative Heilweisen etabliert, die Beschwerden lindern und manchmal sogar heilen können. Teilweise können mit diesen Therapiemaßnahmen schwerwiegende chronische Erkrankungen auskuriert werden. Vor allem als begleitende Maßnahme kann das ganzheitliche System der Traditionellen Chinesischen Medizin der Vorbeugung und Gesunderhaltung große Dienste erweisen.

In der TCM gilt: Ist der Qi-Fluss gestört, entwickeln sich Krankheiten und Beschwerden. Ein Mangel oder Übergewicht eines Elements ist der Auslöser einer Disharmonie. Bei den Ursachen für Krankheiten unterscheiden die Chinesen zwischen äußeren (Klima) und inneren (Gefühle) Faktoren. Gemäß ihrer Auffassung leistet die Lebensweise einen entscheidenden Beitrag zur Gesundheit bzw. Krankheit.

Das Klima

Klimatische Bedingungen wie Wärme/Hitze, Wind, Trockenheit oder Feuchtigkeit beeinflussen nicht nur die Umwelt und die Natur, sondern auch unseren Organismus. In der Regel wirkt das Qi schädlichen Klimaeinflüssen entgegen. Ist es jedoch geschwächt, kann es dieser Aufgabe nicht mehr gerecht werden und Erkrankungen oder Beschwerden machen sich breit. Krankheiten, die durch diese äußeren Faktoren ausgelöst werden, manifestieren sich meist plötzlich an der Körperoberfläche und betreffen Haut, Muskeln, Sehnen oder Knochen.

Wind – Feng

So wie der Wind in der Natur meist ohne Vorwarnung weht, beeinflusst er den Organismus und dessen Funktionen blitzartig und tritt dort ausbruchartig in Erscheinung. Rasch einsetzende und wandernde Symptome, wie sie beispielsweise bei Schüben rheumatischer Gelenkschmerzen zu beobachten sind, sind charakteristisch für pathogenen Wind.

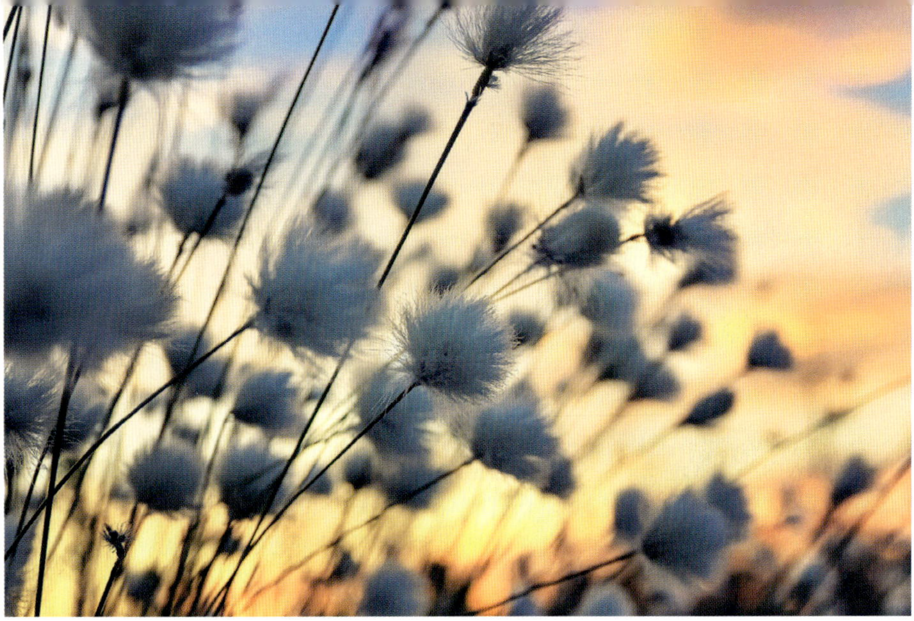

Ruhelosigkeit und Zittern weisen auf eine Windkrankheit hin,
gleichzeitig können sie aber auch die Ursache von Windkrankheiten sein.

Feng entspricht dem Funktionskreis der Leber und der Gallenblase (siehe Seite 46ff.), der an den seitlichen Abschnitten des Körpers verläuft. Er wird mit Zorn/Wut assoziiert, zählt zu den Yang-Phänomenen und dominiert im Frühling.

Zu den typischen Feng-Symptomen zählen Fieber, Benommenheit, Zittern und Schwindel, Nackenschmerzen, Ohrensausen, Krämpfe, laufende Nase, Niesen, Kopfschmerz und Husten. Je nach Wetter verbindet er sich manchmal mit Hitze oder Kälte. Darüber hinaus gibt es auch einen „inneren Wind", der nicht direkt durch äußere Faktoren wie Zugluft, Luftdruckschwankungen oder dem Wetter in Verbindung steht, sondern in Leber oder Nieren entsteht. In solchen Fällen kommt es unter anderem zu Sehstörungen, steifen Muskeln oder Gelenken, Bewusstlosigkeit und Schwäche.

Hitze – Re / Feuer – Huo

Die beiden Yan-Phänomene Re und Huo zeichnen sich durch ihre warmen, heißen und aktiven Eigenschaften aus. aus. Während Hitze ein im Äußeren produzierter pathogener Faktor ist und beispielsweise in Kombination mit Wind, Sommer oder Feuchtigkeit auftreten kann, wird Feuer mit dem Inneren verbunden.

Im chinesischen Entsprechungssystem gehören der Sommer sowie der Funktionskreis des Herzens und des Dünndarms (siehe Seite 34ff.) zu ihnen. Wie die Sonne den Erdboden und die Pflanzenwelt bei übermäßiger Präsenz austrocknet oder verbrennt, können die beiden Wärme- und Hitze-Faktoren im Körper Ähnliches anrichten. Da Hitze aufsteigt, tritt sie eher im oberen Körperbereich

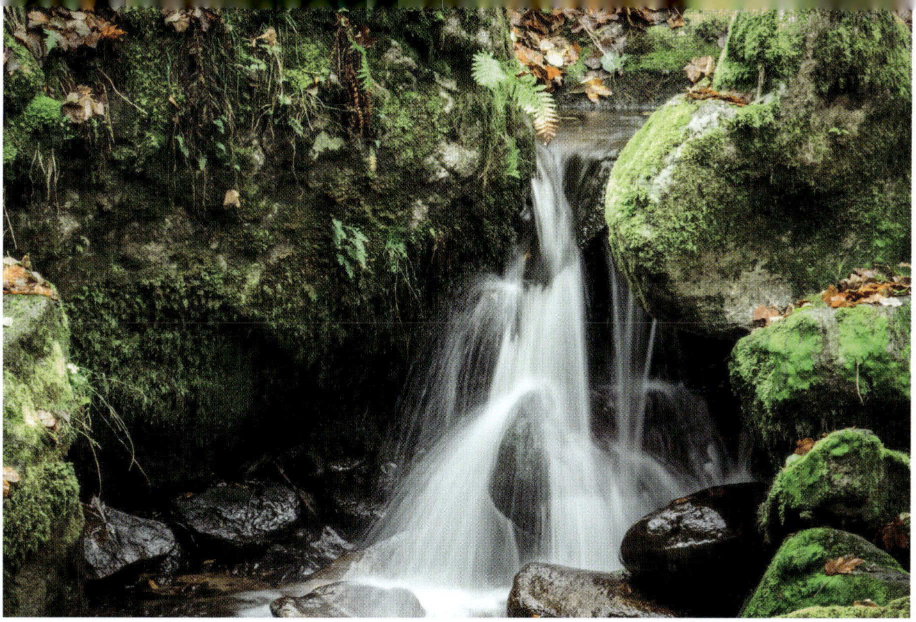

Pathogene Feuchtigkeit macht sich bei der Verdauung (z.B. breiiger Stuhl oder Durchfall) sowie an der Haut (z.B. Hautunreinheiten, Ödeme, Cellulite) bemerkbar.

auf. Sie bewirkt unter anderem Überhitzung des Körpers (z.B. Hitzschlag), Fieber, raschen oberflächlichen Puls, Palpitationen, starkes Schwitzen sowie Austrocknung, die sich z.B. in Durstgefühl, Mundtrockenheit, Verstopfung, dunklem Urin oder Kopfschmerz bemerkbar macht.

Vermengen sich Re/Huo mit Shi (Feuchtigkeit), verursacht dies Erbrechen, Darmkrämpfe und Abdominalschmerzen.

Feuchtigkeit – Shi

Aufgrund seiner Schwere und Langsamkeit besitzt Shi Ying-Qualität. Auf der seelisch-geistigen Ebene wird diese mit Sorge und Kummer assoziiert. Ihre vorherrschende Jahreszeit ist der Spätsommer. Shi manifestiert sich in hoher Luftfeuchtigkeit, diesigem Wetter oder Regen.

Häufig beeinflusst die Feuchtigkeit zuerst die unteren Körperzonen und löst hier Beschwerden aus. Da der Feuchtigkeit der Magen- und Milzmeridian (siehe Seite 30ff.) entspricht, äußert sich ein Übermaß in Krankheiten und Beschwerden, die typisch für eine Störung dieser Funktionskreise sind. Beispiele sind Verdauungsstörungen, Magenprobleme, dickflüssiger Vaginalausfluss, übermäßige Ausflüsse aus Nasen, Ohren und Augen, Harnwegsinfektionen, chronisches Ermüdungssyndrom, rheumatische Erkrankungen, Ödeme oder nässende Ekzeme.

Auch dumpfe, fest lokalisierte Schmerzen und ein Schweregefühl im Körper weisen auf einen schädlichen Shi-Einfluss hin.

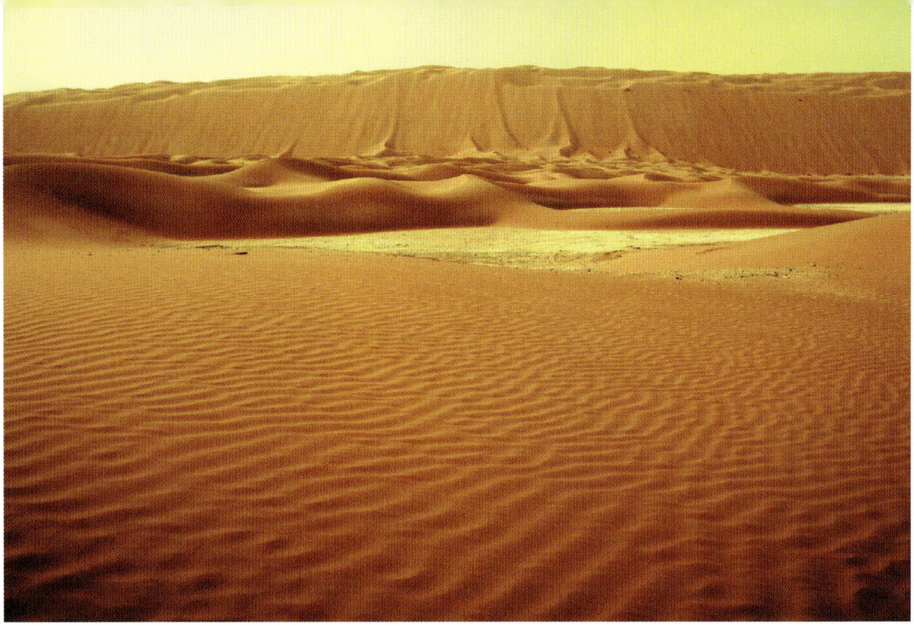

Durch Trockenheit gerät das Lungen-Qi ins Stocken und kann sich nicht mehr im Organismus ausbreiten.

Trockenheit – Zao

Trockenheit wird mit dem Herbst assoziiert und ist ein Yang-Phänomen. Auf seelischer Ebene entspricht ihr die Trauer, körperlich wird sie den Organen Lunge und Dickdarm (siehe Seite 26ff.) zugeordnet.

Durch Zao hervorgerufene Erkrankungen und Beschwerden sind durch Wasserverlust (Dehydration) gekennzeichnet, der sich anhand von rissiger Haut, trockenen Schleimhäuten, Halsschmerzen, unzureichendem Schwitzen und hartem Stuhl äußert. Auch sind sprödes Haar, übermäßige Faltenbildung, trockene Lippen, Nasenbluten, trockener Hals sowie trockener Husten ein Indiz für pathogenes Zao.

Kälte – Han

Han zählt zu den Yin-Phänomenen, ihre vorherrschende Jahreszeit ist der Winter. Mit ihr wird das Gefühl der Angst assoziiert. Neben der emotionalen Regung behindert sie auch die physische. Auf körperlicher Ebene hat Han ihre Entsprechung im Funktionskreis Nieren und Blase (siehe Seite 38ff.). Da die beiden Meridiane im Rücken und Nacken sowie in der Innenseite der Beine und Füße verlaufen, beeinflusst die Kälte vor allem diese Körperregionen.

Durch ihre zusammenziehende Eigenschaft behindert sie den Fluss von Qi und Blut/Xue. In der Folge kann es zu Krämpfen oder Gliedersteife kommen. Typische Symptome von pathogener Kälte sind Impotenz, Frigidität, Durchfall (wässrig) und konstante, in die Tiefe ziehende, Schmerzen.

Die Konstitutionstypen

Jedem Klimafaktor wird ein spezieller Konstitutionstyp zugeordnet, der anhand bestimmter Eigenschaften bzw. Krankheitsbilder identifizierbar ist.

- Der **Windtyp** ist meist athletisch gebaut, selbstbewusst, jähzornig und leicht reizbar. Er ist besonders zug- und wetterempfindlich und hat häufig mit Beschwerden bzw. Erkrankungen wie Koliken, Halsschmerzen, Kopfschmerzen bei Erkältung, Migräne, Gelenkbeschwerden, Arthrose, Bluthochdruck, Trigeminus- und anderen ausstrahlenden Neuralgien zu kämpfen.
- Der **Hitze-/Wärmetyp** ist ein optimistischer und geistig sowie körperlich flexibler Mensch, der zudem kontaktfreudig, fantasievoll und leistungsfähig ist. Im Gegensatz zum Kältetypen ist ihm immer warm. Typische Beschwerden und Krankheitsbilder sind entzündliche Erkrankungen, Herz-Kreislauf-Erkrankungen, Schlafstörungen, Sonnenbrand, Fieber und Hautausschläge, hoher Blutdruck und Übergewicht.
- Der **Feuchtigkeitstyp** nimmt Nahrung gerne im Übermaß zu sich, hat meistens schlechte Laune, spricht nur das Nötigste und sein Teint ist fahl und bleich. Er reagiert sehr empfindlich auf Feuchtigkeit und leidet häufig unter depressiven Verstimmungen, Konzentrationsschwäche, Hypochondrie, Ödemen, Rheuma, niedrigem Blutdruck, Herzinsuffizienz, Verdauungsstörungen oder Magenbeschwerden.
- Der **Trockenheitstyp** ist ein unsympathischer Zeitgenosse und fällt durch seine übermäßige Sparsamkeit und Verschlossenheit auf. Zudem ist er humorlos und egozentrisch. Dieser Konstitutionstyp ist meist von großer und schlanker Statur und tendiert zu Austrocknung, was sich äußerlich an seinem Hautbild ablesen lässt. Er sieht oft müde und welk aus. Er neigt zu Hauterkrankungen wie Neurodermitis oder Schuppenflechte. Darüber hinaus treten bei ihm nicht selten Kreislaufstörungen, Verdauungsbeschwerden, Magenprobleme oder Asthma auf.
- Der **Kältetyp** hat eine hagere Physiognomie, bewegt sich langsam, hat mangelndes Selbstvertrauen und scheut die Übernahme von Verantwortung. Er ist besonders kälteempfindlich und hat häufig kalte Füße und Hände. Niedriger Blutdruck, starke und schmerzhafte Menstruation, Frigidität, Blasenentzündung, Nieren- und Nierenbeckenentzündung, Lungenkrankheiten und Magenkrämpfe machen diesem Konstitutionstypen oft zu schaffen.

Die Gefühle und die Lebensweise

Neben den äußeren Klimafaktoren können eine ungünstige Lebensweise und Emotionen die Balance von Körper, Geist und Seele ins Wanken bringen.

Schlechte Ernährung, ungesunde Schlafgewohnheiten, übertriebene oder mangelnde sexuelle Aktivität, Überanstrengung, Infekte, Vergiftungen, individuelle Kondition und Parasiten beeinträchtigen die Gesundheit ungemein. Im Gegenzug können ein vernünftiger Umgang mit den eigenen Kräften, ein gesunder Lebensstil sowie eine vorbeugende Gesundheitspflege das Wohlbefinden begünstigen.

In der Traditionellen Chinesischen Medizin geht man von fünf elementaren Gefühlen aus:

1. Nu (怒) – Wut/Zorn
2. Bei (悲) – Kummer/Traurigkeit
3. Xi (喜) – Freude
4. Si (思) – Schwermut/Sorge
5. Kong (恐) – Angst/Furcht

Ist eines von ihnen überbetont und dauert lange an, kann sich das negativ auf das Befinden auswirken. Gleiches gilt für das Unterdrücken oder Fehlen einer spezifischen Emotion im Lebensrhythmus. Solche psychischen Ungleichgewichte führen Krankheiten herbei, deren Ursprung häufig nur schwer zu entschlüsseln ist.

Einen Anhaltspunkt auf bestimmte Emotionen, die die jeweiligen Disharmonien ausgelöst haben und weiterhin auslösen, bieten Mimik, Gestik und Körperhaltung eines Menschen, da sich hier die individuelle Gefühlslage ablesen lässt. Sind beispielsweise die Augenbrauen heruntergezogen und werden die Lippen mit Druck geschlossen, ist dies ein Ausdruck von Zorn und Wut. Ebenso zeugen heftige Gesten von diesem Gemütszustand. Bei Furcht hingegen gehen die Augenbrauen nach oben, die Augen sind weit aufgerissen und die Mundwinkel werden auseinandergezogen. Die Haltung ist meist gebeugt und die Gestik ist verhalten. Doch welche Auswirkungen haben Gestik, Körperhaltung und Mimik auf unsere Gesundheit?

Ein fröhlicher Mensch lächelt viel, wodurch die Nasenflügel geweitet werden und mehr Sauerstoff in die Lungen transportiert werden kann. Er hat üblicherweise eine aufrechte Körperhaltung, wodurch der Brustkorb geweitet wird. In der Folge werden dort sitzende Organe in ihrem Raum nicht komprimiert und können ihre Funktionen ungehindert erfüllen.

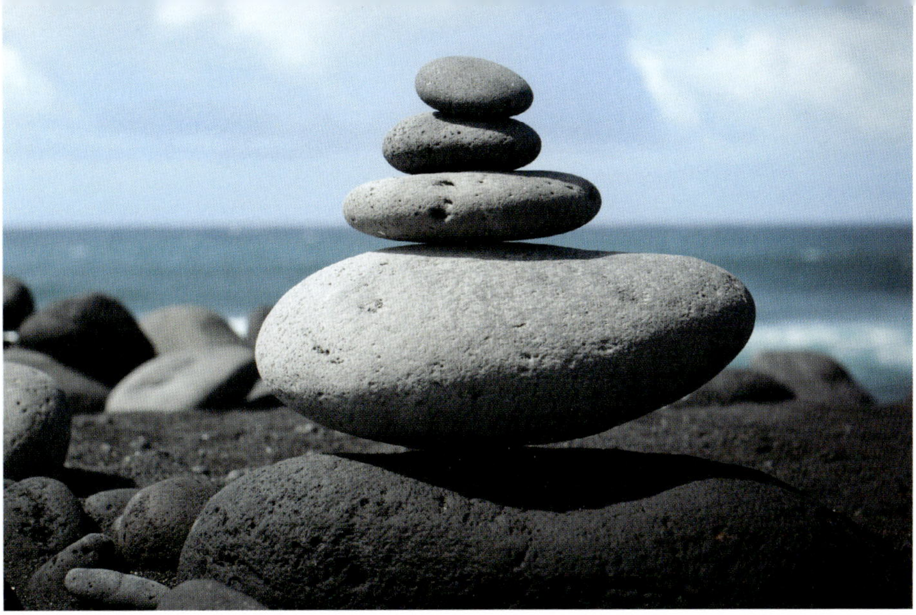

Auch die Gefühle sollten in Balance sein.

Trauer drückt sich hingegen häufig in einer gekrümmten Körperhaltung aus: gesenkte Schultern, die nach vorn klappen; ein eingefallener Brustkorb und ein gesenkter Kopf. Diese Haltung engt die Organe ein, und sie werden bei der Erfüllung ihrer Aufgaben gestört – besonders das Lungen-Qi wird dabei geschwächt. Man schluchzt und weint, was die Atemtätigkeit zusätzlich verschlechtert und sich abermals direkt auf das der Trauer zugeordnete Organ, nämlich die Lunge auswirkt.

Da das Herz allen inneren Organen übergeordnet ist, sind sämtliche Empfindungen Ausdruck des Herzens. Insofern wirkt sich Trauer auch direkt auf das Herz aus. Diese Ansicht wird unter anderem auch von westlichen Schulmedizinern vertreten. Laut klinischer Studien beeinträchtigt Trauer das Herz deutlich negativ und kann die Blutgerinnung, den Blutdruck, die Menge an Stresshormonen und die Herzfrequenz signifikant beeinflussen.

Überbetonte Gefühle können darüber hinaus auch durch andere physische Faktoren wie etwa vegetative Funktionsstörungen, Muskelverspannungen und Schmerzen in Körperregionen, die mit dem Bezugsorgan in Verbindung stehen, wahrgenommen werden. Der Grund dafür ist, dass jedes elementare Gefühl einem organischen Funktionskreis entspricht:

- *Wut und Zorn* manifestieren sich im Funktionskreis Leber.
- *Kummer und Traurigkeit* sind mit dem Funktionskreis Lunge assoziiert.
- *Freude* wird mit dem Herzen in Verbindung gebracht.
- *Schwermut und Sorge* beeinflussen den Funktionskreis Milz.
- *Angst und Furcht* wirken auf die Nieren.

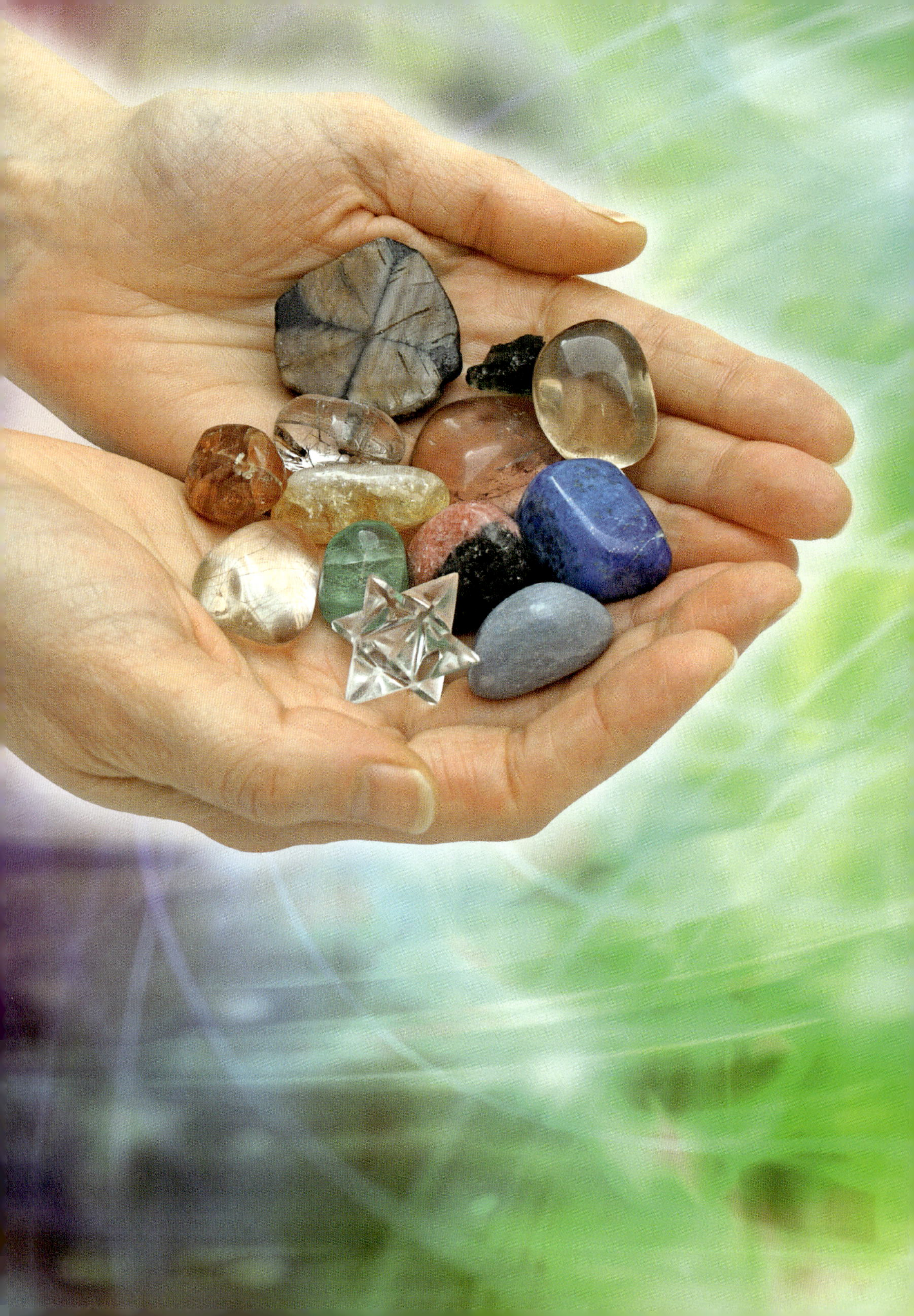

Die Heilkraft der Steine

Die heilende Wirkung von bestimmten Steinen erklärt sich durch mehrere Faktoren. Zum einen strahlt jede Farbe eines Heilsteins eine bestimmte Schwingung beziehungsweise Energie aus, die den Organismus durchdringt und mit den Energien des Körpers in Resonanz geht.

Neben der Farbe ergibt sich die unterschiedliche Wirkung von Heilsteinen auch durch die jeweilige Beschaffenheit der Kristallstruktur sowie durch die Entstehung des Heilsteins. Darüber hinaus wird die Heilwirkung von den verschiedenen Mineralklassen und Spurenelementen beeinflusst, die in den Steinen enthalten sind.

Farbwirkung

Durch das Zusammenspiel von Licht und Farbe entstehen einzigartige energetische Schwingungen, die unterschiedliche Wirkungen aufweisen:

- Die Farbe **Rot** wird mit dem Wurzel-Chakra assoziiert und steht für Sicherheit, Lebenswillen, Leidenschaft und Erotik. Sie wärmt und erhitzt. Auf körperlicher Ebene bringt sie den Kreislauf in Schwung und spendet dem Körper Energie.
- **Orange** steht für das Sakral-Chakra. Es fördert Kreativität, Lebensfreude, Vitalität und Ausgeglichenheit. Auf körperlicher und seelischer Ebene befreit Orange von Blockaden und regt die Verdauung an.
- **Gelb** und **Gold** werden mit dem Nabel-Chakra in Verbindung gebracht. Sie schenken innere Kraft und helfen vor allem Patienten mit depressiven Verstimmungen, neuen Lebensmut zu fassen. Gelb und Gold haben eine starke positive Wirkung auf Magen, Milz, Dünndarm, Leber, Gallenblase und Bauchspeicheldrüse.
- **Grün** wird dem Herz-Chakra zugeordnet. Es fördert Beharrlichkeit, Entspannung, Ruhe, Zufriedenheit, Heiterkeit und die Konzentration. Auf körperlicher Ebene wirkt es besonders auf Leber und Galle.
- **Silber** regt das Hals-Chakra an und **Weiß** das Kronen-Chakra. Silber hat die gleiche Ausstrahlung wie Weiß und entfaltet seine Wirkung vor allem auf geistig-seelischer Ebene. Beide Farben stärken die geistige Energie, schenken Klarheit und schärfen den Intellekt.
- Mit der Farbe **Blau** lässt sich das Stirn-Chakra anregen. Sie harmonisiert, fördert die Kommunikation und die Präzision der Gedanken. Diese Farbe hat eine kühlende und beruhigende Wirkung und aktiviert Nieren und Blase.
- **Violett** stimuliert das Kronen-Chakra und spendet Inspiration, Spiritualität und Opferbereitschaft. Die körperlichen Wirkungsbereiche dieser Farbe sind Nerven, Haut, Lunge, Dickdarm und das Gehirn.
- **Rosa** verbessert das Urteilsvermögen, schenkt Ruhe, wirkt erfrischend und weckt die emotionale Seite. Auf körperlicher Ebene wirkt es auch auf das Herz.
- **Braun** steht für Bequemlichkeit und Anpassung. Zudem spendet diese Farbe Kraft, Durchhaltevermögen und Bodenhaftung. Im Organismus beeinflusst sie das Wachstum der Gewebe.
- **Bunte** Farbspiele heitern auf und lenken von schweren Gedanken ab.
- **Schwarz** spendet Ruhe sowohl auf geistiger als auch auf körperlicher Seite und spricht vor allem das zentrale Nervensystem (ZNS) an. Schwarze Steine lindern Schmerzen und lenken die Gedanken auf das Wesentliche.

Kristallstruktur

Kristalle weisen unterschiedliche Kristallsysteme auf, die sich in ihrer symmetrischen Anordnung von Atomen und Molekülen differenzieren. Dabei unterscheidet man zwischen acht Kristallformen. Sie beeinflussen die Wirkung des Edelsteins maßgeblich:

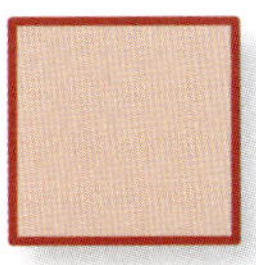

Das **kubische Kristallsystem** fasst Heilsteine mit einer quadratischen Struktur zusammen. Heilsteine aus diesem System (z.B. Diamant, Fluorit, Lapislazuli) stehen für Ordnung, Struktur und Regelmäßigkeit.

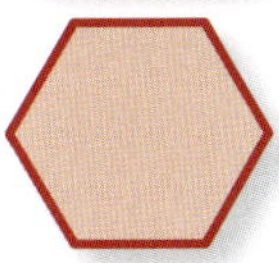

Die Grundstruktur des **hexagonalen Kristallsystems** ist das Sechseck. Hexagonale Steine (z.B. Aquamarin, Beryll, Smaragd) stehen für Effektivität, Kreativität und Spontanität.

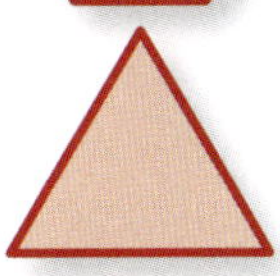

Zum **trigionalen Kristallsystem** zählen alle Steine mit einer dreieckigen Grundstruktur (z.B. Amethyst, Aventurin, Rauchquarz). Sie fördern Gelassenheit, Ausgeglichenheit und Ruhe.

Die Grundstruktur des **tetragonalen Kristallsystems** beruht auf dem Rechteck. Solche Heilsteine (z.B. Apophyllit, Chiolith, Zirkon) unterstützen Neugier und Wagemut, aber auch Reizbarkeit und Ungeduld.

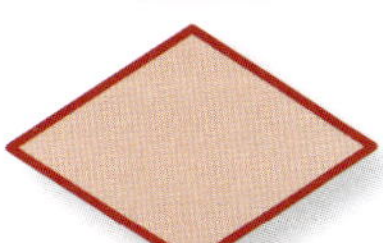

Dem **rhombischen Kristallsystem** liegt die Raute zugrunde. Heilsteine dieses Systems (z.B. Peridot, Perle, Topas) stehen für Sensibilität, Empathie und Mitgefühl.

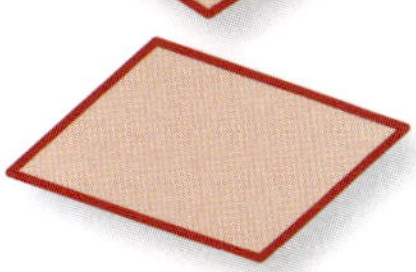

Das **monokline Kristallsystem** umfasst alle Steine, deren Grundstruktur ein Parallelogramm umschreibt (z.B. Jadeit, Mondstein, Serpentin). Sie fördern Ausgelassenheit, Flexibilität und Intuition.

Zum **triklinen Kristallsystem** zählen alle Heilsteine mit einer trapezförmigen Grundstruktur (z.B. Rhodonit, Sonnenstein, Türkis). Sie unterstützen Impulsivität, den Drang nach Unabhängigkeit und Harmonie.

Amorphe Steine weisen aufgrund ihrer Entstehungsbedingungen keine Kristallstruktur auf (z.B. Bernstein, Opale, Holzstein). Sie stehen für Intensivität, Freiheit, Spontanität und Chaos.

Entstehung

Die Kräfte, welchen die Steine während ihrer Entstehung ausgesetzt waren, sind in ihrem Inneren gespeichert. Diese Energien geben sie an ihr Umfeld weiter. Je nach Bildung wird zwischen Magmatiten (Primärmineralien), Sedimenten (Sekundärmineralien) und Metamorphiten (Tertiärmineralien) unterschieden.

Magmatite

Magmatite bilden sich aus einer Gesteinsschmelze. Da sich nach Erstarrung die in ihr enthaltenen Stoffe nicht mehr gleichmäßig lösen können, separieren sich einige Substanzen, und es wachsen einzelne Kristalle heran. Mineralien sind Kristalle, die einen einzigen Stoff enthalten. Gesteine setzen sich aus unterschiedlichen Stoffen zusammen. Magmatite werden dabei in zwei Gruppen eingeteilt: Vulkanite (z.B. Obsidian) und Plutonite (z.B. Zirkon). Vulkanite entwickeln sich, wenn flüssiges Magma an der Erdoberfläche austritt und erkaltet. Die Gesteinsbildung erfolgt hier sehr rasant. Bei letzteren nimmt der Entstehungsprozess mehrere Tausend Jahre in Anspruch, da sie sich im Erdinneren ausbilden. Aufgrund der dortigen großen Hitze erstarrt die Gesteinsschmelze hier nur sehr langsam. Primärmineralien haben eine stimulierende Wirkung.

Magmatite entstehen durch das Erstarren der Magma während der Abkühlung.

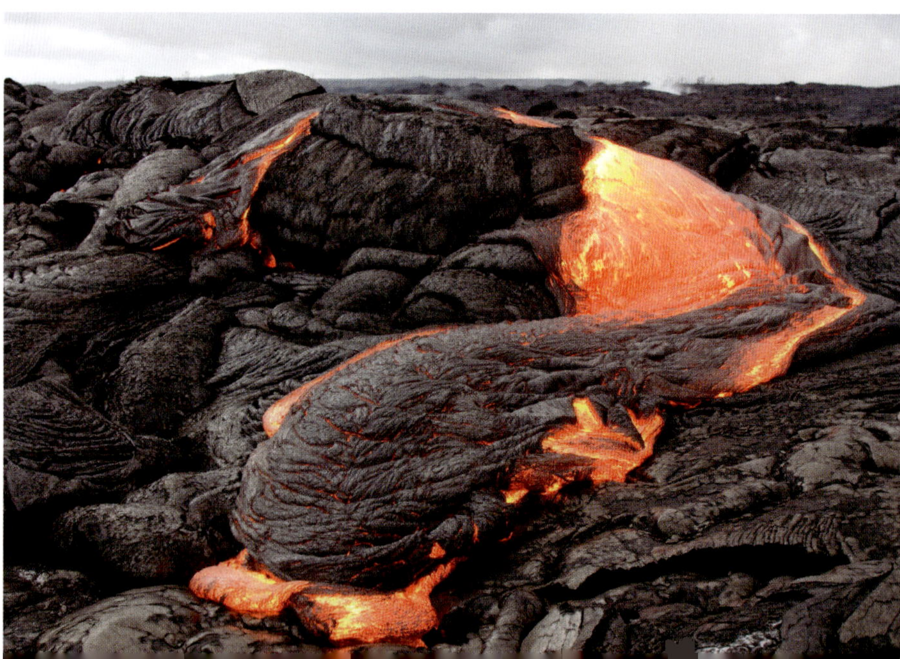

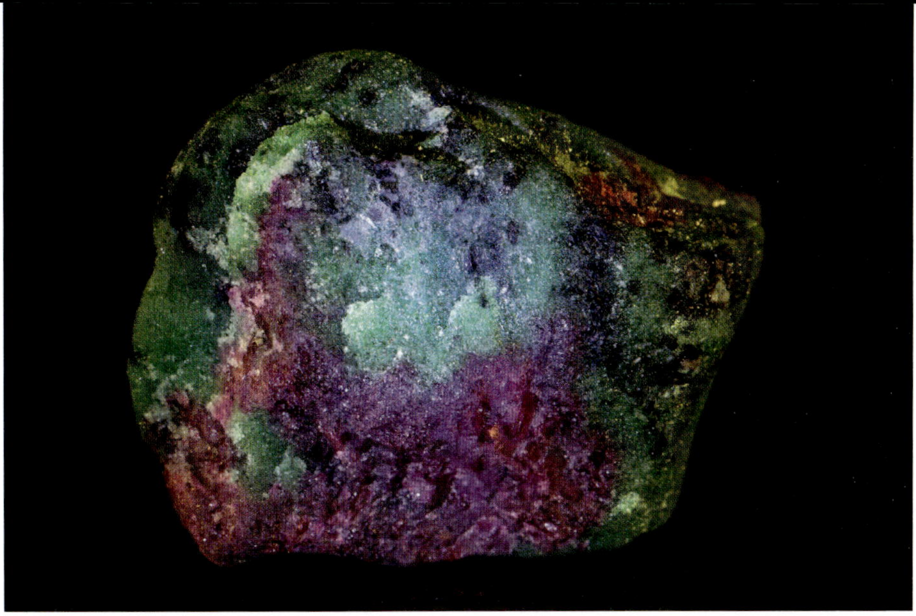

Zoisit entwickelt sich auf Metamorphiten, wie z.B. Marmor oder Schiefer.

Sedimente

Sedimente entwickeln sich an der Erdoberfläche, an welcher der bereits bestehende Stein oder das organische Material verschiedenen klimatischen Bedingungen ausgesetzt ist und unter deren Einfluss verwittert oder sedimentiert. Während dieses Prozesses werden Mineralstoffe aus dem Medium gelöst, die mit anderen Substanzen aus der Umwelt dann allmählich neue Mineralien und Gesteine ausbilden (z.B. Aragonit, Bernstein, versteinertes Holz). Solche Steine werden Sedimente genannt. Die Energie dieser Heilsteine verleiht Flexibilität und löst Blockaden.

Metamorphite

Im tertiären Bildungsprinzip entsteht durch die Umwandlung (Metamorphose) eines bereits bestehenden Gesteins ein neues (z.B. Diamant, Smaragd, Zoisit). Zu einer solchen Gestaltwandlung kommt es, wenn Mineralien oder Gesteine sehr hohem Druck oder extremer Hitzeeinwirkung ausgesetzt sind. In solchen Fällen entweichen bestimmte Substanzen aus dem Gestein beziehungsweise Mineral, die sich dann zu neuen Mineralien oder Gesteinen formieren. Sie zeichnen sich durch ihre besondere Widerstandskraft gegenüber Druck oder Hitze aus, die jene des ursprünglichen Steins übertrifft.

Diese Heilsteine stehen aufgrund ihrer Entstehungsgeschichte für Umwandlung und Weiterentwicklung.

Steinformen-Variationen

Heilsteine sind in den verschiedensten Formen erhältlich. Hier erhalten Sie einen kurzen Überblick über die gängigsten Variationen.

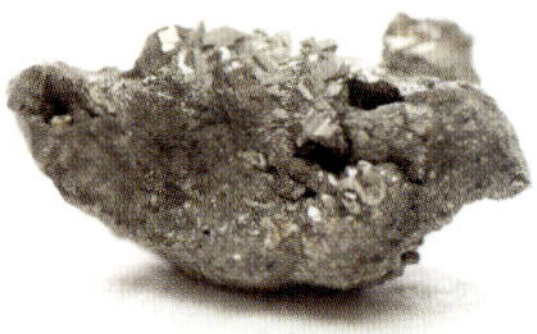

Rohsteine

Rohsteine sind naturbelassen, enthalten unverfälschte Informationen und zeichnen sich durch ihre intensive Energie aus. Sie werden wie folgt verwendet: Edelsteinwasser, Verbesserung des Raumklimas, Handschmeichler, Auflegen, Meditation, Pendeln.

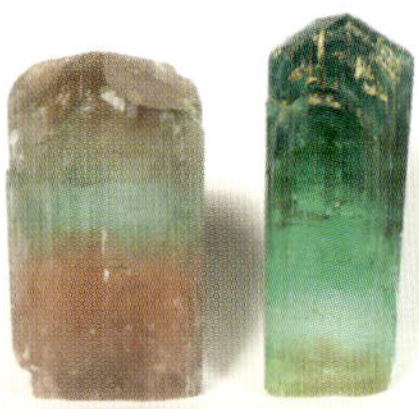

Kristalle

Naturgewachsene Kristalle geben die geballte Energie an der Spitze ab. Aus diesem Grund werden sie bevorzugt in der Akupressur mit Heilsteinen verwendet oder auf den Körper aufgelegt.

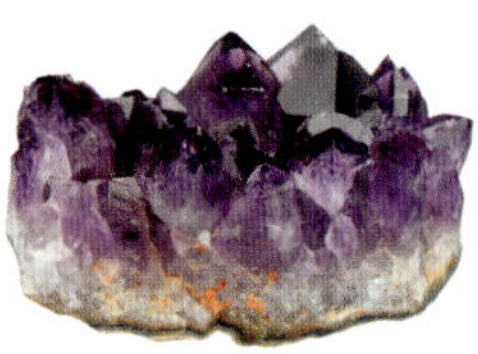

Gruppen, Geoden und Drusen

Bei Gruppen handelt es sich um eine Vielzahl von miteinander verwachsenen Kristallen. Von einer Geode ist die Rede, wenn eine solche Gruppe einen kleinen Gesteinshohlraum auskleidet, und bei einem großen Hohlraum spricht man von einer Druse.

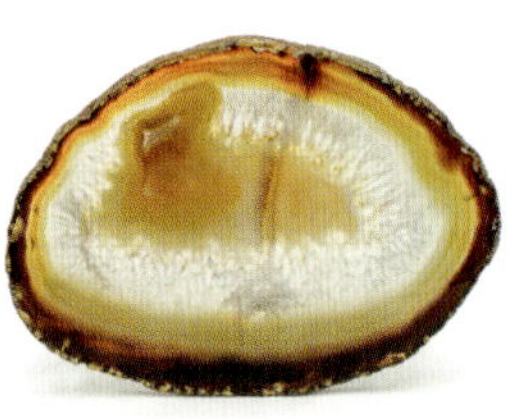

Scheiben und Querschnitte

Um Scheiben und Querschnitte zu erhalten, werden Mandeln und Kristalle in Scheiben geschnitten. Sie zeichnen sich durch ihren hohen Grad an Ästhetik aus, da sie wunderschöne Strukturen offenbaren, die im Stein eingeschlossen waren. Geübte Lithotherapeuten können den Signaturen auch Informationen über spezifische Heilwirkungen entnehmen.

Trommelsteine und Handschmeichler

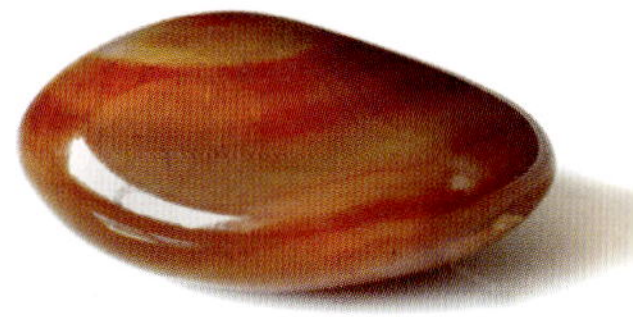

Trommelsteine fühlen sich durch ihre abgerundeten Kanten sehr angenehm auf der Haut an und lassen sich wunderbar in der Hosentasche mitführen oder als Handschmeichler benutzen. Man stellt sie aus Rohsteinen her, die in einer Trommel durch lang andauernde Rotation gerundet werden.

Donuts oder Pi-Scheiben

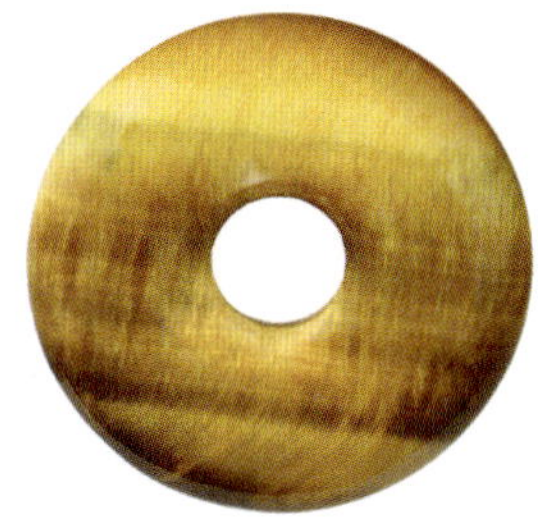

Donuts oder Pi-Scheiben sind flache, gelochte Steinscheiben. Sie werden oft als Anhänger am Lederband getragen. Außerdem eignen sie sich aufgrund ihrer flachen Form wunderbar für das Auflegen auf die Haut, da sie eine große und ebenmäßige Auflage auf dem Körper ermöglichen.

Edelsteinstäbe

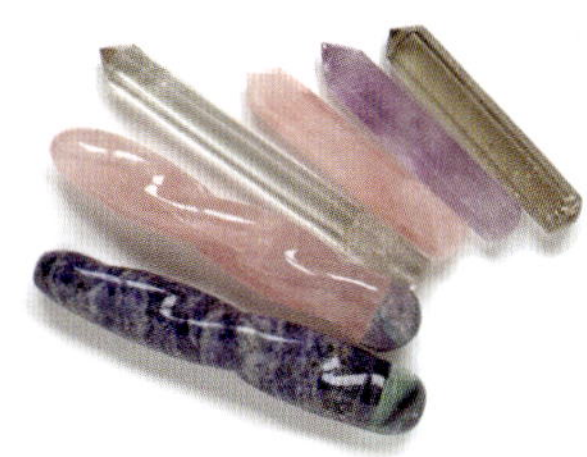

Edelsteinstäbe kommen besonders bei der Akupressur mit Heilsteinen zum Einsatz, da sie gezielt Energie an die Reizpunkte abgeben können.

Sie eignen sich auch besonders zur Herstellung von Edelsteinwasser, da sie eine ebenmäßige Abstellfläche für das Glasgefäß bieten (siehe Seite 175ff.). Darüber hinaus sind sie optisch sehr ansprechend und dekorativ.

Kugeln

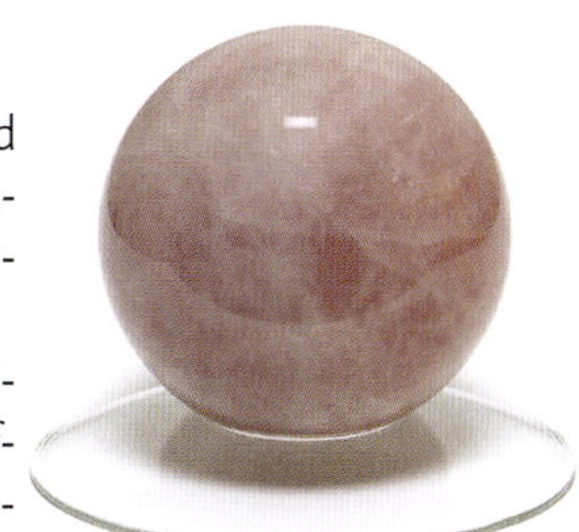

Kugeln faszinieren durch ihre geometrische Perfektion und sinnlich glatte Oberfläche. Sie strahlen ihre Energie gleichmäßig nach allen Seiten ab und wirken so positiv auf unseren physischen sowie feinstofflichen Körper.

Kugelmassagen sind die am häufigsten durchgeführte Edelsteinmassagevariante, da sie ein breites Wirkspektrum aufweisen. Daneben werden die Kugeln auch zur Meditation gebraucht oder dienen als Schmuckgegenstand im Wohnraum.

Mineralstoffe und Spurenelemente

Jeder Heilstein enthält Mineralien und Spurenelemente, die teilweise auch im menschlichen Körper vorkommen. Sie wirken spezifisch auf den Organismus und sind für biologische und geistige Prozesse von enormer Bedeutung. Nachfolgend werden einige von ihnen erörtert. Hierbei wird zwischen metallischen und nichtmetallischen Mineralstoffen unterschieden.

Metallische Mineralstoffe

Aluminium

Täglicher Bedarf: keiner
Aluminium im Körper: Aluminium befindet sich in Lunge, Weichteilen und Knochen. Reduziert Übersäuerung, beruhigende Wirkung, fördert Eisenaufnahme im Darm
Aluminium und Seele: hilft loszulassen, fördert Fähigkeit des Gefühlsausdrucks, beruhigt
Folgen von Mangel: nicht bekannt
Folgen von Überschuss: Schäden im ZNS, negative Beeinträchtigung der Gehirnfunktion (durch Nierenfunktionsstörungen), Lernstörungen, Knochenerweichung, Anämie
Aluminiumhaltige Heilsteine: Amethyst, Aquamarin, Diamant, Jadeit, Mondstein, Rauchquarz, Rosenquarz, Tigerauge, Türkis

Arsen

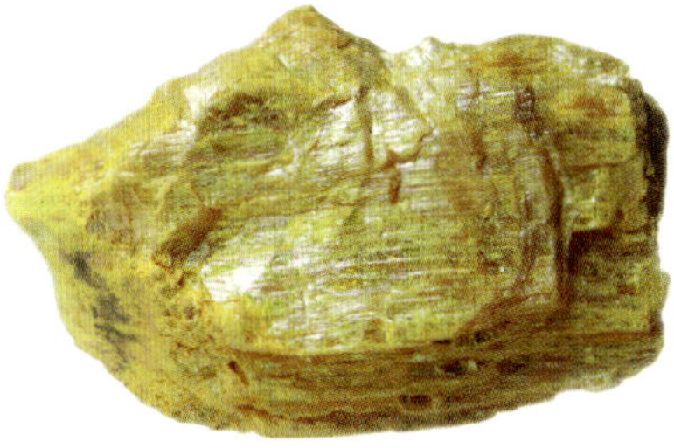

Täglicher Bedarf: 5–50 µg
Arsen im Körper: Das Spurenelement ist gespeichert in Muskeln, Knochen, Sehnen, Lunge und Nieren. Beeinflusst Blutzellenbildung, steigert Hämolyseprozesse, Enzymaktivierung, wirkt antioxidativ (Schilddrüsenhemmung)
Arsen und Seele: lindert Ängste

Folgen von Mangel: extrem selten, bei Menschen praktisch ausgeschlossen
Folgen von Überschuss: krebserregende Wirkung, Krämpfe, Übelkeit, Durchfall
Arsenhaltige Heilsteine: Adamin, Zinnober

Barium

Täglicher Bedarf: keiner
Barium im Körper: Barium befindet sich in Blut und Knochen. Wirkt Entwicklungsstörungen entgegen.
Barium und Seele: fördert Selbstsicherheit
Folgen von Mangel: nicht bekannt
Folgen von Überschuss: Muskelkrämpfe, Schwindel, Erbrechen
Bariumhaltige Heilsteine: Marmor, Mondstein

Bor

Täglicher Bedarf: 0,75 mg
Bor im Körper: Bor ist wahrscheinlich an Prozessen des Immunsystems beteiligt. Günstige Wirkung bei Erkrankungen des Magen-Darm-Trakts, Hautbeschwerden und Störungen des Nervensystems
Bor und Seele: lindert Panikattacken, harmonisiert, mildert Nervosität
Folgen von Mangel: Muskel- und Wadenkrämpfe, Haarausfall, geschwächte Abwehr
Folgen von Überschuss: unregelmäßige Menstruation, Leber- und Nierenschäden
Borhaltige Heilsteine: Boracit, Borax, Turmalin

Calcium

Täglicher Bedarf: 900–1000 mg
Calcium im Körper: Calcium ist ein sehr wichtiges Mengenelement und wird in den Knochen gespeichert. Reguliert über die Schilddrüse, wichtige Rolle in der Blutgerinnungskaskade, maßgeblich beteiligt an der Erregungsleitung im Nervensystem, Hormonsekretion und Muskelkontraktion
Calcium und Seele: lindert Panikattacken, Ängste und Nervosität
Folgen von Mangel: auch bei fehlendem Vitamin D, Hautkribbeln, Muskelkrämpfe, trockene Haut, Ekzeme, brüchige Nägel, Osteoporose, Durchfall, Herzrhythmusstörungen
Folgen von Überschuss: Polyurie (krankhaft erhöhte Urinausscheidung), Verstopfung, Herzrhythmusstörungen
Calciumhaltige Heilsteine: Amethyst, Diamant, Jadeit, Marmor, Mondstein, Türkis, Zinnober

Chrom

Täglicher Bedarf: 0,03–0,1 mg
Chrom im Körper: Chrom aktiviert diverse Proteine im Stoffwechsel und erhöht die Wirksamkeit von Insulin.
Chrom und Seele: baut innerliche Anspannungen ab
Folgen von Mangel: vor allem psychische Beschwerden, erhöhter Zucker- und Cholesterinspiegel, im Extremfall Arteriosklerose
Folgen von Überschuss: kanzerogen, Bronchitis, Schleimhautreizungen
Chromhaltige Heilsteine: Aventurin, Chromberyll, Rubin, Smaragd

Eisen

Täglicher Bedarf: 10–15 mg
Eisen im Körper: Eisen ist das häufigste Spurenelement im Körper und in Hämoglobin, dem roten Blutfarbstoff enthalten. Daher spielt Eisen eine wichtige Rolle für die Bereitstellung von Sauerstoff im Organismus. Außerdem ist es beteiligt an der Bildung verschiedener Proteine im Körper. Aktiv im Immunsystem
Eisen und Seele: antriebsfördernd, stärkt Durchhaltevermögen
Folgen von Mangel: Anämie durch verminderte Bildung von Hämoglobin; daraus resultierend Schwäche, Müdigkeit, Blässe, sprödes Haar, eingerissene Mundwinkel, Rillenbildung auf den Nägeln
Folgen von Überschuss: Brechdurchfall, Magenschmerzen
Eisenhaltige Heilsteine: Amethyst, Aquamarin, Diamant, Jadeit, Marmor, Rosenquarz, Tigerauge, Türkis, Zinnober

Gold

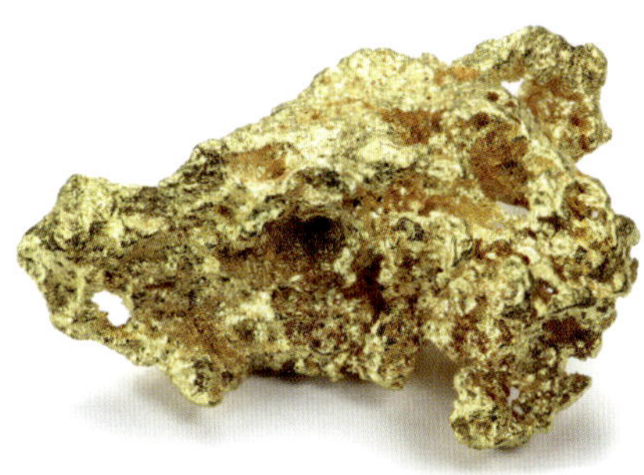

Täglicher Bedarf: keiner
Gold im Körper: Gold stimuliert die Drüsentätigkeit und die Regeneration der Geschlechtsorgane. Kreislauffördernd, entzündungshemmend
Gold und Seele: lindert depressive Verstimmungen, stärkt Selbstvertrauen und Selbstbewusstsein
Folgen von Mangel: nicht bekannt
Folgen von Überschuss: allergische Reaktionen der Haut und Schleimhäute, Nieren- und Leberschäden, Anämie, rheumatische Beschwerden
Goldhaltige Heilsteine: Arsenopyrit, gediegenes Gold, Pyrit, Zirkon

Kobalt

Täglicher Bedarf: 0,2–0,4 µg
Kobalt im Körper: Kobalt ist ein Bestandteil von Vitamin B12. Unabdingbar für die DNA-Synthese, benötigt für die Aktivierung von Folsäure
Kobalt und Seele: fördert Lebensfreude und Neugier
Folgen von Mangel: gestörte Neubildung aller Zellen im Körper, insbesondere der Blutzellen; Anämie, Blässe, Leistungsschwäche, Verstopfung, Bauchschmerzen
Folgen von Überschuss: Unterfunktion der Schilddrüse, Schäden an Lunge und Herz, erhöhter Hämatokrit und dadurch schlechtere Zirkulation, Bluthochdruck, Schwindel, vergrößerte Leber
Kobalthaltige Heilsteine: Cobaltin, Peridot, Pyrit

Kupfer

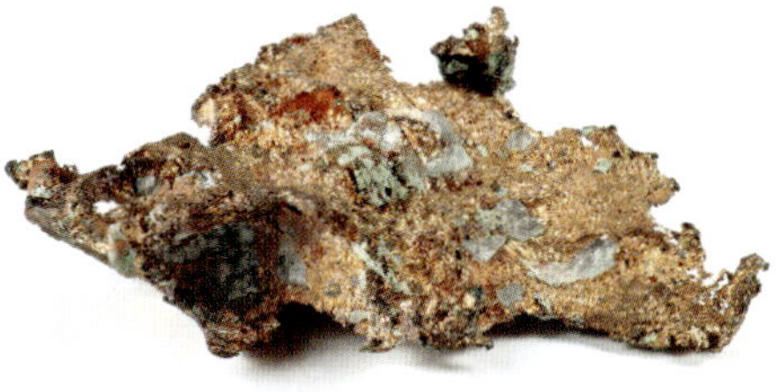

Täglicher Bedarf: 1–1,5 mg
Kupfer im Körper: Kupfer ist in Körperpigmenten enthalten. Stärkt das Immunsystem, fördert die Wundheilung, erleichtert die Eisenresorption, ermöglicht Nervenfaserbildung, enthalten in Knochen, Haut und Haaren
Kupfer und Seele: fördert Fantasie (auch in Träumen), stärkt den Genuss der Sexualität
Folgen von Mangel: gestörte Bildung roter Blutkörperchen, Anämie, schneller ergraute Haare, Blässe, Leistungseinbußen, Konzentrationsschwäche, Infektanfälligkeit, Haarausfall, Unfruchtbarkeit
Folgen von Überschuss: Leberfunktionsstörung, Kupferablagerung in Niere, Leber und Herz, neurologische Symptome
Kupferhaltige Heilsteine: Azurit, Caledonit, Chrysokoll, Euchroit, Malachit, Pyrit, Türkis

Lithium

Täglicher Bedarf: 0,1 mg
Lithium im Körper: Seine genaue Funktion wird noch erforscht. Einfluss auf Nervenzellen, beteiligt an der Blutbildung
Lithium und Seele: antidepressive Wirkung, beruhigt
Folgen von Mangel: psychische Beschwerden, Hektik, Stimmungsschwankungen
Folgen von Überschuss: Übelkeit, Zittern, Erbrechen, Teilnahmslosigkeit
Lithiumhaltige Heilsteine: Amethyst, Aquamarin, Rauchquarz

Magnesium

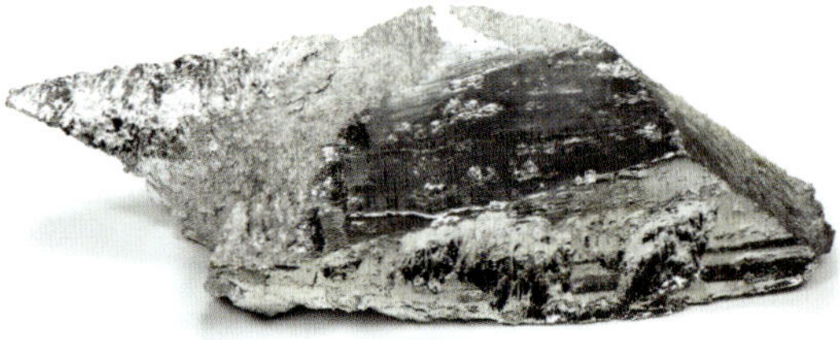

Täglicher Bedarf: 300–350 mg
Magnesium im Körper: Magnesium ist zuständig für die Erregbarkeit der Zellen. Entspannt die Muskulatur, beteiligt am Aufbau von Knochen und Zähnen sowie an Enzymaktivitäten im gesamten Körper
Magnesium und Seele: beruhigende Wirkung, steigert Belastbarkeit
Folgen von Mangel: Müdigkeit, Schwäche, Gewichtsverlust, Kopfschmerzen, Schwindel, mangelnde Konzentration, Muskelkrämpfe
Folgen von Überschuss: Durchfall, Übelkeit, Erbrechen, Muskelschwäche, Blutdruckabfall, Herzschwäche
Magnesiumhaltige Heilsteine: Amethyst, Diamant, Jadeit, Tigerauge, Zinnober

Mangan

Täglicher Bedarf: 2–5 mg
Mangan im Körper: Mangan ist an zahlreichen enzymatischen Prozessen beteiligt. Im Kohlenhydrat- und Fettstoffwechsel enthalten, Beteiligung an der Herstellung von Insulin in den Schilddrüsen und der Produktion von Sexualhormonen, steht in Zusammenhang mit der Bildung von Botenstoffen und Farbstoffen in der Haut
Mangan und Seele: fördert Empfindsamkeit und Überwindung von Trauer sowie seelischem Leid
Folgen von Mangel: Appetitlosigkeit, Gewichtsverlust, Unfruchtbarkeit, Wachstumsstörungen
Folgen von Überschuss: Lungenentzündung, Nervenzellschaden, Kopfschmerzen, Müdigkeit, Muskelschmerz
Manganhaltige Heilsteine: Apatit, Diamant, Jadeit, Marmor, Rosenquarz, Türkis

Molybdän

Täglicher Bedarf: 0,05–0,1 mg
Molybdän im Körper: Molybdän ist am Alkohol- und Harnsäureabbau beteiligt. Stärkt das Immunsystem, fördert den Einbau von Fluor in die Zahnsubstanz
Molybdän und Seele: keine Wirkung bekannt
Folgen von Mangel: Kariesanfälligkeit, Nierensteine
Folgen von Überschuss: Gicht und Durchfälle
Molybdänhaltige Heilsteine: Molybdänit, Wulfenit

Natrium

Täglicher Bedarf: 2,5 g
Natrium im Körper: Natrium spielt eine wichtige Rolle in der Erregung von Nerven und Muskelzellen, einschließlich des Herzmuskels. Regelung des Wasserhaushalts, Beeinflussung von Enzymaktivität
Natrium und Seele: fördert Standfestigkeit und Bedürfnis nach Struktur
Folgen von Mangel: Übelkeit, Erbrechen, Appetitlosigkeit, Kopfschmerz, Schwäche, Krämpfe
Folgen von Überschuss: Durst, Verwirrtheit, Fieber, Bewusstseinsstörungen
Natriumhaltige Heilsteine: Amethyst, Aquamarin, Jadeit, Mondstein, Rauchquarz, Tigerauge

Silber

Täglicher Bedarf: keiner
Silber im Körper: wirkt antiseptisch, entzündungshemmend, antibakteriell und pilzhemmend, erhöht die Sauerstoffversorgung, fördert die Sehkraft, stimuliert vegetatives Nervensystem, fruchtbarkeitsfördernde Wirkung
Silber und Seele: fördert Empathie und geistige Flexibilität
Folgen von Mangel: nicht bekannt
Folgen von Überschuss: Ablagerungen in den Organen, geschwollene Schleimhäute, rheumatische Beschwerden, Kopfschmerzen, Schwindel, Hautverfärbung (schwarzbläulich)
Silberhaltige Heilsteine: Akanthit, Petzit, gediegenes Silber, Sylvanit

Silizium

Täglicher Bedarf: 30–70 μg
Silizium im Körper: Silizium fördert die Festigkeit und Elastizität von Geweben (z.B. Haut, Haare und Nägel). Wundheilungsfördernd, ist am Immunsystem beteiligt, verbessert Gehirnaktivität

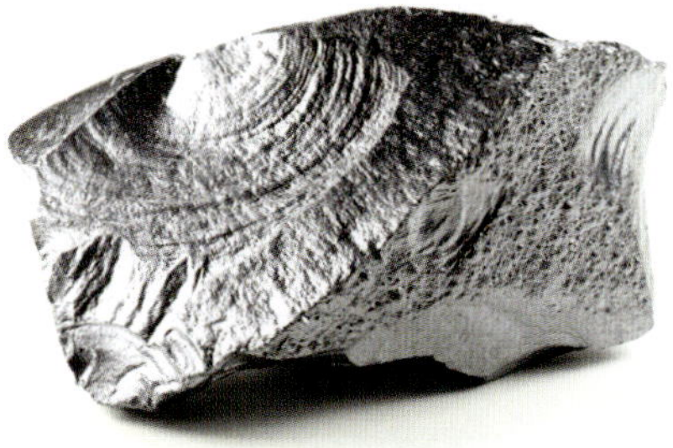

Silizium und Seele: lindert Ängste, Erschöpfung und Empfindlichkeit, fördert Selbstsicherheit und die Fähigkeit des Loslassens
Folgen von Mangel: höheres Knochenbruchrisiko, brüchige Nägel, Haarausfall, Hautveränderungen, Infektanfälligkeit
Folgen von Überschuss: Leistungsunfähigkeit, Bronchitiden
Siliziumhaltige Heilsteine: Aquamarin, Jadeit, Mondstein, Rauchquarz, Rosenquarz, Tigerauge

Vanadium

Täglicher Bedarf: 0,01–0,03 mg
Vanadium im Körper: Vanadium spielt eine wichtige Rolle im Fett- und Kohlenhydratstoffwechsel. Beteiligt am Schilddrüsenstoffwechsel, enthalten in Knochen und Zähnen
Vanadium und Seele: fördert Fähigkeit, Gefühle auszudrücken und Umsetzung einer konstruktiven Lebensweise
Folgen von Mangel: nicht bekannt
Folgen von Überschuss: Kehlkopfentzündung, Halsschmerzen, Übelkeit, Erbrechen, Kopfschmerzen, Nasenbluten
Vanadiumhaltige Heilsteine: Carnotit, Vanadinit

Zink

Täglicher Bedarf: 10–15 mg
Zink im Körper: Zink aktiviert verschiedenste Proteine. Beteiligt am Stoffwechsel von Kohlenhydraten und Fetten, unterstützt den Aufbau von DNA und deren Schutz, stärkt das Abwehrsystem und fördert die Wundheilung, wird benötigt für die Geschmackswahrnehmung
Zink und Seele: fördert die Entwicklung der Intelligenz und abstraktes Denkvermögen, lindert Erschöpfung, wirkt schlaffördernd
Folgen von Mangel: Appetitlosigkeit, Gewichtsverlust, brüchige Fingernägel, Haarausfall, verzögerte Wundheilung, Fruchtbarkeitsmängel
Folgen von Überschuss: Übelkeit, Erbrechen, Durchfall, Fieber
Zinkhaltige Heilsteine: Adamin, Faustit, Hydrozinkit, Willemit, Zinkit

Nichtmetallische Mineralstoffe

Chlor

Täglicher Bedarf: 750 mg (in Form von Chlorid)
Chlorid im Körper: Chlorid ist zusammen mit Natrium zuständig für die Verteilung der Flüssigkeit im Körper. Erregbarkeit von Nervenzellen, Magensäurebildung
Chlor und Seele: erhöht die Konzentrationsfähigkeit, mindert Reizbarkeit
Folgen von Mangel: Verlust durch Schweiß, Durchfälle, Mangelernährung, Blähungen, Durst, Ödeme, Muskelschwäche, Herzschwäche, Wachstumsstörungen
Folgen von Überschuss: Erbrechen, Hyperthermie, Azidose
Chlorhaltige Heilsteine: Apatit, Lapislazuli, Matlockit, Sodalith

Fluor

Täglicher Bedarf: 1,5–4 mg

Fluor im Körper: Fluor ist am Aufbau von Knochen und Zähnen beteiligt. Härtet den Zahnschmelz, schützt vor Karies, unterstützt die Remineralisierung von Zähnen

Fluor und Seele: steigert Konzentrationsfähigkeit und geistige Flexibilität

Folgen von Mangel: weicher Zahnschmelz, erhöhte Kariesanfälligkeit, verzögertes Knochen- und Körperwachstum

Folgen von Überschuss: Übelkeit, Erbrechen, Durchfall, extremer Durst, heftige Bauchschmerzen, weiße bis braune Verfärbung des Zahnschmelzes

Fluorhaltige Heilsteine: Aktinolith, Apatit, Fluorit, Nephrit

Phosphor

Täglicher Bedarf: 800–1300 mg

Phosphor im Körper: Phosphor stabilisiert Knochen und Zähne und ist für die Herstellung von Erbinformation zuständig. Energiebereitstellung im Körper, Bestandteil aller Zellwände

Phosphor und Seele: stimmungsaufhellend, stärkt die Nerven bei Überempfindlichkeit

Folgen von Mangel: Gewichtsverlust, Müdigkeit, Schwäche, Herzinsuffizienzen, unstabile Knochen, Knochenschmerz

Folgen von Überschuss: rote Bindehäute, juckende Augen, Krämpfe, Gelenkschmerzen, Bluthochdruck

Phosphorhaltige Heilsteine: Apatit, Beryllonit, Rosenquarz, Türkis

Schwefel

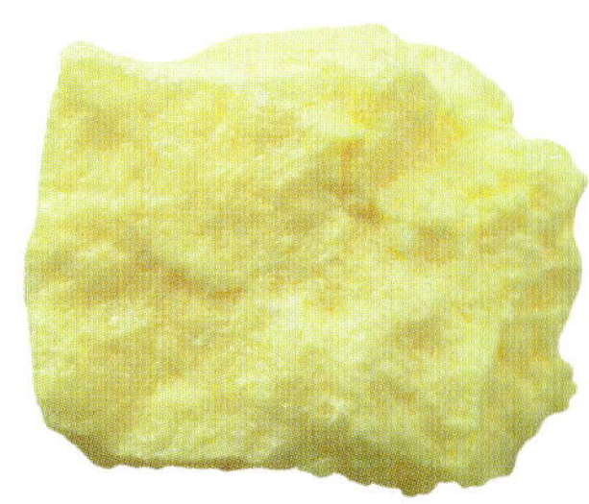

Täglicher Bedarf: 800–900 mg

Schwefel im Körper: Schwefel ist Bestandteil wichtiger Aminosäuren, enthalten in der Hornhaut und in den Haaren. Reguliert Entgiftungsprozesse, Baustoff von Enzymen, Eiweiß und Hormonen, fördert Ausscheidungsprozesse des Verdauungstrakts, stärkt die Immunabwehr

Schwefel und Seele: wirkt Vergesslichkeit entgegen, fördert Aktivität

Folgen von Mangel: Hautentzündungen, verlangsamtes Wachstum von Nägeln und Haaren

Folgen von Überschuss: Kopfschmerzen, Zerstörung von Vitaminen, Übelkeit

Schwefelhaltige Heilsteine: Apatit, Bernstein, Türkis, Zinnober

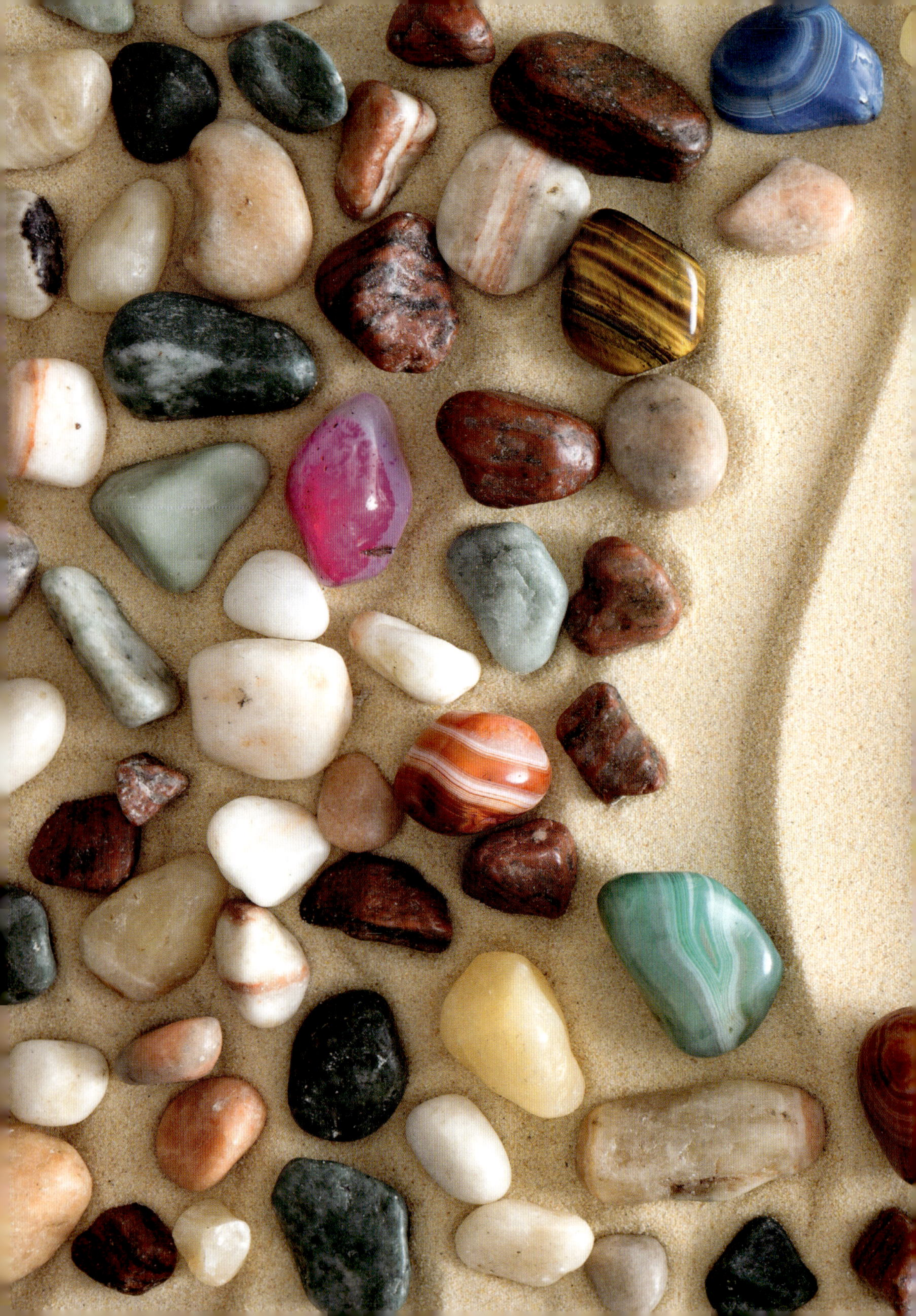

Heilsteine von A bis Z

Nachfolgend wird eine Auswahl von Heilsteinen erörtert, die eine sehr wichtige Stellung innerhalb der TCM einnehmen und dort häufig zum Einsatz kommen. Die Beschreibungen geben unter anderem Auskunft über die spezifischen Heilwirkungen der Steine auf Körper, Geist und Seele. Da Farbe, Bildungsprinzip und Kristallstruktur ebenso Aussagen über die Heilwirkungen treffen, werden auch diese angeführt. Nähere Informationen über die Bedeutung der genannten Phänomene für die heilende Energie des Steins erhalten Sie im vorherigen Kapitel ab Seite 75.

Gerade beim Kauf von Heilsteinen sollten Sie die Tatsache im Auge behalten, dass viele Minerale behandelt werden, um deren Farbe oder Struktur zu optimieren. Auch sind Synthesen oder Imitationen nicht selten. Leider muss dies im Handel nicht gesondert deklariert werden. Jedoch können nur „echte" Steine ihre heilende Wirkung optimal entfalten. Bei Fälschungen bleibt der gewünschte Heilungseffekt vollständig aus, oder es werden mitunter sogar schädigende Einflüsse hervorgerufen.

Achat

Farbe: blau, grau, braun, rot, orange, schwarz, mehrfarbig
Synonyme: Achates, Agat, Agatin, Agatstein, Echites, ehemals Onyx (bis ins 18. Jh.)
Bildungsprinzip: primär
Mineralklasse: Quarzmineral der Chalcedongruppe und der Oxide
Kristallsystem: trigonal
Transparenz: durchscheinend
Varietäten: Aprikosen-Achat, Augen-Achat, Band-Achat, Dendrit-Achat, Festungs-Achat, Feuer-Achat, Flammen-Achat, Korallen-Achat, Lace-Achat, Landschafts-Achat, Röhren-Achat, Schicht-Achat, Schlangen-Achat, Stern-Achat, Trümmer-Achat, Uruguay-Achat, Wasser-Achat, Wolken-Achat

Verwechslungen, Manipulationen und Imitationen

Man verwechselt den Heilstein leicht mit gebändertem Flint, Hornstein oder gebändertem Jaspis. Grund hierfür sind die fließenden Übergänge zwischen den Steinen, die eine exakte Einordnung beziehungsweise Differenzierung erschweren.

Achate werden sehr häufig durch Erhitzung, Ölung oder Oberflächenlackierung manipuliert. Ungewöhnlich intensive Farben wie Magenta, Kobaltblau, Violett oder tiefes Schwarz weisen auf einen manipulierten Stein hin. Wird der Achat allerdings in natürlich vorkommenden Farben umgefärbt, kann man dies nur unter dem Mikroskop entlarven.

Für die farbliche Manipulation werden die Steine in Farbstofflösungen gegeben, die in deren poröse Struktur eindringen. Auf diese Weise kann man die ursprüngliche Farbe kräftiger erscheinen lassen oder sie gar verdrängen. Die neue Farbgebung wird danach häufig durch eine Hitzebehandlung stabilisiert. Darüber hinaus kann man Achate farblich verändern, indem man sie brennt und anschließend für einige Zeit in Salpetersäure legt.

Gefärbte Achate müssen nicht deklariert werden. Künstliche Achate, die aus buntem Glas bestehen, werden unter der Bezeichnung „Achates“ vertrieben.

Vorkommen und Verfügbarkeit

Der Stein ist weltweit auffindbar, vor allem in vulkanischen Gebieten. Achat-Varietäten wurden unter anderem in Brasilien, Uruguay, Indien, Madagaskar, USA, Mexiko, Marokko, Botswana, Äthiopien, Namibia, Bulgarien, Tschechien, Italien, Island, Deutschland sowie in Australien entdeckt. Da Achat breit verfügbar ist, kann man ihn leicht über den Handel beziehen. Rohsteine, Donuts,

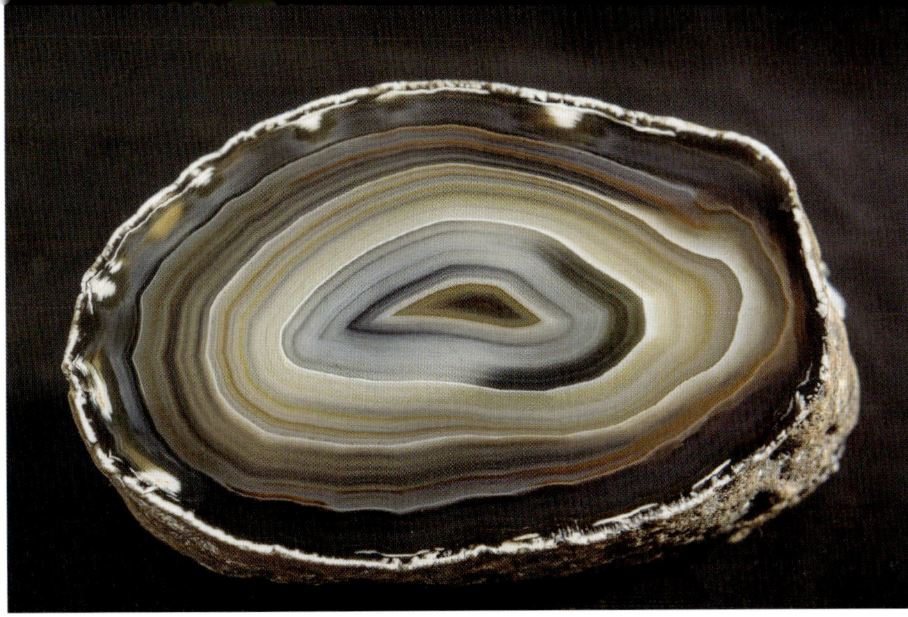

Bei trockenen, brennenden Augen und Bindehautentzündungen hilft Augen-Achat.

Geoden oder Trommelsteine werden in großer Zahl angeboten. Darüber hinaus sind Achat-Elixiere sowie Essenzen des Steins erhältlich. Im Kunsthandwerk erfreut sich Achat als Werkstoff großer Beliebtheit. Schmuck (Anhänger, Ohrringe, Armbänder usw.) und Figuren aus dem Stein sind daher mannigfaltig im Umlauf.

Wirkung

Der Heilstein schützt vor negativen Energien und gleicht das Qi aus. Er wirkt direkt auf das Wurzel-Chakra und stärkt somit alle anderen Chakras.

Achat verfügt über physische sowie psychische Wirkeigenschaften, die je nach Farbe variieren. Augen, Bindegewebe, Blut, Unterleib, Gehirn, Haut, Lymphsystem, Magen, Milz, Nerven und Nieren kann er günstig beeinflussen. Zur Behandlung von Augenerkrankungen und Augenbeschwerden (z.B. bei Entzündungen, brennenden Augen, grünem Star oder Augenermüdung) wird Augen-Achat empfohlen. Hautproblemen wie Hautausschlag und Ekzemen kann mit Botswana-Achat entgegengewirkt werden. Lace-Achat lindert Juckreiz und bei Hautabschürfungen und Brandwunden hilft blauer Achat. Verdauungsbeschwerden lassen sich mit Feuer-Achat oder Schnecken-Achat behandeln. Bei Allergien und Durchblutungsstörungen hat sich Blut-Achat bewährt.

Auf seelischer Ebene fördert der Heilstein die Selbstreflexion und die Selbstakzeptanz. Er spendet Geborgenheit und löst innere Spannungszustände. Achat stärkt das Gedächtnis und die Konzentrationsfähigkeit sowie rationales Denken (vor allem Festungs-Achat). Seelisches Leid wird durch Bunt-Achat gemildert.

Weißer Achat baut Aggressionen ab und verhilft zu innerer Stabilität. Bei depressiven Verstimmungen und Depressionen kann blauer Achat hilfreich sein. Feuer-Achat und Wasser-Achat wirken stimmungsaufhellend.

Anwendung

Achat wird direkt auf der Haut getragen, da er so besonders intensiv wirkt. Bei körperlichen Beschwerden empfiehlt sich die Auflage von Signatursteinen nach der Organuhr. Achat ist ein beliebter Akupressur-Stein. Besonders wirksam ist die Einnahme von Achat-Elixier oder Achat-Essenz.

Um seelisch-geistige Beschwerden zu lindern, hat sich die meditative Betrachtung des Rohsteins bewährt.

Pflege

Durch Hitzeeinwirkungen ergeben sich Farbveränderungen des Steins, vermeiden Sie also warme oder heiße Orte für die Aufbewahrung.

Reinigen Sie Achat einmal wöchentlich unter fließendem Wasser und entladen Sie ihn mit Hämatitsteinen. Die Aufladung erfolgt bei Vollmondlicht (siehe Seite 173).

Amazonit

Farbe: dunkel- bis hellgrün, farblos, häufig gestreift
Synonyme: Amazonasstein, Krimspat, grüner Feldspat
Bildungsprinzip: primär, sekundär und tertiär
Mineralklasse: Mineral gehört zur Kali-Feldspat-Gruppe und zu den Gerüst-Silikaten
Kristallsystem: triklin
Transparenz: undurchsichtig

Verwechslungen, Manipulationen und Imitationen

Amazonit wird leicht mit Saphir, Jadeit oder Türkis verwechselt.

Häufig wird seine Farbigkeit durch Behandlungen mit Wachs, Öl oder Bestrahlung optimiert.

Vorkommen und Verfügbarkeit

Fundorte sind unter anderem Russland, Norwegen, Österreich, USA, Namibia.

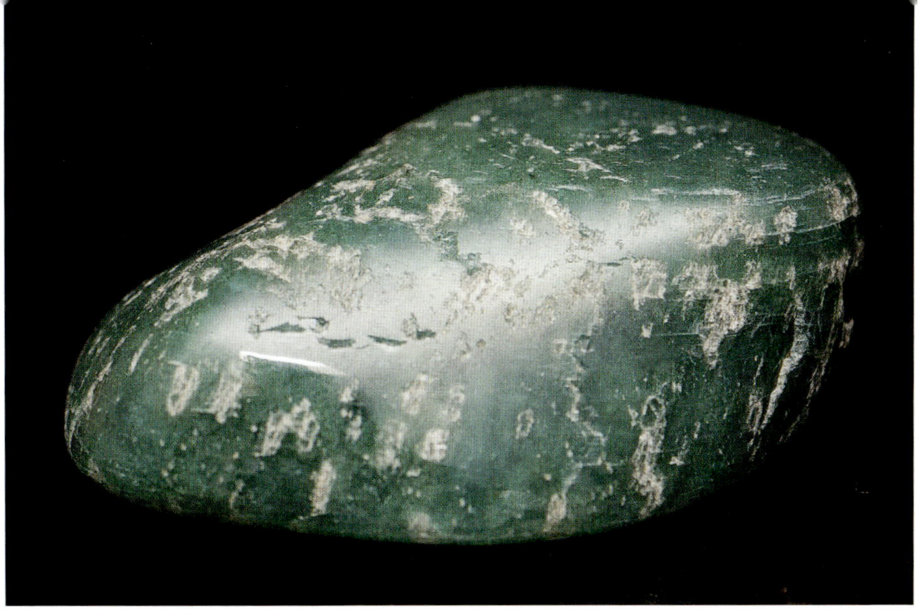

Amazonit bekämpft Stimmungsschwankungen und emotionalen Schmerz.

Amazonit wird als Rohstein, Kristallo, Donut, Trommelstein oder Anhänger angeboten. Auch sind facettierte Steine erhältlich.

Wirkung

Blauer Amazonit beeinflusst vor allem das Hals-Chakra günstig. Grüne Steine haben eine schützende Wirkung auf das Herz.

Der Heilstein hilft bei Nackenschmerzen, Kopfschmerzen, Migräne, Bandscheibenproblemen, Muskelschmerzen und Geburtsschmerzen, löst Verspannungen, lindert Prellungen sowie Verstauchungen, stärkt die Leber, reguliert den Stoffwechsel und unterstützt die Regeneration der Haut bei Verletzungen. Darüber hinaus wirkt er gynäkologischen Beschwerden entgegen, beruhigt und fördert die Konzentration.

Auf seelischer Ebene verschafft er innere Ruhe und Ausgeglichenheit, stärkt das Einfühlungsvermögen, spendet Vitalität und lindert Kummer.

Anwendung

Amazonit wird am besten nach der Organuhr auf die betroffenen Stellen aufgelegt, am Körper getragen oder als Heilsteinwasser innerlich eingenommen und kann zur Meditation angewendet werden.

Pflege

Reinigen Sie Amazonit einmal wöchentlich unter fließendem Wasser und entladen Sie ihn mit Hämatitsteinen. Die Aufladung erfolgt in der Morgensonne.

Amethyst

Farbe: helle bis dunkle Violetttöne
Bildungsprinzip: primär
Mineralklasse: violetter Kristallquarz und Gruppe der Oxide
Kristallsystem: trigonal
Transparenz: durchscheinend, durchsichtig bis undurchsichtig
Varietäten: unter anderem Chevron-Amethyst, Enhydrothyst, Flieder-Amethyst, Haiderabad-Amethyst, Kapp-Amethyst, Schwarzer-Amethyst, Zepter-Amethyst

Verwechslungen, Manipulationen und Imitationen

Amethyst wird häufig mit Fluorit, Ioloth, Kunzit, Cordierit, Spinell und Rubelith in Verwechslung gebracht.
In der Regel gibt es keine Fälschungen des Rohsteins. Im Gegensatz zum Achat lässt sich Amethyst nur oberflächlich behandeln, weshalb das Einlegen in Farblösungen nicht angewendet wird. Allerdings werden die Farben oftmals durch Bestrahlung (Gamma- und Röntgenstrahlen), Ölung oder Wachs intensiviert. Gebrannter (circa 400 °C) Amethyst wird oft als Citrin gehandelt.

Vorkommen und Verfügbarkeit

Der Heilstein ist in Deutschland so gut wie nicht mehr auffindbar. Allerdings findet er sich unter anderem noch in Australien, Brasilien, Uruguay, Indien, Sri Lanka, Mexiko, Namibia, Sambia, USA, Kanada, Frankreich, Tschechien und Japan.

Aus Brasilien stammende offene Drusen und deren Bruchstücke sind häufig im Handel anzutreffen. Auch Trommelsteine sind weitverbreitet. Amethyst ist ein beliebter Schmuckstein, der in verschiedenste facettierte Formen geschliffen wird. Amethyst-Essenzen sind ebenso verfügbar.

Wirkung

Amethyst wird mit dem Stirn-Chakra in Verbindung gebracht, weshalb er auch Spiritualität fördern soll. Er soll falsche Freundschaften vertreiben und blockt Energien aus dem Umfeld ab. Der Heilstein hat eine besondere Wirkung auf Lunge, Haut, Haare und Nerven, lindert Schmerzen und fördert die physische Regeneration nach Krankheiten. Hautkrankheiten wie Ekzeme, Warzen, Ausschläge und Akne können mit ihm behandelt werden. Bei Atemwegserkrankungen hat er eine tonisierende Wirkung und hilft außerdem bei Verdauungsstörungen. Der

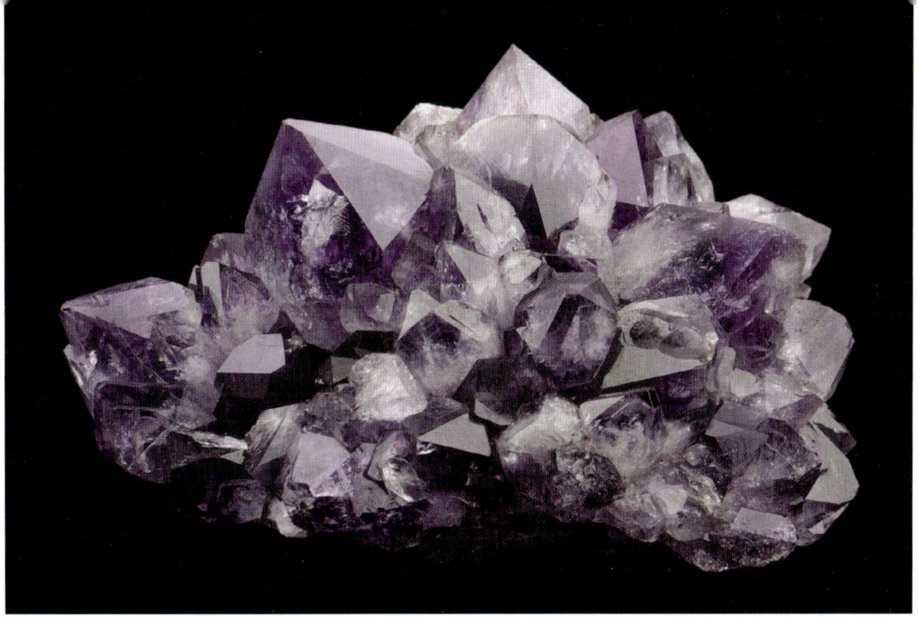

Amethyst-Drusen können einen gesamten Raum energetisieren.

Amethyst stärkt das Immunsystem, löst Verspannungen und hemmt Entzündungen. Auf der seelischen Ebene beugt er unter anderem Alpträumen vor, fördert die Überwindung von Suchtverhalten und lindert Trauer.

Anwendung

Amethyst-Essenzen können innerlich sowie äußerlich appliziert werden. Des Weiteren ist es möglich, Kristalle in Cremes einzulegen und diese damit energetisch aufzuladen. Ansonsten empfiehlt sich das Tragen des Steins am Körper oder in der Hosentasche (Trommelsteine). Unter dem Kopfkissen platziert, hat Amethyst eine schlaffördernde Wirkung und schützt vor Albträumen. Zur Behandlung verschiedener physischer Beschwerden wird der Heilstein als Kristallgruppe auf die betroffenen Körperareale gelegt. Die Akupressur mit Amethyst hat eine sehr heilsame Wirkung. Zur meditativen Betrachtung eignen sich insbesondere Amethyst-Spitzen oder Amethyst-Drusen.

Amethyst hat eine klärende Wirkung und eignet sich zur Reinigung anderer Mineralien. Zu reinigende Steine werden hierfür einige Zeit in eine Amethyst-Druse gelegt.

Pflege

Sonnenlicht und Hitze führen bei Amethyst zu Farbverlust, weshalb man ihn licht- und hitzegeschützt aufbewahren sollte. Eine wöchentliche Reinigung unter fließendem Wasser wird empfohlen. Die Entladung erfolgt mit Hämatitsteinen. Zur Aufladung eignet sich Vollmondlicht.

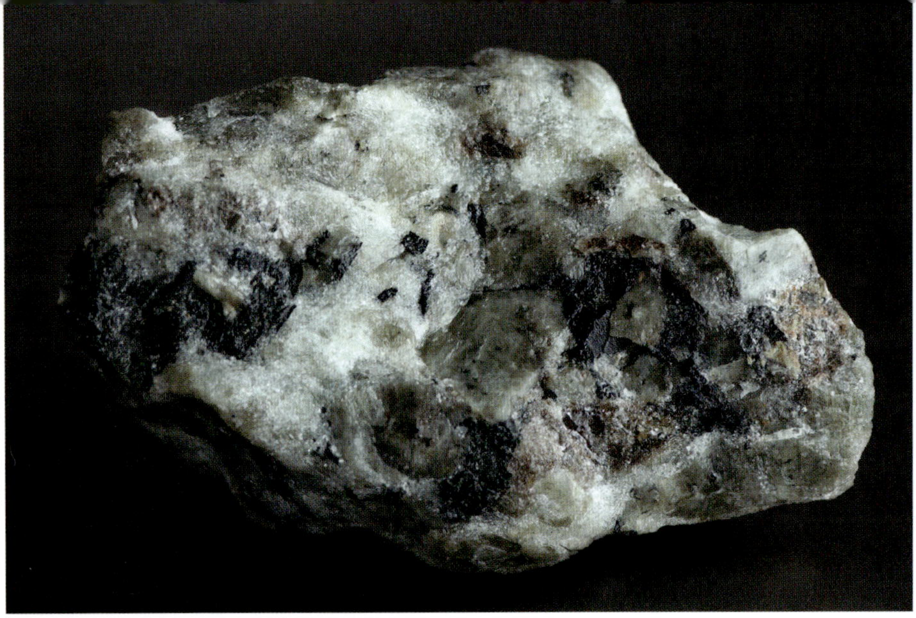

Apatit hilft dabei, Wut und Sorgen hinter sich zu lassen.

Apatit

Farbe: verschiedene Blautöne (hellblau bis indigo), weiß, gelb, grau, grün
Synonyme: Dehrnit, Mangualdit, Spargelstein, Nauruit, Ellestadit, Podolith, Staffelit, Belovit
Bildungsprinzip: primär, sekundär und tertiär
Mineralklasse: Phosphate
Kristallsystem: hexagonal
Transparenz: durchsichtig bis undurchsichtig
Varietäten: Fluor-Apatit, Uran-Apatit, Chlor-Apatit, Belovit

Verwechslungen, Manipulationen und Imitationen

Apatit kann je nach Farbe, beispielsweise mit Beryll, Peridot, Aquamarin, Saphir oder Rauchquarz in Verwechslung gebracht werden.

Häufig wird seine Farbigkeit durch Wärmebehandlung oder Bestrahlung optimiert. Imitationen werden aus synthetisch hergestellten Steinen oder aus gefärbtem Glas angeboten.

Vorkommen und Verfügbarkeit

Der Heilstein kommt hauptsächlich in den USA, Mexiko, Schweiz, Deutschland, Portugal, Russland, Myanmar und Sri Lanka vor. Apatit wird als Rohstein, Trommelstein, Kristall oder Anhänger vertrieben.

Wirkung

Grüner Apatit wird mit dem Herz-Chakra verbunden, gelber mit dem Nabel-Chakra assoziiert, und blaue Steine wirken besonders auf das Hals-Chakra.

Apatit lädt die körperlichen sowie seelischen Energiereserven auf und wirkt Müdigkeit entgegen. Er regt den Appetit an und hilft bei Erkältung, Husten und Schnupfen. Der Heilstein lindert Gelenkbeschwerden und unterstützt die Regenerierung von geschädigter Knorpelsubstanz bei Arthrose. Generell beeinflusst er die Knochen günstig und entfaltet beispielsweise auch bei Osteoporose oder Knochenbruch seine heilende Wirkung.

Auf seelischer Ebene stärkt er das Selbstbewusstsein, wirkt Kummer, Niedergeschlagenheit und Ärger entgegen, spendet Motivation und fördert Toleranz.

Anwendung

Apatit wird am besten nach der Organuhr direkt auf die betroffenen Stellen aufgelegt oder als Anhänger am Körper getragen.

Pflege

Reinigen Sie Apatit einmal wöchentlich unter fließendem Wasser und entladen Sie ihn mit Hämatitsteinen. Die Aufladung erfolgt in der Morgensonne.

Aquamarin

Farbe: verschiedene Blau- und Grüntöne
Bildungsprinzip: primär
Mineralklasse: Aquamarin ist eine Varietät der Beryll-Familie und wird der Mineralklasse der Ring-Silikate zugeordnet.
Kristallsystem: hexagonal
Transparenz: durchsichtig bis durchscheinend
Varietäten: Santa-Maria-Aquamarin, São-Domingos-Aquamarin, Santa-Teresa-Aquamarin, Boca-Rica-Aquamarin, Pedra-Azul-Aquamarin

Verwechslungen, Manipulationen und Imitationen

Aquamarin wird gelegentlich mit Apatit, Turmalin, blauem Elbait (Indigolith), Topas oder Zirkon verwechselt.

Da der Wert des Steins mit der Transparenz und Intensität des Blaus steigt, wird die Farbe häufig durch Brennen oder Alpha- bzw. Röntgenstrahlen opti-

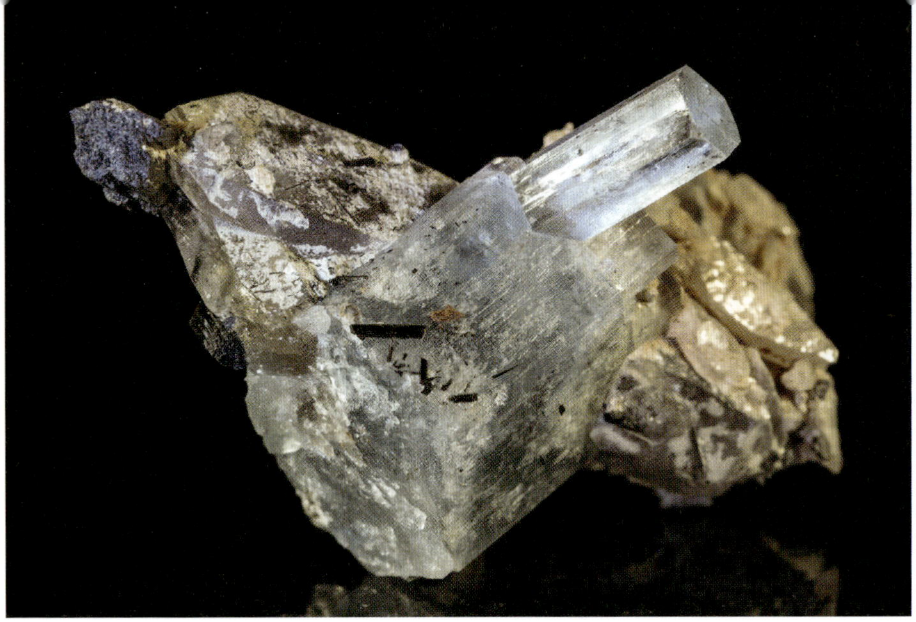

Der Aquamarin soll den Weitblick stärken und Flexibilität fördern.

miert. Da gebrannte Steine sehr licht- und hitzeempfindlich sind, führen Wärmeeinwirkungen ab 100 °C sowie direkte Sonnenbestrahlung zu Farbverlust bei behandelten Exemplaren.

Aquamarinfälschungen werden häufig aus Spinell oder synthetischem Quarz hergestellt. Bei Mass-Aqua handelt es sich um Imitate aus blauem Glas.

Vorkommen und Verfügbarkeit

Aquamarine sind sehr selten. Fundorte sind China, Indien, Sri Lanka, Mosambik, Namibia, Tansania, Brasilien, Afghanistan, Australien, Deutschland, Italien und Frankreich.

Aquamarine sind als Rohsteine, Trommelsteine und als Donuts erhältlich. Essenzen und Elixiere sind online leicht verfügbar. Die Heilsteine sind seit jeher beliebte Schmucksteine und werden in unterschiedlichen Schliffformen angeboten. Aufgrund der vielen manipulierten bzw. imitierten Steine sollten Sie Aquamarine wirklich nur von einem Händler Ihres Vertrauens beziehen.

Wirkung

Der Stein mit der sanften Aura wird dem Herz- sowie dem Hals-Chakra zugeordnet und beeinflusst diese Energiewirbel günstig.

Auf Haut, Arterien, Augen, Schilddrüse, Thymus und Schleimhäute entfaltet er eine besondere Wirkung. Aquamarin reguliert die Immunabwehr und ist deshalb auch bei Allergien hilfreich. Lymphknotenschwellungen können mit diesem Stein ebenfalls behandelt werden.

Zudem fördert er die Sehkraft bei Kurz- oder Weitsichtigkeit, wirkt Augenermüdung entgegen und lindert Hautirritationen.

Auf der psychischen Ebene sorgt er für innere Balance, Ruhe und Gelassenheit. Aus diesem Grund eignet er sich zur Anwendung bei Depressionen und Stimmungsschwankungen sowie zur Stärkung des Selbstbewusstseins. Darüber hinaus fördert Aquamarin die Disziplin.

Anwendung

Als Kette in Schilddrüsenhöhe getragen reguliert er die Schilddrüsenfunktion. Das Auflegen des Steins auf die geschlossenen Augen wirkt günstig bei Augenleiden. Essenzen und Elixiere können täglich eingenommen werden. Zur meditativen Betrachtung aufgestellte Rohsteine fördern Frohsinn und Aufrichtigkeit.

Pflege

Eine wöchentliche Reinigung unter fließendem Wasser wird empfohlen. Die Entladung erfolgt mit Hämatitsteinen. Zur Aufladung eignet sich Morgensonne.

Aragonit

Farbe: weiß, gelb, gelbgold, grün, grünbraun, blau
Synonyme: Oserskit, Stängelkalk, Rindenstein, Eisenblüte, Conchit, Aphrit, Aragonspat, Pelagosit
Bildungsprinzip: primär oder sekundär
Mineralklasse: Calciummineral der Calcit-Dolomit-Aragonit-Familie; Carbonate
Kristallsystem: rhombisch
Transparenz: durchsichtig, durchscheinend, undurchsichtig
Varietäten: Nadelspat, Iglit, Mangano-Aragonit, Erbsenstein

Verwechslungen, Manipulationen und Imitationen

Aragonit wird leicht mit anderen Karbonaten wie etwa Cerrusit, Magnesit, Dolomit oder Baryt in Verwechslung gebracht.

Fälschungen sind nicht üblich. Allerdings wird Aragonit häufig als ein ihm ähnlicher Stein, wie beispielsweise gelber Chalcedon oder farbiger Marmor, gehandelt.

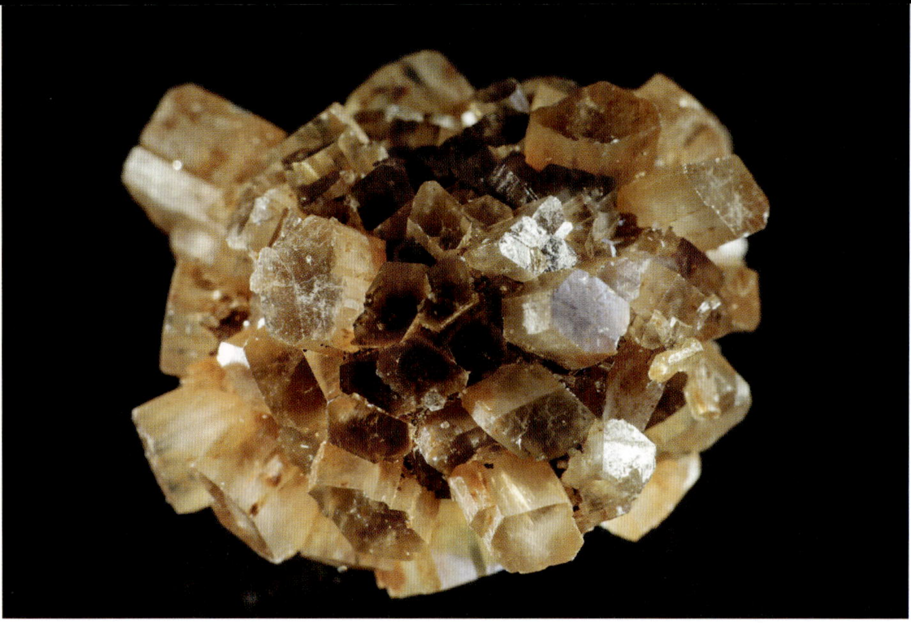

Aragonit beeinflusst den Calciumstoffwechsel günstig.

Vorkommen und Verfügbarkeit

Der Heilstein kommt hauptsächlich in Spanien und Marokko vor. Weitere Fundorte sind unter anderem Deutschland, Mexiko, Polen, Österreich, Slowakei, Tschechien oder Griechenland.

Aragonit wird im Kunsthandwerk häufig zu Tierformen geschnitten, in facettierter Form findet man den Heilstein nur schwer. Ansonsten kann man ihn als Einzelkristall oder Kristallgruppe, Cabochon, Kugel, Scheibe, Donut oder Trommelstein kaufen.

Wirkung

Aragonit wird mit dem Sakral- und dem Herz-Chakra verbunden. Er reguliert den Calcium-Metabolismus, kräftigt das Immunsystem, hat eine allgemein tonisierende Wirkung, fördert die Verdauung, lindert Hautstörungen und wirkt Schüttelfrost entgegen. Aragonit hat darüber hinaus eine günstige Wirkung bei Gelenkrheuma, Zittern, fehlender Elastizität oder Bandscheibenproblemen.

Auf psychischer Ebene lindert er Reizbarkeit, Nervosität und Unruhe, wirkt Tagesmüdigkeit, Sprunghaftigkeit und Überforderung entgegen.

Anwendung

Aragonit kann direkt auf der Haut getragen, nach der Organuhr auf die betroffenen Körperregionen aufgelegt und innerlich sowie äußerlich als Heilsteinwasser oder Elixier angewendet werden. Auch das Mitführen als Trommelstein beeinflusst Psyche und Körper günstig.

Pflege

Reinigen Sie Aragonit einmal wöchentlich unter fließendem Wasser und entladen Sie ihn mit Hämatitsteinen. Die Aufladung erfolgt in der Morgensonne.

Aventurin-Quarz

Farbe: goldrot bis braunrot, blau, grün
Synonyme: Avanturin, Chrysoquarz, Tibetstein, Venturin
Bildungsprinzip: primär, sekundär oder tertiär
Mineralklasse: Quarz-Gruppe, Oxide
Kristallsystem: trigonal
Transparenz: durchscheinend bis undurchsichtig

Verwechslungen, Manipulationen und Imitationen

Sonnenstein (Aventurin-Feldspat) und Eosit werden fälschlicherweise oft für orangefarbenen Aventurin gehalten. Grün-Quarz und Prasem werden häufig mit grünem Aventurin verwechselt.

Auch bei diesem Stein wird die Farbe nicht selten „veredelt" (meistens bei grünem Aventurin). Imitate von orangem Aventurin werden in der Regel aus Glasfluss hergestellt.

Vorkommen und Verfügbarkeit

Aventurin kommt besonders im Ural vor. Andere Fundorte sind Brasilien, Indien, Madagaskar, Simbabwe, Spanien, Deutschland und Österreich.

Rohsteine sind in allen Farben erhältlich. Trommelsteine, Donuts, Obelisken, Kugeln des Steins sowie Aventurin-Essenzen und Elixiere sind ebenfalls verfügbar. Im Kunsthandwerk werden neben Schmuck (meist Armreifen, Ohrringe, Anhänger, Perlenketten) auch kleinformatige Figuren, Vasen oder Döschen aus diesem Stein gefertigt.

Wirkung

Der Stein wird mit dem Sakral- sowie dem Herz-Chakra assoziiert und hat deshalb eine spezifische Wirkung auf das Herz. Er beugt Herzinfarkten vor, hilft bei nied-

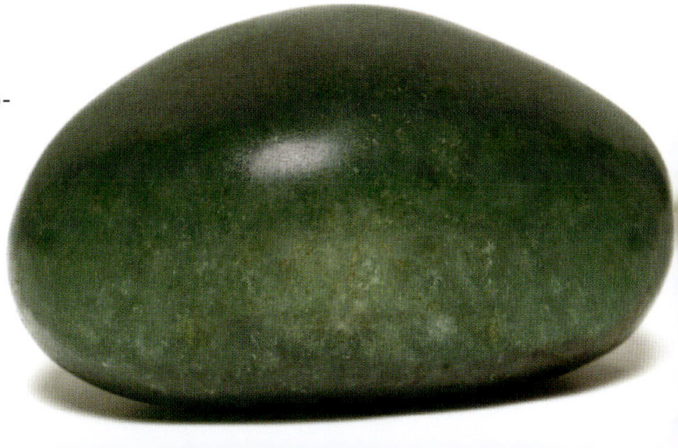

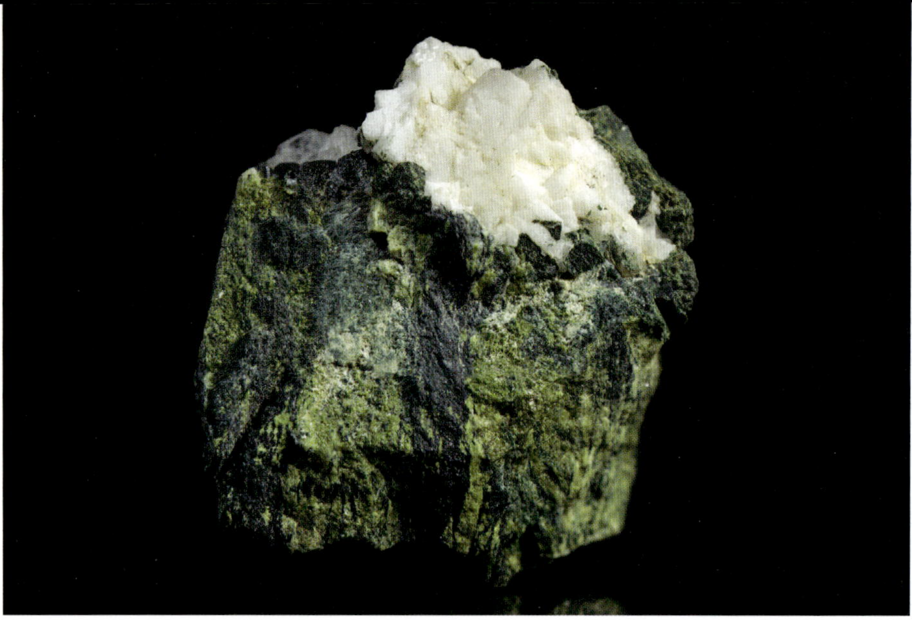

Der Aventurin spendet eine positive Lebenseinstellung, Mut und Optimismus.

rigem Blutdruck und mindert den Cholesterinspiegel (grüne Steine). Aventurin beeinflusst zudem Haut, Haare, Bindegewebe, Lunge, Muskeln und Nieren günstig. Bei Hautreizungen wie Sonnenbrand und Brandblasen empfehlen sich Steine von roter Farbe. Asthma hingegen kann mit hellgrünen Steinen behandelt werden. Der Stein ist für seine schmerzstillende Wirkung bekannt und wirkt beispielsweise wohltuend bei Rückenschmerzen.

Auf seelisch-geistiger Ebene stärkt er die Führungsqualität, mindert Ängste, fördert Toleranz und spendet Ruhe, Geduld und Gelassenheit.

Anwendung

Hautallergien und andere Hautirritationen können mit Aventurinwasser lokal behandelt werden. Bei Rückenschmerzen und Muskelverspannungen empfiehlt sich mit Aventurin energetisiertes Wasser als Badezusatz. Man kann die Steine auch direkt in das lauwarme Badewasser geben.

Im Akutfall hilft das Auflegen von Aventurin-Scheiben auf die betroffenen Körperregionen unter Berücksichtigung der Organuhr. Ansonsten kann mit Aventurin hervorragend akupressiert werden, oder Sie tragen ihn als Schmuck direkt auf der Haut oder in der Hosentasche. Als Meditationsstein genutzt, löst er vor allem Ängste auf.

Pflege

Reinigen Sie Aventurin einmal wöchentlich unter fließendem Wasser und entladen Sie ihn mit Hämatitsteinen. Die Aufladung erfolgt mit Morgensonne.

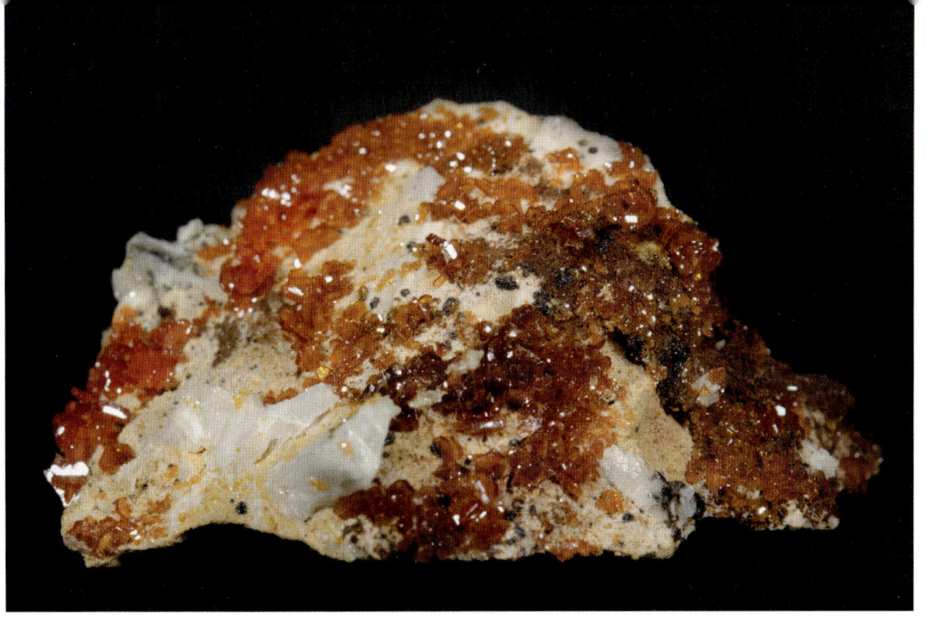

Baryt schützt vor negativen Strahlen.

Baryt

Farbe: farblos, weiß, grau, gelb, braun und bräunlichrosa, blau
Synonyme: Säulenschwertspat, Bologneser Leuchtstein, Kammspat, Wolnyn, Stangenspat, Kalkschwerspat, Hepatit, Allomorphit, Aehrenstein
Bildungsprinzip: primär oder sekundär
Mineralklasse: Bariummineral; Sulfate
Kristallsystem: rhombisch
Transparenz: durchsichtig, undurchsichtig
Varietäten: keine natürlichen Varietäten bekannt; nur chemische wie z.B. Strontio-Baryt oder Baryto-Coelestin

Verwechslungen, Manipulationen und Imitationen

Baryt wird häufig mit Feldspat, Aragonit, Amblygonit oder Calcit verwechselt. Fälschungen gibt es nicht, da das Mineral an sich recht günstig vertrieben wird.

Vorkommen und Verfügbarkeit

Fundorte sind unter anderem Deutschland, Algerien, Mexiko, Kanada, Rumänien, Indien, Italien, Frankreich und Großbritannien, USA, Tschechien, Slowakei und Sardinien.

Baryte werden überwiegend als Einzelkristalle, Rohstein oder Trommelstein angeboten.

Wirkung

Baryt lindert Hautstörungen wie Akne, Pilzbefall oder Sonnenbrand. Darüber hinaus soll er das Nervensystem beruhigen, Schluckbeschwerden, Neurosen, Bauchschmerzen und Tinnitus lindern. Der Heilstein wirkt zudem antientzündlich und entgiftend. Er schützt außerdem vor Strahlungen.

Baryt stärkt das Selbstvertrauen und mildert Schüchternheit; er stärkt die Psyche und hilft bei Kummer. Er wirkt Gedächtnisstörungen – insbesondere im Alter – entgegen.

Anwendung

Baryt wird entweder direkt auf der Haut getragen oder auf die betroffenen Körperregionen aufgelegt. Große Kristallstufen setzt man außerdem zu meditativen Zwecken ein.

Pflege

Reinigen Sie Baryt einmal wöchentlich unter fließendem Wasser und entladen Sie ihn mit Hämatitsteinen. Die Aufladung erfolgt in der Morgensonne.

Bergkristall

Farbe: klar
Synonyme: Bergeis, Kristall, Strahl, Wassertropfen-Quarz
Bildungsprinzip: primär
Mineralklasse: Kristallquarz der Oxide, Gerüst-Silikat
Kristallsystem: trigonal
Transparenz: durchsichtig

Verwechslungen, Manipulationen und Imitationen

Bergkristall wird gelegentlich mit Apatit, Apophyllit, Baryt, Beryll oder Glas (geschliffen) verwechselt.

Geschliffene Imitate aus synthetischen Quarzen oder Glas (z.B. Strass) gibt es in Hülle und Fülle auf dem Markt. Bei Exemplaren mit der Bezeichnung „rekonstruierter" Bergkristall" handelt es sich stets um Glasimitate. Eine weitere Fälschung sind die sogenannten Aqua-Aura-Steine. Dabei handelt es sich um synthetisch hergestellte Bergkristalle oder Quarze, die aufgrund von einer Behandlung mit Metallbedampfung farbig schimmern.

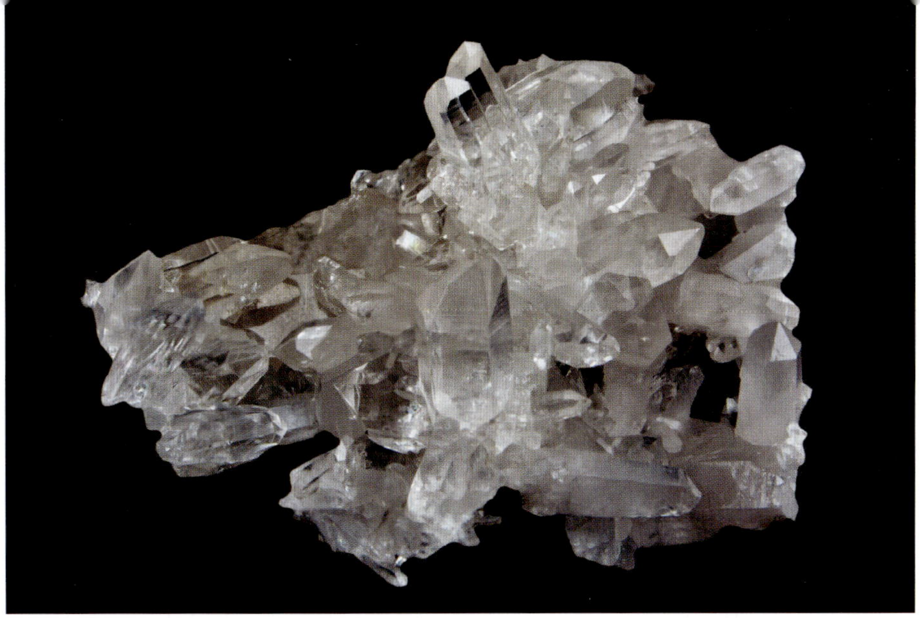

Bergkristall hellt das Gemüt auf und wirkt Selbstmitleid entgegen.

Vorkommen und Verfügbarkeit

Bergkristalle kommen weltweit vor. Besonders viele Exemplare wurden in Deutschland, Österreich, USA, Mexiko, Indien, Nepal, Madagaskar, Russland, Brasilien, Algerien, Äthiopien, Namibia und in der Schweiz, gefunden.

Die Heilsteine sind in beinahe allen Formen erhältlich: unterschiedliche Kristallformen, Drusen, Spitzen, Kristallgruppen, Trommelstein, Donuts, Pyramide, Kugel, geschliffen und facettiert als Schmuckstein. Auch Elixiere sind verfügbar.

Wirkung

Der Heilstein wird mit dem Kronen-Chakra assoziiert. Er fördert Klarheit und die bewusste Wahrnehmung. Darüber hinaus schärft er den Verstand. Zwänge und Blockaden lassen sich mit ihm lindern oder gar auflösen. Auf körperlicher Ebene wirkt er besonders auf Augen, Haut und Nerven. Bergkristall ist hilfreich bei Hautkrankheiten und Augenleiden wie grauem Star, Augentränen und Sehstörungen. Er spendet Vitalität, lindert Kopf- und Gliederschmerzen sowie Rücken-, Gelenk- und Bandscheibenbeschwerden. Er hat fiebersenkende Wirkeigenschaften, lindert Schwellungen, hemmt Geschwüre und wirkt günstig bei Schilddrüsenstörungen. Auch Insektenstiche können mit diesem Heilstein behandelt werden.

Anwendung

Mit Bergkristall können Räume energetisiert werden, und er kann zur Meditation verwendet werden. Zu Heilzwecken wird er am besten unter Berücksichtigung der Organuhr auf dem Körper aufgelegt, am Körper oder in der Hosentasche getragen, innerlich als Heilsteinwasser getrunken oder als Elixier eingenommen. Hauterkrankungen können äußerlich ebenso mit Heilsteinwasser als auch mit Elixieren (direktes Auftragen, Wickel und Umschläge, Cremes) behandelt werden. Der Bergkristall hat sich in der Akupressur sehr bewährt und sollte deshalb auf jeden Fall hierfür verwendet werden.

Pflege

Reinigen Sie Bergkristall einmal wöchentlich unter fließendem Wasser und entladen Sie ihn mit Hämatitsteinen. Die Aufladung erfolgt mit Morgen- oder Abendsonne.

Bernstein

Farbe: honiggelb bis braun, elfenbein, weiß, schwarz, blau, grün; Einschlüsse sind häufig
Synonyme: Chrysoelektrum, Lynkurer, Meerstein, Agstein, Merre-Kiri, Glessit, Pechopal, Muntenit, Karuba, Glaesum, Lyngurion, Augstein, Baltisches Gold, Gentner, Luchsstein, See-Bernstein
Bildungsprinzip: sekundär
Mineralklasse: keine (Baumharz)
Kristallsystem: amorph
Transparenz: durchsichtig bis undurchsichtig

Verwechslungen, Manipulationen und Imitationen

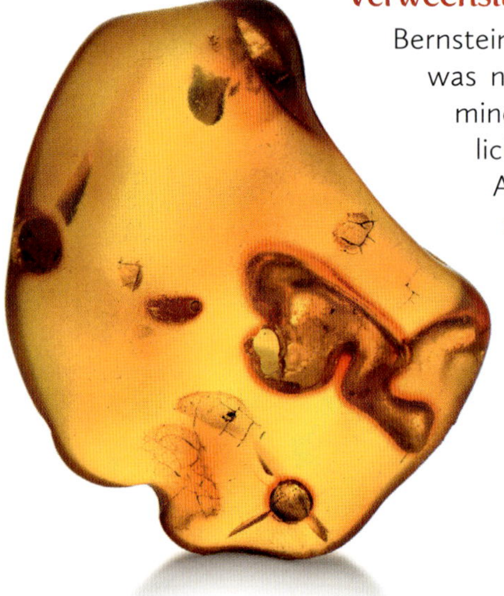

Bernstein wird häufig synonym mit Amber verwendet, was nicht korrekt ist. Amber ist im Gegensatz zum mindestens eine Million Jahre alten Bernstein lediglich einige Jahrzehnte alt.

Aus Optimierungszwecken wird Naturbernstein mit Leinsamenöl oder Kunststoff behandelt. Teilweise wird die Farbe auch durch Hitzebehandlung intensiviert. Der Stein ist sehr begehrt, weshalb viele Fälschungen aus Glas, Kunstharz oder Kopal auf dem Markt kursieren. Auch gepresster Bernsteinstaub wird oft als Bernstein gehandelt.

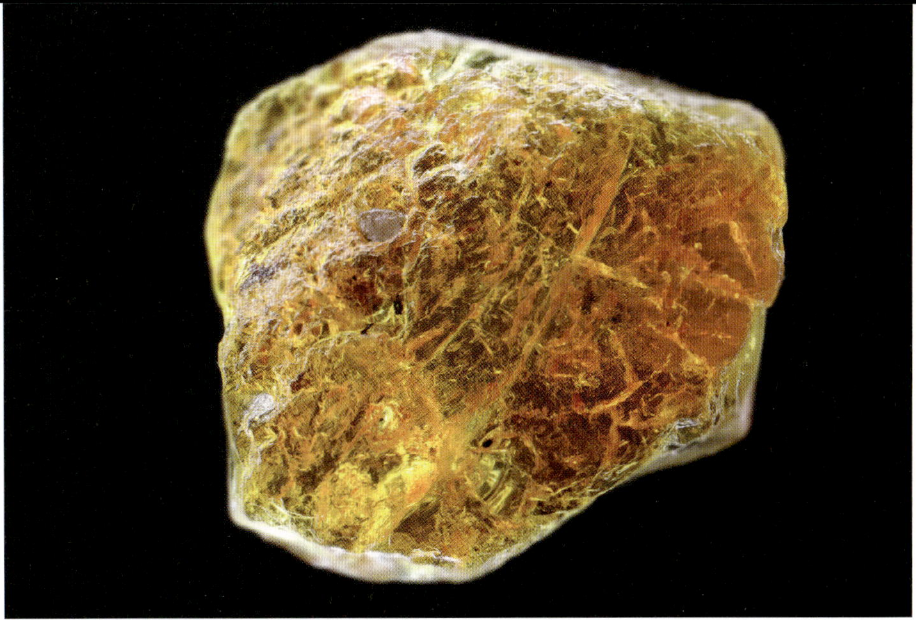

Bernstein spendet Lebensfreude.

Vorkommen und Verfügbarkeit

Fundorte sind unter anderem Jordanien, Libanon, Deutschland, Österreich, Schweiz, Polen, Spanien, Ungarn und die Dominikanische Republik.

Bernstein wird als Rohstein oder Donut angeboten. Er ist ein sehr beliebtes Material im Kunsthandwerk und wird beispielsweise zu Anhängern, Ketten, Armbändern und anderem Schmuck oder Figuren verarbeitet.

Wirkung

Der Heilstein lindert Menstruations-, Rücken- und Kopfschmerzen, rheumatische Erkrankungen, Gelenk- und Sehnenscheidenentzündungen sowie Verspannungen. Darüber hinaus mildert er grippale Infekte mit Fieber, Hitzewallungen, Asthma und Bronchitis, Allergien, Schilddrüsenbeschwerden und spendet Vitalität. Bernstein wirkt durchblutungsfördernd und schafft Abhilfe bei gereizter Blase sowie Magersucht. Zudem begünstigt er die Verdauung und erleichtert die Beschwerden von Kleinkindern beim Zahnen. (Bei der Verwendung von Babyzahnketten ist äußerste Vorsicht geboten! Gebrauchen Sie nur Ketten mit entsprechender Kennzeichnung, Einzelknüpfung und Sollbruchstellen. Lassen Sie das Kind die Kette niemals im Schlaf oder unbeaufsichtigt tragen.) Bernstein bekämpft Entzündungen im Mundbereich und entfaltet auch bei Hauterkrankungen und -beschwerden eine heilende Wirkung.

Auf seelischer Ebene beruhigt er, lindert Depressionen und Ängste, hilft, Entscheidungen zu fällen, schenkt Freude, Aufgeschlossenheit und innere Ausgeglichenheit, motiviert, fördert Kreativität und Spontanität.

Anwendung

Bernstein kann direkt auf der Haut getragen, nach der Organuhr auf die betroffenen Körperregionen aufgelegt und innerlich sowie äußerlich als Heilsteinwasser oder Elixier angewendet werden.

Pflege

Reinigen Sie Bernstein einmal wöchentlich unter fließendem Wasser oder mit Salz und entladen Sie ihn mit Hämatitsteinen. Die Aufladung erfolgt in der Morgensonne.

Beryll

Farbe: meergrün bis meerblau, grün, rosa bis rot, goldgelb, farblos bis weiß
Bildungsprinzip: primär
Mineralklasse: Beryll-Familie, Ring-Silikat
Kristallsystem: hexagonal
Transparenz: durchsichtig bis undurchscheinend
Varietäten: Aquamarin (siehe Seite 99ff.), Bixbit, Gold-Beryll, Goshenit, Heliodor, Morganit, Smaragd (siehe Seite 153ff.), Vanadium-Beryll, Worobjewit

Verwechslungen, Manipulationen und Imitationen

Beryll wird je nach Farbe mit unterschiedlichen Kristallen verwechselt (z.B. Bergkristall, Spinell, Topas, Zirkon, Turmalin, Fluorid, Jade oder Kunzit).

Die Farbigkeit von Aquamarinen und Morganiten wird häufig durch Hitzebehandlung und Bestrahlung veredelt. Ähnliche Farbintensivierungen sowie Vertuschungen von Rissen werden bei Smaragden durch Ölbehandlungen nach dem ersten Grobschliff vollzogen. Es finden sich immer wieder Beryll-Imitationen aus Glas. Synthetische Smaragde werden in großem Stil vertrieben.

Vorkommen und Verfügbarkeit

Einige Beryll-Varietäten sind sehr selten. Häufige Fundorte sind Australien, Irland, Indien, Sri Lanka, Südafrika, Kenia, Namibia, Afghanistan, Deutschland, Italien, Norwegen, Ukraine, Kolumbien und USA.

Beryll ist als Rohstein, Trommelstein, Kristall und Donut erhältlich. Häufig dient er als Schmuckstein für Armbänder und Anhänger. Elixiere werden ebenfalls vertrieben.

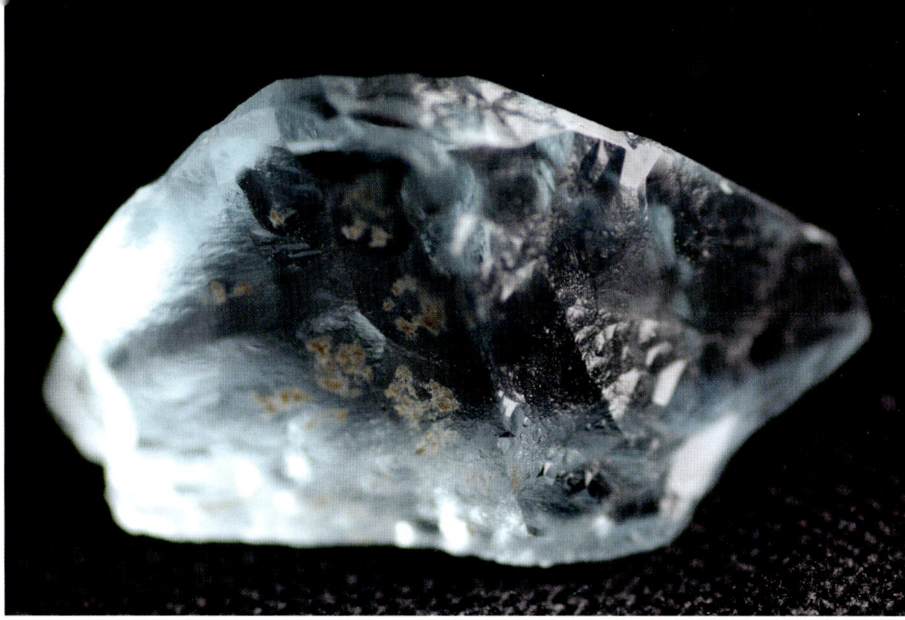

Beryll ist hilfreich bei Darmgeschwüren und Darmentzündungen.

Wirkung

Beryll fördert die Dynamik, weckt Ehrgeiz und stärkt klares Denken. Allgemein hilft er bei Brandwunden und hat eine heilende Wirkung im Magen-Darm-Trakt. Morganit wirkt Stress entgegen, beruhigt und bestärkt die Fähigkeit, sich seinen Gefühlen zu stellen und ihnen Ausdruck zu verleihen. Heliodor unterstützt Tatkräftigkeit und Gold-Beryll mindert Nervosität, dämpft Aggressionen und besänftigt das Gemüt. Auf körperlicher Ebene sind Gold-Beryll sowie Heliodor wirksam bei Mittelohrentzündungen, Grippe und Erkältungen sowie bei Kopfschmerzen. Goshenit steht für Aufgeschlossenheit und Kreativität. Er begünstigt das Sehvermögen und hilft bei Augenerkrankungen, aktiviert die Immunabwehr und kräftigt das vegetative Nervensystem. Grüner Aquamarin lindert Menstruationsbeschwerden und hemmt Nierenentzündungen. Vanadium-Beryll regt die Entgiftungsorgane an.

Anwendung

Beryll wird unter Berücksichtigung der Organuhr auf den Körper aufgelegt, als Schmuck am Körper oder als Trommelstein in der Hosentasche getragen. Auch empfiehlt sich die Einnahme von Heilsteinwasser und Elixieren. Rohkristalle können zu Meditationszwecken verwendet werden.

Pflege

Reinigen Sie Beryll einmal wöchentlich unter fließendem Wasser und entladen Sie ihn mit Hämatitsteinen. Die Aufladung erfolgt mit Morgensonne.

Calcit

Farbe: farblos, gelb, grün, blau, weiß, grau, rosa, schwarz
Synonyme: Alm, Androdamas, Blätterspalt, Doppelspalt, Glendonit, Islandspalt, Kalkspalt, Rechit, Tropfstein, Wasserstein
Bildungsprinzip: primär oder sekundär
Mineralklasse: Carbonate, zählt zur Calcit-Dolomit-Aragonit-Familie der Carbonate
Kristallsystem: trigonal
Transparenz: durchsichtig bis undurchscheinend

Verwechslungen, Manipulationen und Imitationen

Der Heilstein wird manchmal mit Aragonit, Dolomit, Magnesit oder Stronianit verwechselt.

In der Regel werden die Farben des Heilsteins durch Färbung „optimiert". Auch unterzieht man sie einem Ätzverfahren mit Salzsäure, um eine glatte Oberflächenstruktur zu erreichen. Unter dem Mikroskop lässt sich diese Behandlung jedoch nachweisen.

Vorkommen und Verfügbarkeit

Calcit ist ein Heilstein, der weltweit in großen Mengen vorkommt. Die meisten Exemplare wurden unter anderem in Deutschland, Belgien, Island, Rumänien, Tschechien oder auch in den USA gefunden.

Rohsteine, Trommelsteine, Kristalle sowie Donuts sind im Handel in großer Zahl erhältlich.

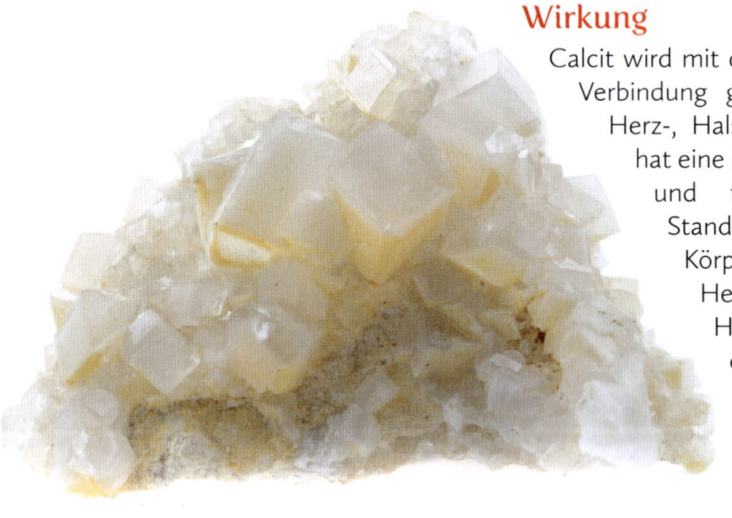

Wirkung

Calcit wird mit den folgenden Chakras in Verbindung gebracht: Basis-, Nabel-, Herz-, Hals- und Sakral-Chakra. Er hat eine lebensbejahende Wirkung und fördert Selbstvertrauen, Standhaftigkeit und Aktivität. Körperlich beeinflusst dieser Heilstein vor allem Muskeln, Herz und Bindegewebe. Da er aus nahezu reinem Cal-

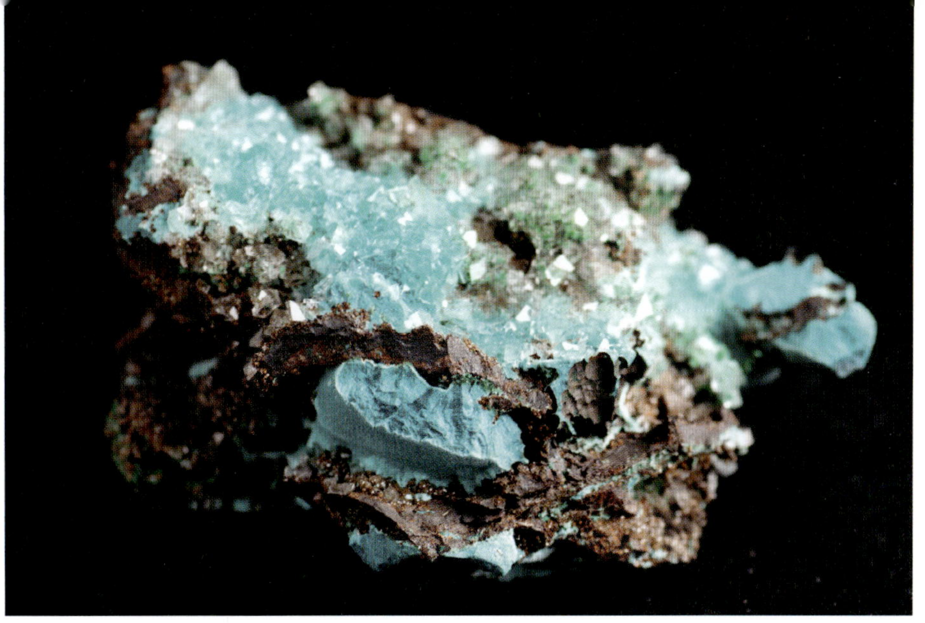

Calcit ist seit Jahrtausenden ein beliebter Heilstein zur Behandlung von Hautkrankheiten und Wunden.

cium besteht, das in Knochen und Zähnen steckt, entfaltet er gerade hier seine Heilkraft. Er begünstigt die körperliche sowie geistige Entwicklung und wirkt vitalisierend. Oranger Calcit stimuliert den Metabolismus, kräftigt die Immunabwehr, erhöht niedrigen Blutdruck und hilft bei Knochen- und Gewebsverletzungen. Dieser Heilstein eignet sich vor allem für die Behandlung von Kindern, da er das Wachstum anregt. Steine von roter Farbe lindern Schmerzen in den Muskeln. Grüner Calcit mildert Unterleibskrämpfe, hilft bei Nierenbeschwerden und Verdauungsstörungen. Zahnschmerzen können mit weißen Heilsteinen behandelt werden. Darüber hinaus wirken diese wie blauer und grauer Calcit schmerzlindernd.

Anwendung

Zu Heilzwecken legt man Calcit (gesäuerter Rohstein oder Trommelstein) auf den Körper oder trägt ihn mit direktem Hautkontakt beispielsweise als Anhänger. Auch das Auftragen oder die innerliche Einnahme von Heilsteinwasser ist möglich. Zur Meditation werden die Heilsteine als große Kristallstufe aufgestellt und betrachtet.

Es soll mögliche Knochenleiden lindern, Karies und Haarspliss vorbeugen und brüchigen Fingernägeln entgegenwirken.

Pflege

Reinigen Sie Calcit einmal wöchentlich unter fließendem Wasser und entladen Sie ihn mit Hämatitsteinen. Die Aufladung erfolgt mit Morgen- oder Abendsonne.

Chrysopras

Farbe: apfelgrün, blassgrün, gelbgrün
Synonyme: Goldlauch, Südpazifik-Jade, Zitronen-Chrysopras
Bildungsprinzip: sekundär
Mineralklasse: Oxide; gehört zur Quarz-Gruppe
Kristallsystem: trigonal
Transparenz: meist durchscheinend, klar

Verwechslungen, Manipulationen und Imitationen

Chrysopras kann mit Adigeit, Karachait, Kolskit, Maufit, Nermalith und Tremolit verwechselt werden. Fälschungen sind grün gefärbter Achat oder Chalcedon.

Vorkommen und Verfügbarkeit

Die häufigsten Fundorte sind USA, Australien, Brasilien, Indien, Polen, Simbabwe und Tansania.

Der Heilstein ist als Rohstein, Trommelstein, Scheibe oder auch als Schmuck erhältlich. Chrysopras ist ein sehr hochpreisiger Stein.

Wirkung

Dieser Heilstein hat seine Entsprechung im Herz-Chakra, weshalb er das Interesse an den Künsten anregt. Man schenkt ihn gerne frisch vermählten Ehepaaren, da er das Feuer der Liebe lodern lässt und Treue kräftigt. Er fördert Selbstständigkeit und Unabhängigkeit sowie Zufriedenheit, löst innerliche Spannungen und wirkt beruhigend. Er verhindert Albträume und bekämpft Depressionen. Chrysopras fördert Ausgeglichenheit, stärkt das Selbstvertrauen und löst innere Widersprüche.

Auf körperlicher Ebene unterstützt Chrysopras die Ausscheidung von Giftstoffen und Säuren und stimuliert die Leberfunktion, weshalb er sich besonders bei Entschlackungskuren empfiehlt. Darüber hinaus mildert er Hautstörungen und ist bei Frauen fruchtbarkeitsfördernd.

Anwendung

Chrysopras kann unter Berücksichtigung der Organuhr auf den Körper aufgelegt und als Schmuck oder in der Hosentasche getragen werden. Auch die äußere und innere Anwendung von Edelsteinwasser oder als Elixier ist heilsam.

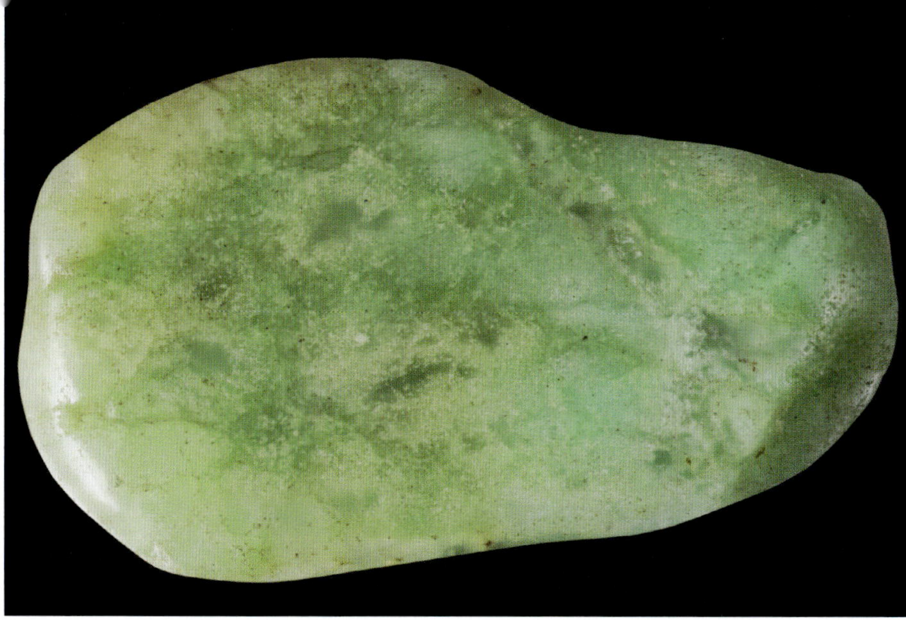

In der Antike symbolisierte Chrysopras die „höchste himmlische Liebe zur Wahrheit".

Pflege

Reinigen Sie Chrysopras einmal wöchentlich unter fließendem Wasser und entladen Sie ihn mit Hämatitsteinen. Die Aufladung erfolgt mit Mondlicht.

Diamant

Farbe: farblos, klar, gelb, rosa, blau, grün
Synonyme: Adamant, Adamas, Anachites, Diamas, Iras, Itam; geschliffen: Brillant, Rautenstein, Spitzstein, Tafelstein
Bildungsprinzip: tertiär
Mineralklasse: natürliche Elemente
Kristallsystem: kubisch
Transparenz: durchsichtig bis durchscheinend

Verwechslungen, Manipulationen und Imitationen

Diamant wird leicht mit Bergkristall oder Zirkon verwechselt. Die Farbe wird häufig durch Bestrahlung, Beschichtung oder Brennen „verbessert". Da Diamant ein sehr beliebter und teurer Schmuckstein ist, existieren viele Fälschungen auf dem Markt. Imitationen werden unter anderem aus Zirkonia, Strontium-Titanit, Bleiglas (Strass) oder auch aus synthetischem Rutil angeboten. Aus Graphit wird Diamant synthetisiert.

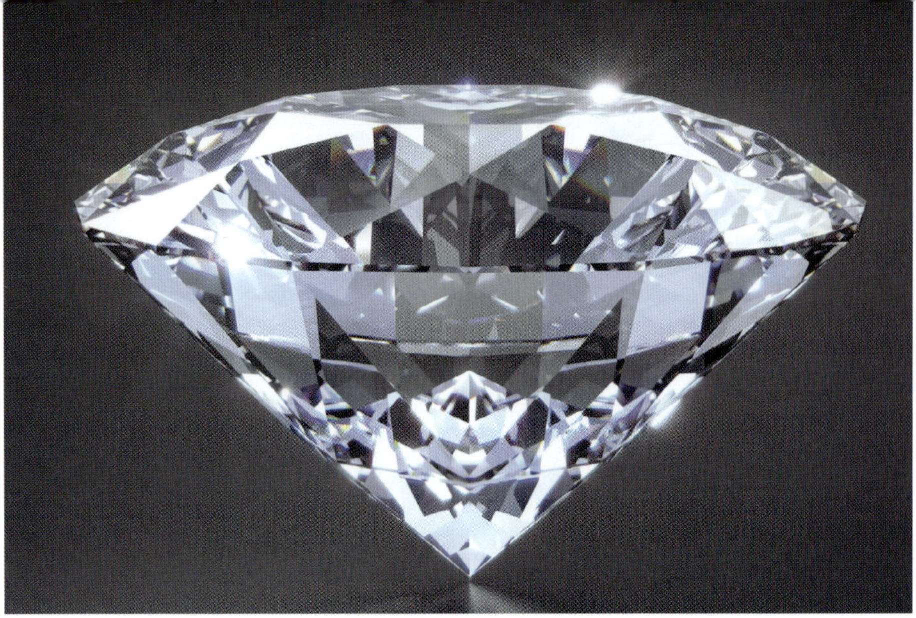

Diamant lässt Zusammenhänge erkennen und fördert die geistige Freiheit.

Vorkommen und Verfügbarkeit

Diese kostbaren Edelsteine finden sich hauptsächlich in Indien, Australien, Brasilien, Ghana, Südafrika, Kenia, Namibia, Nigeria, Russland und Sibirien.

Diamant ist vor allem als facettierter Schmuckstein verfügbar, er wird aber auch als Rohstein vertrieben.

Wirkung

Diamant harmonisiert alle Chakras, wird aber hauptsächlich mit dem Stirn-Chakra assoziiert. Er stärkt die Treue zu sich selbst, Selbstvertrauen, Selbstwertgefühl, Inspiration und den Gerechtigkeitssinn. Er hilft bei Depressionen und schenkt neuen Lebensmut. Dieser Edelstein hat besonderen Einfluss auf Gehirn, Nerven, Magen und Darm. Er fördert den Abbau und die Absonderung von Toxinen, löst Gefäßablagerungen und harmonisiert den Metabolismus. Diamant wirkt entzündungshemmend und fiebersenkend und entspannt die Muskulatur.

Anwendung

Diamant wird am Körper in Silber- oder Goldfassung getragen. Er sollte unter Berücksichtigung der Organuhr auf den Körper (vor allem auf die Stirn) gelegt werden.

Pflege

Eine wöchentliche Reinigung unter fließendem Wasser wird empfohlen, danach in Samt einschlagen.

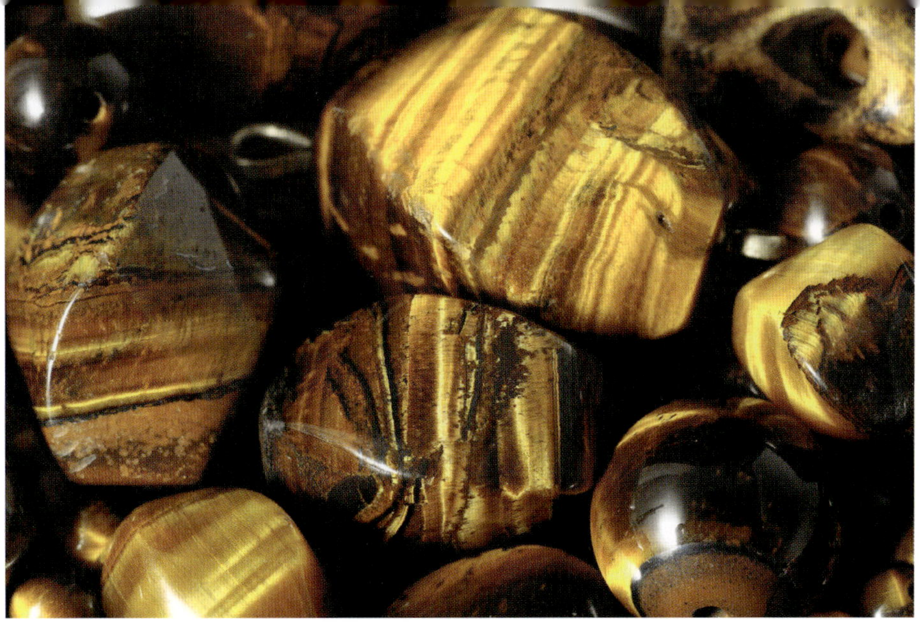

Falkenauge soll dem Träger Jugendlichkeit verleihen und dessen Verstand schärfen.

Falkenauge

Farbe: blauschwarz bis blaugrün
Synonyme: Schillerquarz, Katzenaugen-Quarz, Pseudokrokydolith
Bildungsprinzip: primär
Mineralklasse: Quarz-Gruppe, gehört zu den Oxiden
Kristallsystem: trigonal
Transparenz: undurchsichtig

Verwechslungen, Manipulationen und Imitationen

Falkenauge kann leicht mit Tigerauge verwechselt werden.

Vorkommen und Verfügbarkeit

Der Heilstein kommt überwiegend in Österreich, Südafrika Australien, Mexiko und Sri Lanka vor. Er ist meistens nur als Trommelstein, oval geschliffener Schmuckstein oder Donut erhältlich.

Wirkung

Falkenauge entfaltet seine heilende Wirkung vor allem im Wurzel-, Hals- und Stirn-Chakra. Er lindert Kopfschmerzen und Migräne, Nervenschmerzen, unterstützt die Heilung von Augenverletzungen, Hornhautentzündungen, wirkt Augenreizungen und Übermüdung der Augen entgegen.

Der Heilstein fördert Selbstvertrauen und Intuition, beruhigt, bringt verborgene Talente hervor und lässt unbewusste Gefühle ans Licht kommen. Außerdem unterstützt er bei der Durchführung von Zielen, mildert Prüfungsängste, hilft Entscheidungen zu fällen und fördert die Harmonie in zwischenmenschlichen Beziehungen.

Anwendung

Falkenauge kann unter Berücksichtigung der Organuhr auf den Körper aufgelegt und als Schmuck oder in der Hosentasche getragen werden. Außerdem kann er zur Meditation verwendet werden.

Hinweis: Der Heilstein sollte nicht länger als eine Woche am Stück getragen werden.

Pflege

Reinigen Sie Falkenauge einmal wöchentlich unter fließendem Wasser und entladen Sie ihn regelmäßig mit Hämatitsteinen. Die Aufladung erfolgt in der Morgensonne.

Feueropal

Farbe: farblos, orange bis dunkelrot, gelb
Synonyme: Lechoopal, Simaostein, Zeasit, Irisopal, Simar, Opal
Bildungsprinzip: sekundär
Mineralklasse: Oxide, zählt zur Opal-Gruppe
Kristallsystem: amorph
Transparenz: milchig trüb bis klar durchsichtig

Verwechslungen, Manipulationen und Imitationen

Feueropal kann leicht mit Feuer-Achat oder Karneol verwechselt werden. Imitationen werden aus Glas hergestellt.

Vorkommen und Verfügbarkeit

Dieser verführerische Heilstein findet sich vorrangig in Australien, Brasilien, Mexiko, Slowakei, Ukraine, Türkei und Kasachstan.

Feueropal kann als Rohstein, Trommelstein oder in facettierter Form bezogen werden. Auch als Schmuck (z.B. Anhänger) ist er verfügbar.

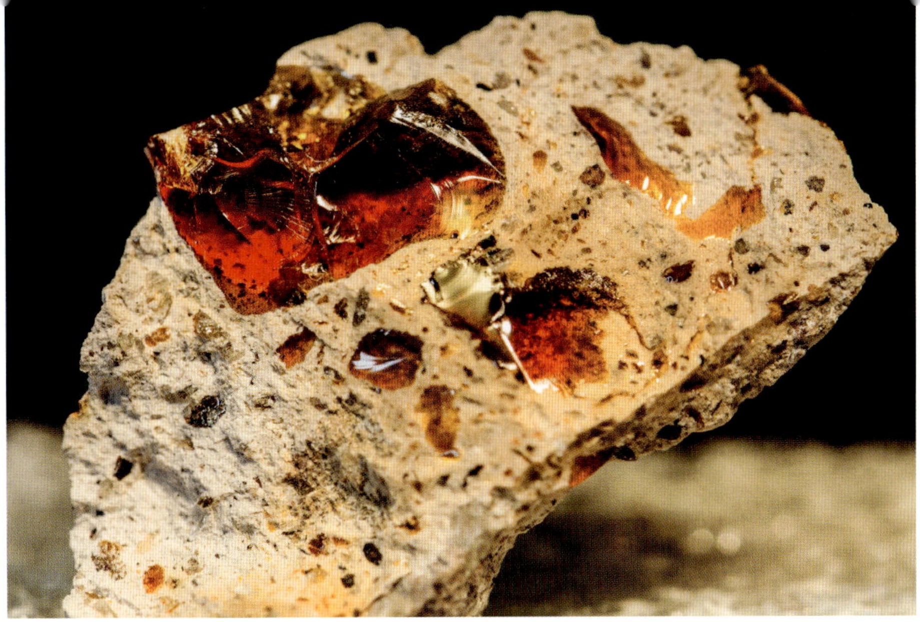

Feueropal wirkt besonders intensiv und sollte deshalb nur in Maßen angewendet werden.

Wirkung

Er wird mit dem Wurzel-Chakra verbunden und wirkt stimmungsaufhellend, weshalb er sich zur Behandlung von depressiven Verstimmungen eignet. Dieser Stein, dessen Farbspiel im Licht an Feuerzungen erinnert, stärkt den Antrieb und unterstützt dabei, Wünsche in die Realität umzusetzen. Er öffnet uns gegenüber anderen Menschen und legt verborgene Gefühle frei. Ebenso verleiht Feueropal geistige und körperliche Flexibilität.

Auf körperlicher Ebene wirkt der Heilstein besonders auf Milz, Schilddrüse und Hypophyse. Sexuelle Störungen und Hormonschwankungen gleicht er aus, und er erhöht das Lustempfinden. Zudem regt er die Durchblutung an und wirkt Kreislauferkrankungen entgegen.

Anwendung

Beim Auflegen des Rohsteins auf die entsprechenden Körperregionen sollte die Auflegezeit nicht mehr als zwei Minuten betragen, da der Heilstein eine sehr rasche und intensive Wirkung aufweist. Trommelsteine können in der Hosentasche getragen werden. Bei der Akupressur kann man mit ihm die Meridiane ausstreichen.

Pflege

Reinigen Sie Feueropal einmal wöchentlich unter fließendem Wasser. Zur Entladung in ein Hämatitsteinbad geben und in einer Amethyst-Druse aufladen (nicht in der Sonne).

Fluorit

Farbe: sehr viele Farbtöne; farblos-durchsichtig, weiß, gelb, violett, grün, blau bis schwarz, Regenbogenfarben, häufig mehrfarbig
Synonyme: Androdamant, Antozonit, Apothekerspat, Blätterspat, Chemischer Spat, Flusserde, Flusssaurer Kalk, Flussspat, Glasspat, Honigspat, Hüttenspat, Keramikspat, Kole, Linsenspat, Lithoslazuli, Murrastein, Murrhina, Ochsenauge, Pseudonocerin, Pyrophan, Pyrosmar
Bildungsprinzip: primär
Mineralklasse: Calcium-Mineral aus der Fluorit-Kryolith-Gruppe sowie der Halogenide
Kristallsystem: kubisch
Transparenz: durchscheinend, durchsichtig
Varietäten: Fluorit-Opal bzw. opalisierter Fluorit

Verwechslungen, Manipulationen und Imitationen

Fluorit kann mit Apatit, Halit, Calcit, Amethyst, Kunzit, Morganit, Smaragd und Baryt in Verwechslung gebracht werden.

Farbloser Fluorit wird durch Bestrahlung farbig gemacht, hellere Farbgebungen werden durch Hitzebehandlung erreicht. Kunstharzimprägnierung dient der Stabilisierung. Fälschungen werden aus Glas gefertigt.

Vorkommen und Verfügbarkeit

Hauptvorkommen sind unter anderem in USA, China, Mexiko, Argentinien, Deutschland, Großbritannien und Norwegen.

Einzelkristalle, Kristallstufen, Trommelsteine, Donuts, Kugeln, Pyramiden sowie Schmuck (auch facettiert) sind breit verfügbar.

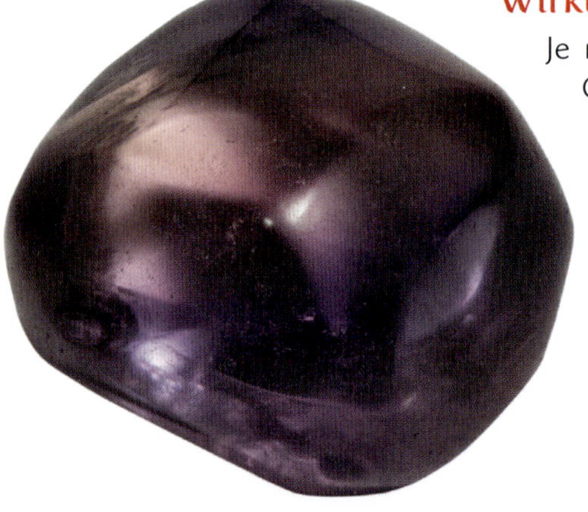

Wirkung

Je nach Farbe wird Fluorit verschiedenen Chakras zugeordnet: Hals-Chakra (blau), Nabel-Chakra (gelb), Herz-Chakra (grün), Kronen-Chakra (violett). Allgemein stabilisiert der Heilstein die Psyche, macht flexibel und fördert das Verantwortungsgefühl. Blauer Fluorit fördert Intuition,

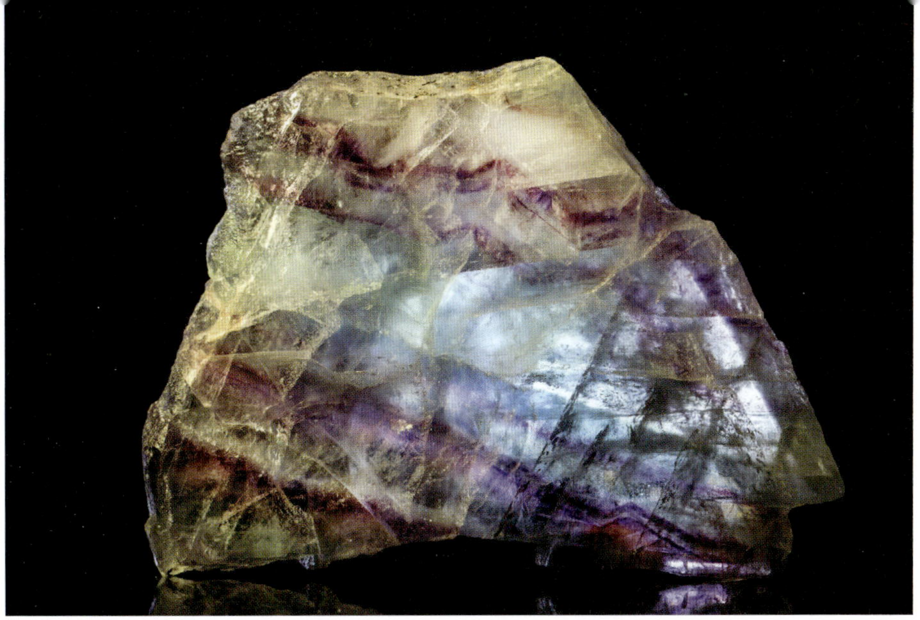

Fluorit wirkt Engstirnigkeit entgegen.

Begeisterungsfähigkeit, sinnvolle Ordnung, Konzentrationsfähigkeit, erhöht die geistige Aufnahmefähigkeit und das Verantwortungsbewusstsein. Violetter Fluorit wirkt Zwängen, Süchten sowie Prüfungsangst entgegen und befreit von starren Gedankenmustern. Fluorit-Opal öffnet verschlossene und eingefahrene Menschen und mindert Kontrollzwang.

Auf der körperlichen Ebene wirkt dieser Heilstein insbesondere auf Bindegewebe, Haut, Knochen, Nerven und Zähne. Asthma, Allergien und Entzündungen können wunderbar mit Fluorit behandelt werden. Er verbessert außerdem den Abbau und die Ausleitung von Toxinen sowie das Knochenwachstum.

Anwendung

Fluorit wird als Schmuck (alle Formen wie Scheibe, Trommelstein etc., nur nicht Oktaeder, da deren Ausstrahlung zu intensiv ist) am Körper oder in der Hosentasche getragen.

Auch die Einnahme von Fluorit-Elixier oder Fluorit-Wasser ist möglich. Das Aufstellen von Fluorit in unmittelbarer Nähe zum Arbeitsplatz fördert die Aufnahmefähigkeit. Oktaeder hingegen regen den Ordnungssinn an.

Pflege

Reinigen Sie Fluorit einmal wöchentlich unter fließendem Wasser und entladen Sie ihn mit Hämatitsteinen. Die Aufladung erfolgt in der Morgensonne. Sie können den Heilstein auch auf einer Amethystgruppe energetisieren.

Granat

Farbe: rot, rosa, orange, gelb, grün, braun, schwarz
Synonyme:
- Almandin: Albanda-Rubin, Allochroit, Ceylon-Rubin, Eisen-Granat, Eisenton-Granat, Kanyspinell, Toneisen-Granat, Sibirischer Granat, Vermeille
- Andradit: Aplom, Bredbergit, Demantoid, Jelletit, Kalkeisen-Granat, Kolophonit, Melanit, Pech-Granat, Polyadelphit, Pyrenäit, Regenbogen-Andradit, Regenbogen-Granat, Rothoffit, Topazolith, Xantholith
- Grossular: Ernita, Gissonit, Granat-Jade, Kalifornischer Rubin, Kalkton-Granat, Landerit, Leukogranat, Olyntholith, Pyreneit, Romanzowit, Rosolith, Stachelbeerstein, Südafrikanische Jade, Transvaal-Jade, Transvaal-Nephrit, Vanadium-Granat, Wiluit
- Hibschit: Plazolith, Rodingit
- Katoit: Granat-Jade, Hydrogrossular
- Pyrop: Adelaide-Rubin, Amerikanischer Rubin, Arizona-Rubin, Australischer Rubin, Böhmischer Rubin, Colorado Rubin Kalifornischer Rubin, Kap-Granat, Tonkal-Granat, Vermeille-Granat, Vogesit
- Schorlomit: Iwarit, Jiwaarait
- Spessartin: Bodenbenderit, Braunsteinkiesel, Mandarin-Granat, Mangan-Granat, Pech-Granat, Umbalith
- Uwarowit: Chrom-Granat, Kalkstrom-Granat, Trautwinit

Bildungsprinzip: tertiär
Mineralklasse: Insel-Silikate
Kristallsystem: kubisch
Transparenz: durchsichtig bis undurchsichtig
Varietäten: Die Granat-Gruppe setzt sich aus 16 eigenständigen Mineralien zusammen: Almandin, Andradit, Calderit, Goldmanit, Grossular, Henritermierit, Hibschit, Katoit, Kimzexit, Knorringit, Majorit, Morimotoit, Pyrop, Schorlomit, Spessartin, Uwarowit. Varietäten sind: Demantoid, Hessonit, Iwarit, Melanit, Rhodolith, Topazolith und Tsavorit.

Verwechslungen, Manipulationen und Imitationen

Rohsteine sind unverwechselbar. Bei bearbeiteten beziehungsweise geschliffenen Steinen besteht jedoch Verwechslungsgefahr mit Spinell, Rubin, Smaragd, Vesuvian und Chromdiopsid. Schwarzes Glas wird häufig zur Imitation von Melanit verwendet, rotes Glas wird für Pyrop-Fälschungen gebraucht.

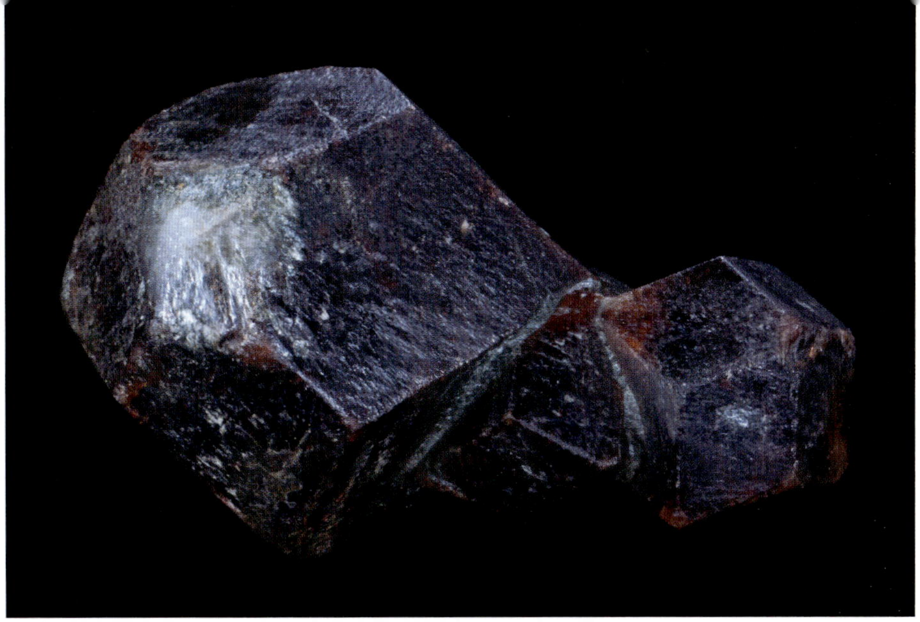

Granat stärkt positive Wesenszüge.

Vorkommen und Verfügbarkeit

Almandin ist unter anderem in Indien, Pakistan, Nepal, Sri Lanka, Thailand, Australien, Brasilien, Kanada, Mexiko, USA, Peru, Namibia und Schweden heimisch. Pyrop findet sich unter anderem in Australien, China, Indien, Sri Lanka, Madagaskar, Moçambique, Österreich und Tschechien. Grossular Fundorte sind unter anderem Norwegen, USA, Schottland, Irland und Kanada. Uwarowit kommt häufig in Nepal, Tibet, USA, Kanada und Finnland vor und auf Spessartin stößt man vor allem in Deutschland, Italien, Indien, Madagaskar, Pakistan, Sri Lanka, Norwegen und Schweden.

Die verschiedenen Granat-Varietäten werden in ihrer Rohform, als Kristallstufen sowie als Trommelsteine und geschliffen angeboten.

Wirkung

Andradit, Almandin, Pyrop und Spessartin wirken auf das Wurzel-Chakra, Grossular und Uwarowit werden mit dem Herz-Chakra assoziiert. Allgemein schenken Granate bei der Überwindung von schwierigen Lebenssituationen Kraft. Sie lösen Energieblockaden und emotionale Blockaden und fördern Durchsetzungs- und Durchhaltevermögen. Granat beeinflusst Blut, Gelenke und Unterleib. Er regt den Stoffwechsel an, hat eine entzündungshemmende Wirkung (vor allem bei Hautstörungen), steigert die körperliche Leistungsfähigkeit, wirkt Haltungsschäden entgegen und fördert die Regeneration aller Organe. Darüber hinaus stärken diese Heilsteine die Nieren, regen die Entgiftung an und sind hilfreich bei Blasen- und Harnwegsinfektionen. Sie regulieren die Hormonfunktion und haben einen günstigen Einfluss auf das Herz. Je nach Varietät sind die genannten Wirkungen stärker oder schwächer ausgeprägt.

Anwendung

Granat kann entweder unter Berücksichtigung der Organuhr auf den Körper aufgelegt werden oder am Körper mit direktem Hautkontakt beziehungsweise in der Hosentasche getragen werden.

Pflege

Reinigen Sie Granat einmal wöchentlich unter fließendem Wasser und entladen Sie ihn mit Hämatitsteinen. Die Aufladung erfolgt in der Morgen- bzw. Abendsonne.

Jade

Farbe: rot, gelb, grün, braun, violett, weiß, schwarz
Synonyme: Jadeit, Yü (chinesisch)
Bildungsprinzip: tertiär
Mineralklasse: Pyroxen-Gruppe; Ketten-Silikate
Kristallsystem: monoklin
Transparenz: durchsichtig bis durchscheinend
Varietäten: Jade-Albait, Mayait, Tuxtlit, Magnetit-Jade, Kaiser-Jade, Purpur-Jade

Verwechslungen, Manipulationen und Imitationen

Dieser mystische Heilstein kann leicht mit Amazonit, Smaragd, Aventurin, Chrommelanit, Grossular, Nephrit, Prehnit, Serpentin, Vesuvianit und Lavendel-Quarz verwechselt werden.

Aufgrund ihres seltenen Vorkommens wird Jade häufig imitiert. Imitationen werden in der Regel aus Glas oder Serpentin gefertigt. Es gibt auch Imprägnierungen mit Öl oder Kunststoff.

Vorkommen und Verfügbarkeit

Fundorte sind unter anderem China, Myanmar, Neuseeland, Japan, Mexiko und USA.

Jade wird als Rohstein oder Trommelstein angeboten. Neben Donuts werden kunsthandwerkliche Objekte aus geschliffener Jade hergestellt.

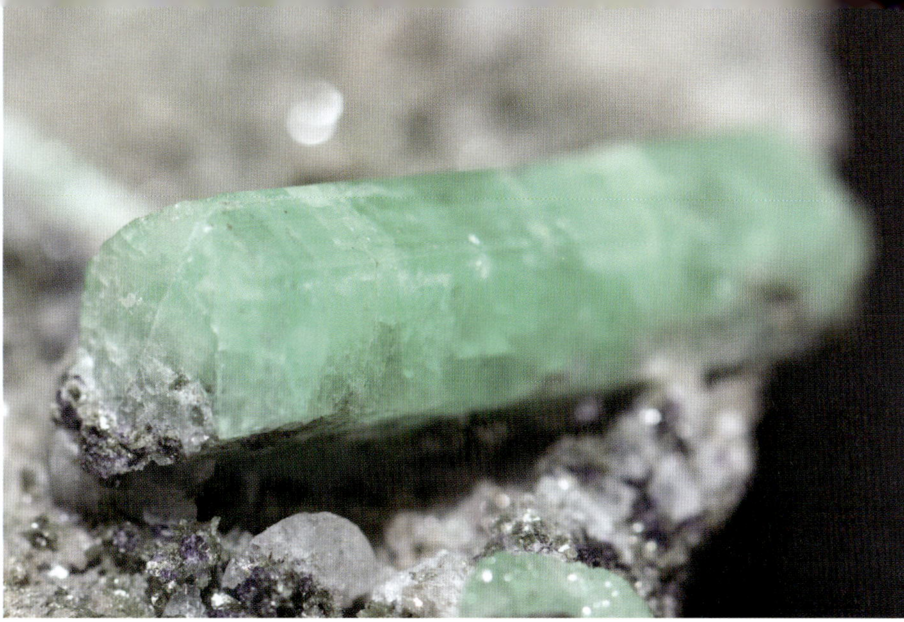

Jade bringt den Energiefluss in den Meridianen in Balance.

Wirkung

Purpurfarbene Jade wird mit dem Wurzel-Chakra assoziiert, gelbe Heilsteine mit dem Nabel-Chakra und grüne Jade mit dem Herz-Chakra. Allgemein beruhigt Jade die Nerven, stärkt die Tatkraft und baut Vorurteile ab. Der Heilstein harmonisiert Seele, Geist und Körper. Besonders weiße Jade klärt den Geist, fördert die Hinwendung zu Liebe und Tatendrang, mindert Angst und Lebensunlust. Depressionen lassen sich vor allem mit Lavendel-Jade sehr gut behandeln. Jade beeinflusst Nieren, Herz und Nerven. Der Heilstein stimuliert die Nierenfunktion, steigert die Reaktionsfähigkeit und wirkt bei Bluthochdruck blutdrucksenkend. Menstruationsbeschwerden und Schlafstörungen können mit Jade gemildert werden.

Anwendung

Unter dem Kopfkissen fördert Jade den Schlaf. Vor dem Zubettgehen auf der Stirn platziert, beeinflusst sie die Traumtätigkeit positiv. Ansonsten kann sie am Körper oder in der Hosentasche getragen werden. Auch äußerliche und innerliche Anwendungen von Jade-Wasser und Jade-Elixier sind möglich. Der Heilstein wird außerdem nach der Organuhr auf betroffene Körperregionen gelegt oder findet in der Akupressur Anwendung.

Pflege

Reinigen Sie Jade einmal wöchentlich unter fließendem Wasser und entladen Sie sie mit Hämatitsteinen. Die Aufladung erfolgt in einer Amethystdruse.

Jaspis

Farbe: unterschiedliche Farben und Zeichnungen; sehr häufig sind Rot, Gelb, Grün, Weiß, Braun
Synonyme: Bayat, Iolanthit, Jasper, Vogesit
Bildungsprinzip: sekundär
Mineralklasse: Quarz-Gruppe, Oxide
Kristallsystem: trigonal
Transparenz: undurchsichtig
Varietäten: Turitelljaspis, Basanit, Lydit, Brekzien-Jaspis, Puddingstein, Eisen-Jaspis, Landschafts-Jaspis, Bilder-Jaspis, Eisen-Jaspis, Peru-Jaspis, Silex, Popjaspis, Band-Jaspis, Regenbogen-Jaspis, Streifen-Jaspis, Schlangenhautjaspis, Tigerjaspis

Verwechslungen, Manipulationen und Imitationen

Verwechslungen mit bunten Quarzen wie Chalcedon oder Achat sind möglich. Fälschungen gibt es kaum.

Vorkommen und Verfügbarkeit

Jaspis findet sich unter anderem in Ägypten, Australien, USA, Mexiko, Brasilien, Madagaskar, Südafrika, Namibia und Deutschland.

Der Heilstein wird als Rohstein, Trommelstein, Donut, Edelsteinstab, Kugel oder Pyramide vertrieben. Auch im Kunsthandwerk erfreut er sich großer Beliebtheit und wird zu Schmuckstein oder kleinen Kunstobjekten verarbeitet.

Wirkung

Jaspis wird mit dem Wurzel-Chakra (roter Jaspis), Herz-Chakra (grüner Jaspis) und mit dem Hals-Chakra (brauner Jaspis) in Verbindung gebracht. Er beruhigt den Geist und hilft, Ziele langfristig zu verfolgen (insbesondere gelber Jaspis), unterstützt Willenskraft (roter Jaspis) und hilft, Ängste und Wut abzulegen. Jaspis beeinflusst Nieren, Blase, Blut, Magen, Darm, Galle und Leber. Er wirkt Allergien entgegen, lindert Hautstörungen (Landschafts-Japsis) und regt den Kreislauf an. Durch seine starke Wirkung auf die Verdauungsorgane kann er dort lokalisierte Schmerzen und Beschwerden wie Durchfall oder Blähungen lindern. Erkrankungen der Geschlechtsorgane können mit diesem Heilstein behandelt werden. Insbesondere grüner Jaspis zeichnet sich durch seine antientzündlichen Eigenschaften aus.

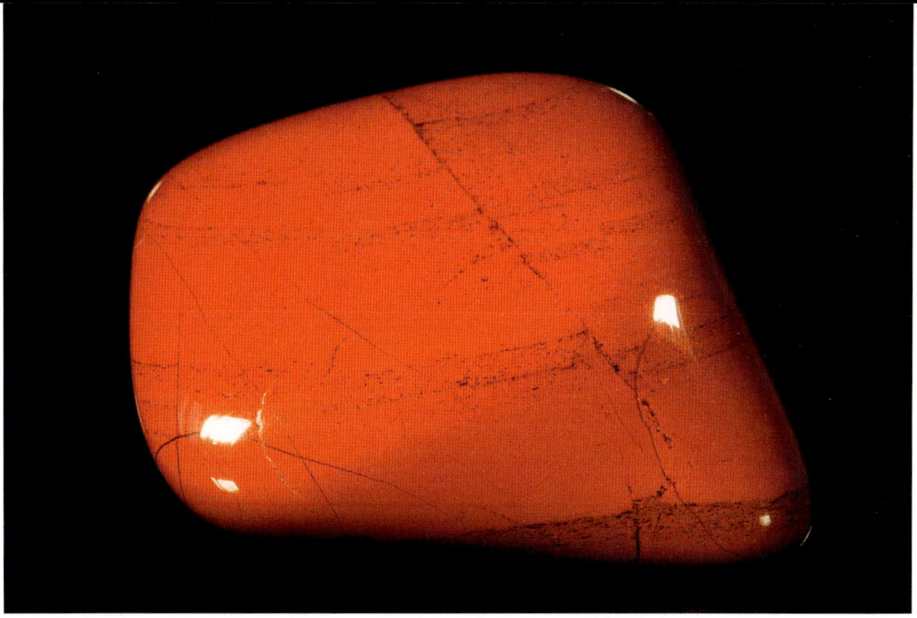

Jaspis fördert die konsequente Fokussierung auf Ziele.

Anwendung

Der Heilstein wird am Körper oder in der Hosentasche getragen, nach der Organ uhr mit direktem Hautkontakt auf die betreffenden Körperregionen aufgelegt oder als Heilwasser beziehungsweise Elixier äußerlich oder innerlich angewendet. Jaspis eignet sich hervorragend zur Meditation, aber auch zur Akupressur.

Pflege

Reinigen Sie Jaspis einmal wöchentlich unter fließendem Wasser und entladen Sie ihn mit Hämatitsteinen. Die Aufladung erfolgt über Nacht gemeinsam mit einem Bergkristall in einem mit Erde gefüllten Blumentopf. Alternativ kann man den Heilstein auch in einer Bergkristall-Gruppe aufladen.

Karneol

Farbe: rot, orange, gelb, braun
Synonyme: Carneol, Arkadenachat, Coralin, Kornalin, Blut-Achat, Fleisch-Achat, Korallen-Achat, Malawi-Karneol, Karneol-Achat
Bildungsprinzip: primär
Mineralklasse: Quarz-Gruppe, Varietät der Chalcedon-Familie, Oxide
Kristallsystem: trigonal
Transparenz: durchscheinend

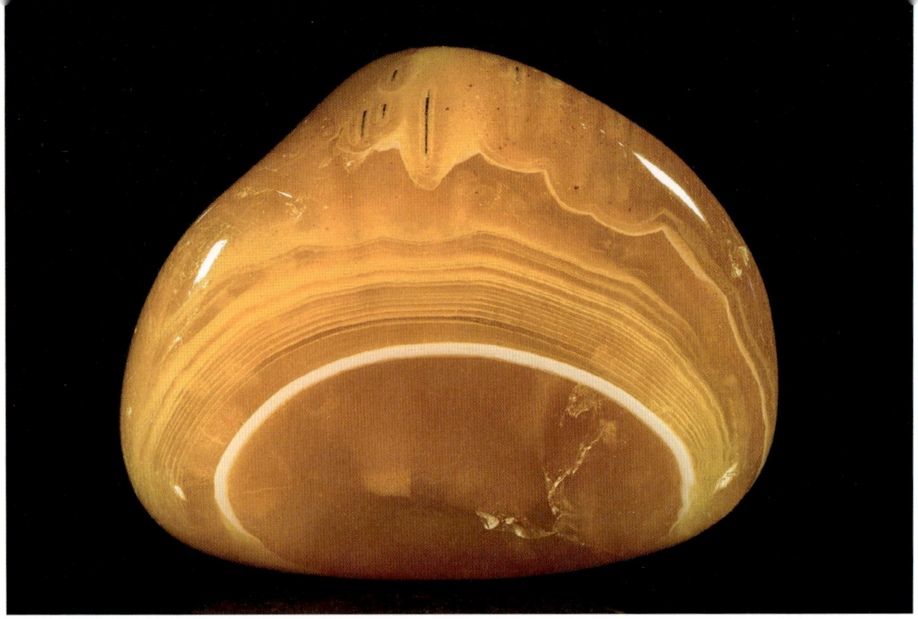

Hildegard von Bingen arbeitete viel mit Karneol und verordnete ihn unter anderem bei Kopfschmerzen.

Verwechslungen, Manipulationen und Imitationen

Karneol kann mit Rotem Achat, Feueropal und Rotem Calcit in Verwechslung gebracht werden. Gelbe Karneole werden häufig gebrannt, um die Farbigkeit zu veredeln. Auch Imitate aus gefärbten Achaten werden oftmals vertrieben. Bei Schmucksteinen handelt es sich manchmal um Imitationen aus Glas.

Vorkommen und Verfügbarkeit

Fundorte sind unter anderem Deutschland, Uruguay, Botswana, Russland, Indien und Japan.

Karneol kann als Rohstein, Trommelstein und als Donut erhalten werden. Als Schmuckstein wird er meist facettiert angeboten.

Wirkung

Orange Heilsteine werden mit dem Sakral-Chakra in Verbindung gebracht. Roter Karneol wird mit dem Wurzel-Chakra assoziiert. Karneol ist stimmungsaufhellend und stärkt das Selbstvertrauen. Er wirkt Verwirrung entgegen und steigert die Konzentrationsfähigkeit. Auch Ängste können mit ihm gelindert werden. Karneol beeinflusst das Blut und den Unterleib. Er regt die Verdauung an und optimiert die Funktion der im Unterleib lokalisierten Organe.

Anwendung

Der Heilstein wird mit direktem Hautkontakt am Körper getragen oder als Trommelstein in der Hosentasche mitgeführt. Auch das Akupressieren mit Karneol sowie das Auflegen auf bestimmte Körperregionen nach der Organuhr ist üblich. Darüber hinaus ist Karneol-Heilsteinwasser oder -Elixier eine beliebte Zubereitung für äußerliche und innerliche Anwendungen. Er reguliert den Blutdruck, regt die Durchblutung an, optimiert die Blutqualität und stillt Blutungen (z.B. Nasenbluten).

Pflege

Reinigen Sie Karneol einmal wöchentlich unter fließendem Wasser und entladen Sie ihn mit Hämatitsteinen. Die Aufladung erfolgt in der Morgensonne.

Koralle

Farbe: rot, rosa, blau, weiß, grau, schwarz
Synonyme: Astroit, Apfelkoralle, Arachneolith, Petoskeystein (versteinert)
Bildungsprinzip: sekundär
Mineralklasse: Calciummineral, Karbonate
Kristallsystem: triklin (rot, rosa und weiß); amorph (schwarz, blau)
Transparenz: undurchsichtig

Verwechslungen, Manipulationen und Imitationen

Koralle lässt sich in der Regel mit keinen anderen Heilsteinen verwechseln. Weiße oder helle Korallen werden mit Farbstoffen veredelt. Häufig stößt man auf Fälschungen aus Kunststoff, Porzellan, Glas, Horn oder Knochen.

Vorkommen und Verfügbarkeit

Hauptsächlich kommen Korallen an der karibischen Küste, im Pazifik, im Roten Meer, an der japanischen Küste, im Chinesischen Meer und im Indischen Ozean vor.

Korallen unterliegen dem Artenschutz, deshalb sind nur Exemplare (Rohform, als Trommelstein, Donut oder Schmuck) aus alten Beständen verfügbar. Am besten ersteht man den Heilstein bei einem Juwelier oder Steinhändler seines Vertrauens.

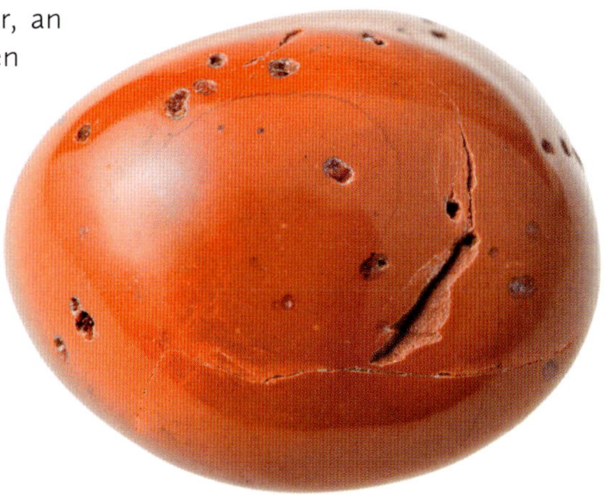

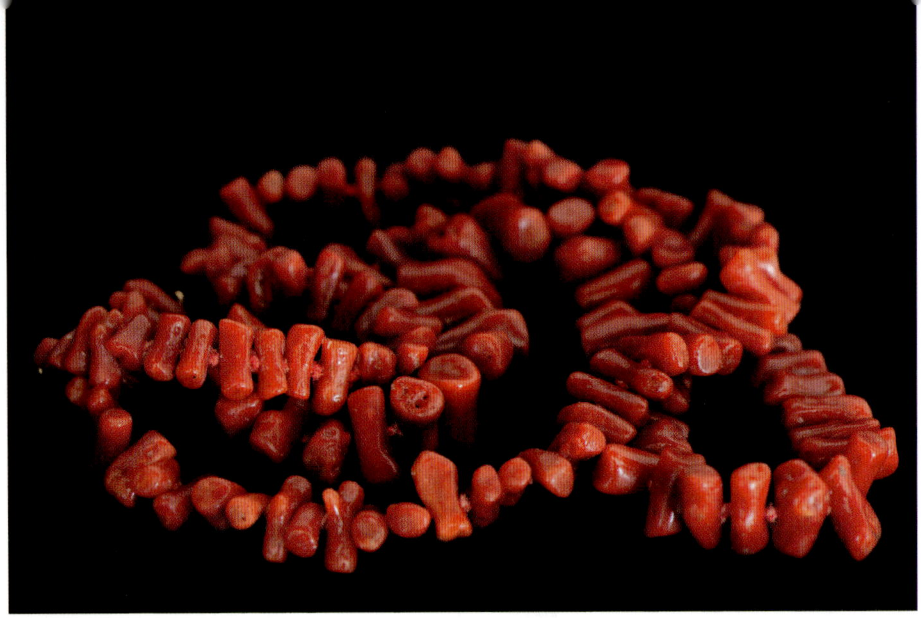

Durch die Nähe zum Herzen entfalten Korallenketten ihre besonders intensive Heilwirkung.

Wirkung

Rote Koralle wird dem Wurzel-Chakra zugeordnet, blaue Exemplare werden mit dem Hals-Chakra identifiziert. Sie schützen vor Energieverlust, harmonisieren Qi in den Meridianen und sorgen für seelisches Gleichgewicht. Koralle fördert die soziale Kompetenz und die Konzentrationsfähigkeit. Darüber hinaus hilft sie, Spannungen abzubauen. Sie soll das Zusammengehörigkeitsgefühl und die Liebe in Partnerschaften stärken sowie das sexuelle Verlangen aufrechterhalten. Sie wirkt der Entstehung von Missgunst und Neid entgegen – sei es in unserem Umfeld oder bei uns selbst. Bei Kindern fördert die Koralle das Wachstum und die Entwicklung.

Weiße Koralle sowie rote Exemplare wirken auf die Knochen. Während letztere auch die Schilddrüse beeinflussen, wird der Thymus von rosa Korallen angeregt.

Anwendung

Koralle kann am Körper oder in der Hosentasche getragen werden. Besonders empfehlenswert sind Schmuckstücke, die sich auf Höhe der Schilddrüse befinden. Auch das Auflegen nach der Organuhr auf passende Körperzonen ist hilfreich.

Pflege

Reinigen Sie Koralle einmal wöchentlich unter fließendem Wasser und entladen Sie diese mit Hämatitsteinen. Die Aufladung erfolgt im Mondlicht.

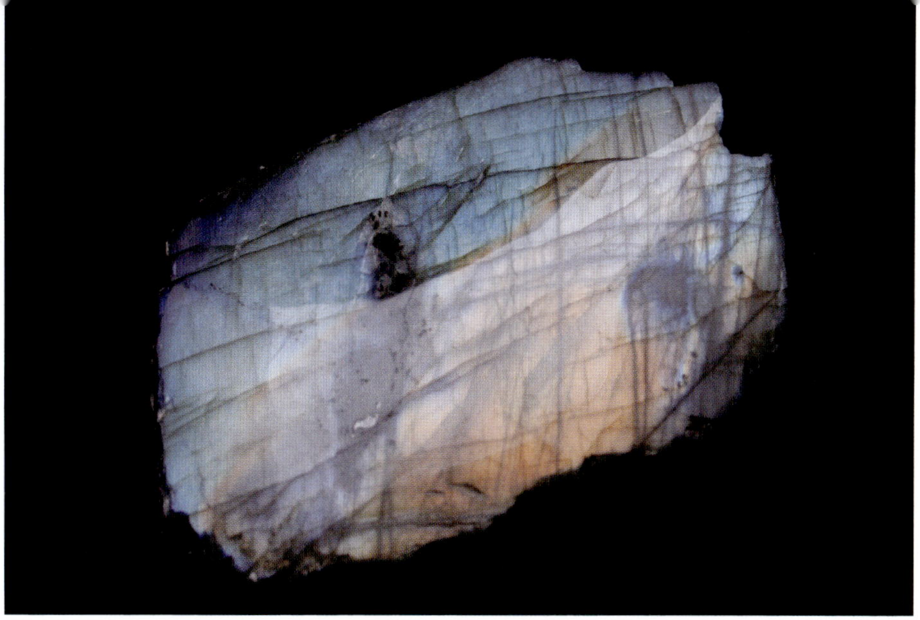

Der mystisch anmutende Stein erinnert durch sein Schimmern an Nordlichter.

Labradorit

Farbe: weiß, gelb, grau, grün, braun, schwarz; bunte Farbenspiele
Synonyme: Labrador, Anemousit, Labradorstein, Mornit
Bildungsprinzip: primär
Mineralklasse: Feldspat-Familie, gehört zu den Gerüst-Silikaten
Kristallsystem: triklin
Transparenz: durchscheinend bis undurchsichtig
Varietäten: Galaxyt, Spektrolith, Weißlabradorit

Verwechslungen, Manipulationen und Imitationen

Weißer Labradorit wird gelegentlich mit Mondstein verwechselt. Imitate werden häufig aus blauem Glas hergestellt.

Vorkommen und Verfügbarkeit

Der Heilstein kommt überwiegend in Schweden, Finnland, Grönland, Kanada, USA und Australien vor.

Er ist als Rohstein, Trommelstein oder Donut erhältlich. Im Kunsthandwerk wird er in die verschiedensten Formen geschnitten und gerne als Schmuckstein verarbeitet.

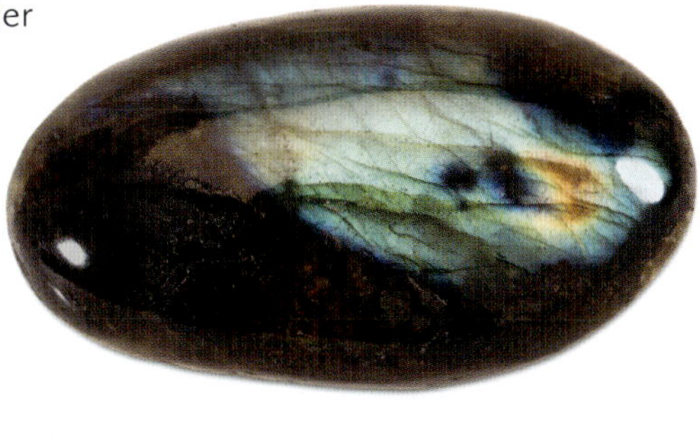

Wirkung

Labradorit wirkt vor allem auf das Wurzel- sowie das Hals-Chakra. Er harmonisiert das Qi, schützt und regeneriert die Aura.

Er hält den Säure-Basen-Haushalt in Balance, lindert Atemwegserkrankungen, regt das Immunsystem an, reguliert den Stoffwechsel, senkt den Blutdruck und stärkt die Nieren.

Der Heilstein wirkt Stress und Ängsten entgegen, lässt Dinge realistisch beurteilen, weckt Besinnlichkeit und hilft dabei, Belastungen aus früheren Leben zu bewältigen.

Anwendung

Labradorit kann unter Berücksichtigung der Organuhr auf den Körper aufgelegt und als Schmuck oder in der Hosentasche getragen werden. Außerdem kann er zur Meditation verwendet werden.

Pflege

Reinigen Sie Labradorit einmal wöchentlich unter fließendem Wasser und entladen Sie ihn mit Hämatitsteinen. Die Aufladung erfolgt in der Morgensonne.

Lapislazuli

Farbe: blau
Synonyme: Bergblau, Blauspat, Blaustein, Klaphrotin, Lasur, Lasurit, Lasurstein, Lazurit, Ultramarin
Bildungsprinzip: tertiär
Mineralklasse: Natrium-Aluminium-Mineral der Sodalith-Nosean-Gruppe; Gerüst-Silikate
Kristallsystem: kubisch
Transparenz: undurchsichtig

Verwechslungen, Manipulationen und Imitationen

Lapislazuli wird manchmal mit Azurit, Sodalith, Hauyn, Lazulith, Dumortierit oder Nosean verwechselt.

Häufig wird gefärbter Quarz, Calcit oder Magnesit als Lapislazuli gehandelt. Imitate aus Glas, Porzellan, Kunststoff oder synthetischem Spinell sind keine Seltenheit.

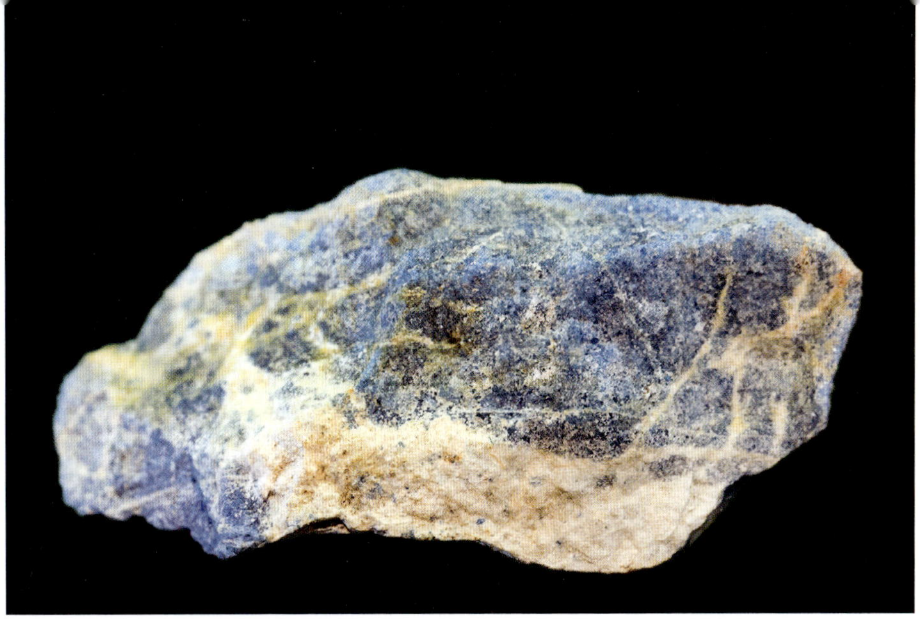

Lapislazuli hilft bei Depressionen und emotionalen Blockaden.

Vorkommen und Verfügbarkeit

Hauptfundorte sind Chile, Persien, Afghanistan, Pakistan, China, Russland und Kanada. Rohsteine, Trommelsteine und Donuts sind verfügbar. Daneben wird Lapislazuli häufig zu kunsthandwerklichen Objekten wie Figuren oder Schmuck (häufig facettiert) weiterverarbeitet.

Wirkung

Lapislazuli wird mit dem Stirn-Chakra in Verbindung gebracht. Der blaue Heilstein stärkt Selbstvertrauen, Unabhängigkeit und Durchsetzungsvermögen und wirkt Gefühlskälte entgegen. Auf körperlicher Ebene eignet er sich besonders zur Behandlung von Atemwegsbeschwerden und Hauterkrankungen. Lapislazuli verfügt über entzündungshemmende, blutdrucksenkende und krampflösende Wirkeigenschaften. Bei Menstruationsbeschwerden sowie zur intendierten Verzögerung der Menstruation kann dieser Heilstein hilfreich sein.

Anwendung

Aufgrund seines Wirkungsfeldes sollte Lapislazuli auf Halshöhe (Anhänger) getragen werden, aber auch das Mitführen in der Hosentasche ist sinnvoll. Ebenso ist er ein hervorragender Meditationsstein.

Pflege

Reinigen Sie Lapislazuli einmal wöchentlich unter fließendem Wasser und entladen Sie ihn mit Hämatitsteinen. Die Aufladung erfolgt im Mondlicht.

Malachit

Farbe: hell- bis dunkelgrün (gebändert oder gestreift)
Synonyme: Atlaserz, Berggrün, Grünkupfererz, Koppargrün, Kupfergrün, Kupferhydrophan, Kupfer-Ocker, Schiefergrün
Bildungsprinzip: sekundär
Mineralklasse: Kupfermineral der Carbonate
Kristallsystem: monoklin
Transparenz: undurchsichtig

Verwechslungen, Manipulationen und Imitationen

Atacamit, Brochantit oder Chrysokoll werden fälschlicherweise häufig für Malachit gehalten. Jaspis, behandelter Achat, Marmor oder Glas werden als Imitationen vertrieben.

Vorkommen und Verfügbarkeit

Malachit findet sich unter anderem in Namibia, Frankreich, Russland, Rumänien, USA, Chile und der Provinz Zaire. Anpolierte Rohsteine, Trommelsteine, Donuts sowie kunsthandwerkliche Gegenstände (z.B. Schmuck, Figuren) sind auf dem Markt verfügbar.

Wirkung

Mit diesem Heilstein wird das Herz-Chakra in Verbindung gebracht. Er fördert das Verantwortungsbewusstsein, die Fähigkeit, Gefühle auszudrücken, Ausgeglichenheit, die Akzeptanz des eigenen Körpers, Toleranz, Kreativität sowie Verständnis und Empathie. Er schenkt in belastenden Lebenssituationen Kraft und löst Frust auf. Auf der körperlichen Ebene wirkt er besonders auf Augen, Muskeln, Unterleib und Magen. Malachit lindert Unterleibsschmerzen, unterstützt die Fruchtbarkeit, wirkt entzündungshemmend, regt bei Kindern das Wachstum an, hilft bei Hexenschuss, Ischias, Verspannungen oder auch Prellungen und Muskelkater. Außerdem regt er den Kreislauf und die Durchblutung an, kräftigt das Herz und wirkt Atemwegserkrankungen und Stoffwechselstörungen entgegen.

Anwendung

Malachit wird entweder am Körper (mit direktem Hautkontakt) oder in der Hosentasche getragen. Auch die äußerliche und innerliche Anwendung von Heilsteinwasser oder Elixier ist empfehlenswert.

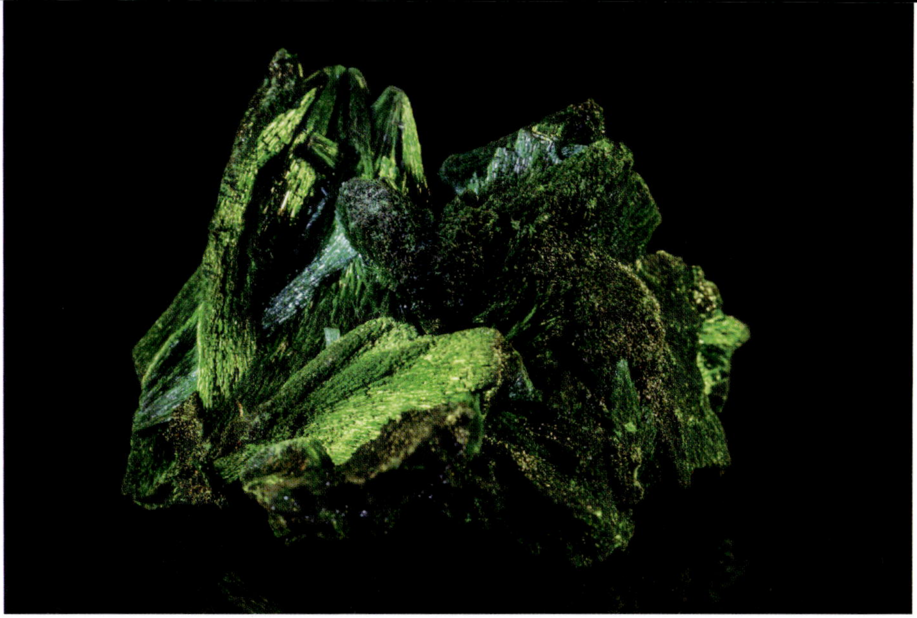

Malachit weckt den Sinn für Schönheit und Ästhetik.

Pflege

Reinigen Sie Malachit einmal wöchentlich unter fließendem Wasser und entladen Sie ihn mit Hämatitsteinen. Die Aufladung erfolgt im Vollmondlicht.

Moldavit

Farbe: grün
Synonyme: Glasmeteorit, Pseudochrysolith, Wasserchrysolith
Bildungsprinzip: tertiär
Mineralklasse: gehört zu den Tektiten; Oxide
Kristallsystem: amorph
Transparenz: durchsichtig bis durchscheinend

Verwechslungen, Manipulationen und Imitationen

Moldavit kann mit grünen Tektiten in Verwechslung gebracht werden. Fälschungen des kostbaren Heilsteins werden aus Glas angefertigt.

Vorkommen und Verfügbarkeit

Die Bezeichnung Moldavit bezieht sich auf den Fundort der Steine, der entlang der Moldau in Böhmen (Tschechien) liegt. Er wird als kostbarer Schmuckstein, Trommel- oder Rohstein vertrieben.

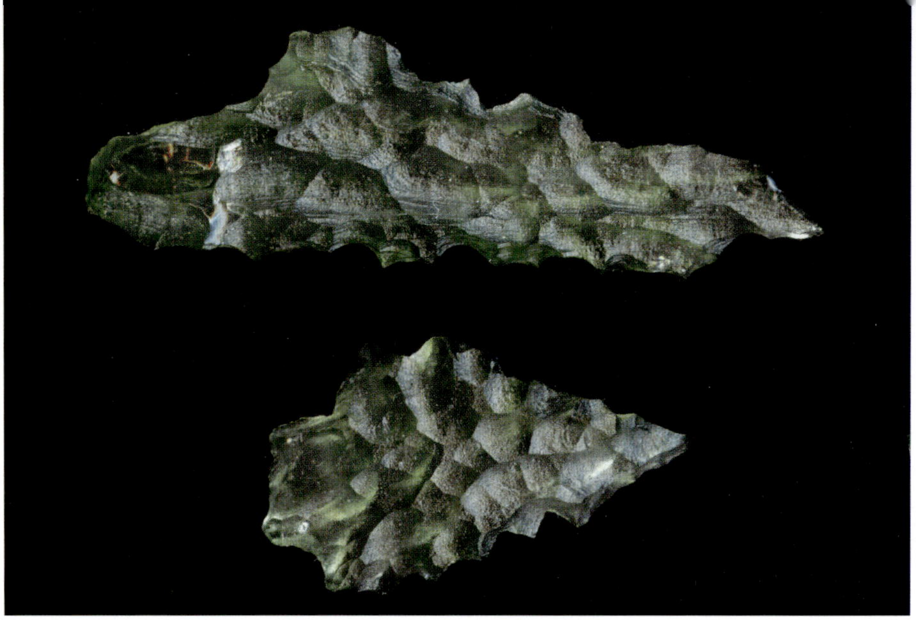

Moldavit fördert Hellsichtigkeit.

Wirkung

Moldavit wird mit dem Herz-Chakra verbunden und stärkt unseren Bezug zur geistigen Welt.

Dieser Heilstein löst Verlustängste und fördert Fantasie und Kreativität. Er schenkt Durchhaltevermögen und lässt uns schwere Aufgaben meistern. Schüchternen Menschen verhilft er zu mehr Offenheit. Er unterstützt Hellsichtigkeit und die Intuition. Dieser besondere Heilstein hilft dabei, unterdrückte Ängste zu bewältigen. Darüber hinaus schenkt er Freude, Harmonie in zwischenmenschlichen Beziehungen und mäßigt materialistisches Streben.

Moldavit steht in direktem Bezug zu Herz, Lunge, Niere und Haut. Er heilt Lungenkrankheiten und unterstützt Heilungsprozesse von physischen Symptomen, die Anzeichen einer seelischen Erkrankung sind (z.B. Magenschmerzen).

Anwendung

Der Heilstein wird am Körper oder in der Hosentasche getragen. Rohsteine werden unter Berücksichtigung der Organuhr auf bestimmte Körperregionen gelegt.

Aufgrund seiner intensiven Wirkung sollte er nur kurzfristig oder mit Pausen angewendet werden.

Pflege

Reinigen Sie Moldavit einmal wöchentlich unter fließendem Wasser und entladen Sie ihn mit Hämatitsteinen. Die Aufladung erfolgt in der Morgensonne.

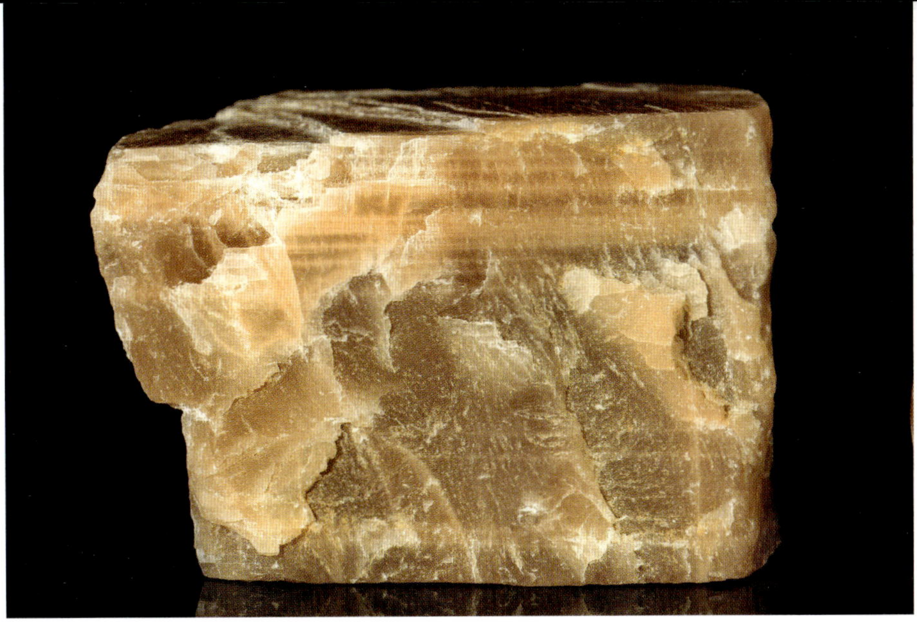

Mondstein ermöglicht den Zugang zum Unterbewusstsein.

Mondstein

Farbe: gelblich, grünlich, bräunlich, farblos
Synonyme: Selenitis
Bildungsprinzip: primär
Mineralklasse: Kalium-Aluminium-Mineral der Feldspat-Familie und der Gerüst-Silikate
Kristallsystem: monoklin
Transparenz: halbdurchsichtig bis durchscheinend

Verwechslungen, Manipulationen und Imitationen

Mondstein kann mit Bytownit, Chalcedon oder weißem Labradorit verwechselt werden. Imitate des Heilsteins werden aus synthetischem Spinell oder Glas gefertigt.

Vorkommen und Verfügbarkeit

Fundorte sind unter anderem Brasilien, Indien, Madagaskar, Sri Lanka, Schweiz, Australien und USA.

Anpolierte Rohsteine, Trommelsteine, Donuts und Essenzen sind in großer Zahl auf dem Markt verfügbar. Außerdem kann man wunderschön gestaltete Schmuckstücke kaufen. Vor allem Anhänger aus Mondstein sind immer ein Hingucker der besonderen Art und schmeicheln jeder Trägerin.

Wirkung

Mondstein wird mit dem Hals- und dem Sakral-Chakra assoziiert. Er aktiviert und regt intuitive Fähigkeiten an. Er weckt Lebensfreude, Aufgeschlossenheit und Interessen. Er fördert Traumerinnerung, innere Ruhe und Kontaktfreudigkeit. Dieser Heilstein unterstützt vor allem die emotionale Seite, beeinflusst insbesondere das Lymphsystem und den Unterleib, gleicht das Hormonsystem aus, regt die Zirbeldrüse an und lindert Hautbeschwerden, deren Ursache in hormonellen Störungen liegt. Zudem hilft Mondstein bei Unterleibserkrankungen und eignet sich vor allem zur Behandlung von gynäkologischen Beschwerden und Erkrankungen. Dieser Heilstein stimuliert die Lymphe, beugt Stoffwechselerkrankungen vor und kräftigt die körperliche Abwehr.

Anwendung

Mondstein wird mit direktem Hautkontakt am Körper getragen oder auf bestimmte Körperregionen (Herz, Unterleib) unter Berücksichtigung der Organuhr aufgelegt. Auch die Einnahme von Heilsteinwasser oder Elixier ist üblich. Ebenso kann er in Creme eingelegt werden.

Pflege

Reinigen Sie Mondstein einmal wöchentlich unter fließendem Wasser und entladen Sie ihn mit Hämatitsteinen. Die Aufladung erfolgt im Mondlicht.

Onyx

Farbe: schwarz, manchmal weiß marmoriert
Bildungsprinzip: primär
Mineralklasse: zählt zur Chalcedon-Familie; Oxide
Kristallsystem: trigonal
Transparenz: durchscheinend, undurchsichtig

Verwechslungen, Manipulationen und Imitationen

Onyx wird manchmal mit Gagat, Obsidian oder Turmalin verwechselt.

Vorkommen und Verfügbarkeit

Der verführerische Heilstein kommt in Arabien, Brasilien, Madagaskar, Indien, Mexiko und USA vor. Er ist als Trommelstein, Donut, Kugel oder Schmuck verfügbar.

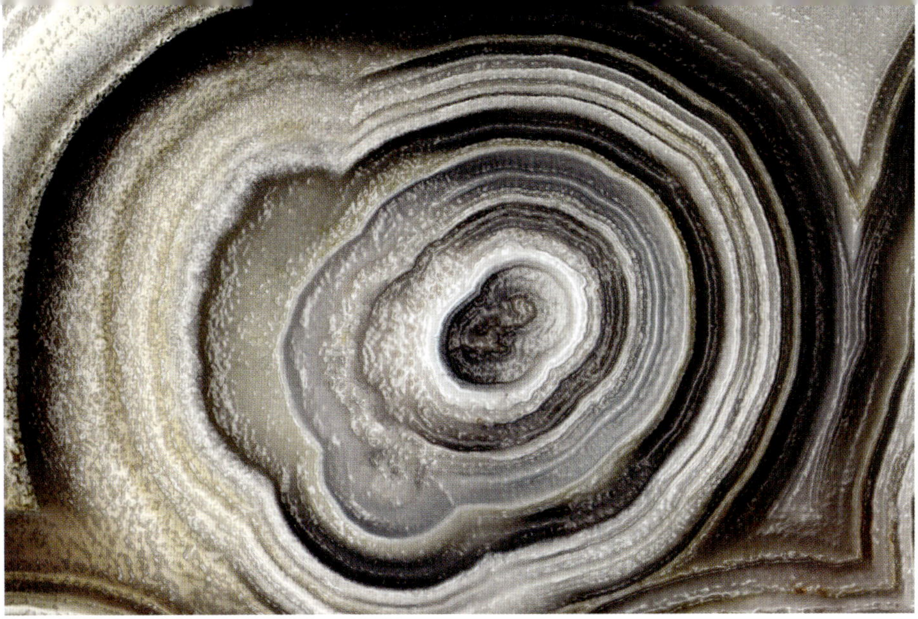

Onyx fördert die Fokussierung auf Ziele.

Wirkung

Onyx wird mit dem Wurzel-Chakra assoziiert und fördert die Selbstdisziplin. Er wirkt heilsam bei Depressionen und Ängsten, Stress oder Trauer. Menschen, die sich leicht beeinflussen lassen, hilft er, den eigenen Kurs einzuhalten. Der Heilstein spendet Zufriedenheit und inneren Frieden. Onyx stärkt die Konzentrationsfähigkeit und das logische Denken.

Auf körperlicher Ebene wird er mit Bindegewebe, Nerven und Ohren in Verbindung gebracht. Er ist hilfreich bei Diabetes, regt die Durchblutung an, hat fiebersenkende, krampflösende und entzündungshemmende Eigenschaften und stärkt das Herz und das Immunsystem. Bei Gewebeschwäche kann er Abhilfe schaffen und unterstützt Heilungsprozesse der Haut (z.B. nach Sonnenbrand, Hautausschlag oder Narbenheilung). Ebenso lindert Onyx Augenbeschwerden und wirkt anhaltenden Ohrgeräuschen entgegen.

Anwendung

Onyx wird am Körper oder in der Hosentasche getragen. Ebenso kann Heilsteinwasser oder Elixier innerlich und äußerlich angewendet werden. Auch das Einlegen in Creme ist sinnvoll. Zur Meditation werden große Rohsteine verwendet. Als Seifenstein lässt er sich wunderbar für Massagen einsetzen.

Pflege

Reinigen Sie Onyx einmal wöchentlich unter fließendem Wasser und entladen Sie ihn mit Hämatitsteinen. Die Aufladung erfolgt in der Morgensonne.

Opal

Farbe: alle Farben, bunt opaleszierend
Synonyme: Beese, Fiorit, Granulin, Lechosos, Neslit, Paederos, Santilith, Sillolith, Viandit, Waise, Weese
Bildungsprinzip: sekundär
Mineralklasse: wasserhaltiges Siliziummineral; Oxide
Kristallsystem: amorph
Transparenz: durchsichtig, undurchsichtig
Varietäten (Gemeiner Opal): Chloropal, Honig-Opal, Moosopal, Pink-Opal, Gold-Opal, Holz-Opal, Dendriten-Opal, Milch-Opal, Kascholong, Prasopal, Blauer Opal, Anden-Opal, Hyalith

Verwechslungen, Manipulationen und Imitationen

Opal wird manchmal mit Chalcedon oder Evansit verwechselt. Imitationen werden häufig aus synthetisierten Opalen, Glas mit eingeschmolzenen Farbfolien oder Kunststoffen angeboten.

Vorkommen und Verfügbarkeit

Fundorte sind Slowakei, Ukraine, Äthiopien, Australien, USA, Brasilien, Honduras, Mali, Indonesien, Mali und Türkei.

Da Opale sehr wertvoll sind, bewegen sich die Preise auf dem Markt in einer hohen Kategorie. Sie werden als Rohsteine und Trommelsteine, aber auch geschliffen, vertrieben.

Wirkung

Das Wurzel-Chakra wird mit Feueropal, Schwarzopal und Rotem Opal assoziiert. Pink-Opal und Chrysopal wirken auf das Herz-Chakra. Der anmutig schil-

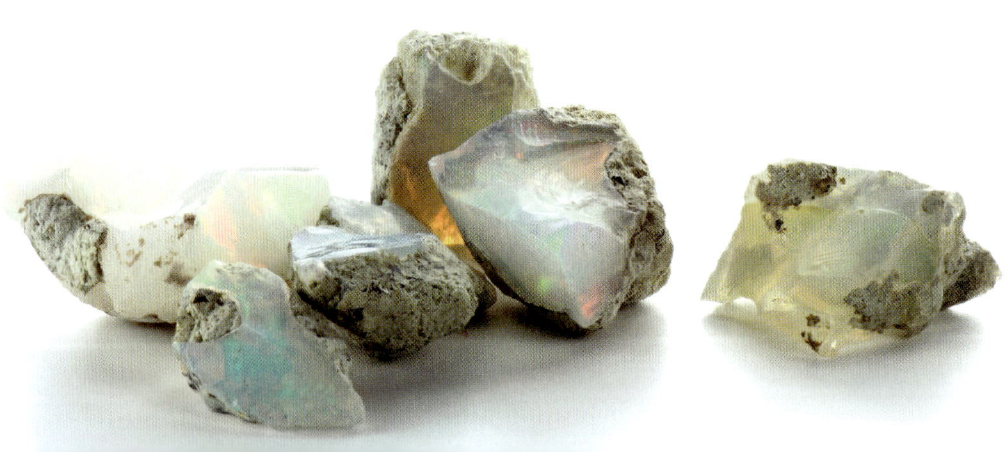

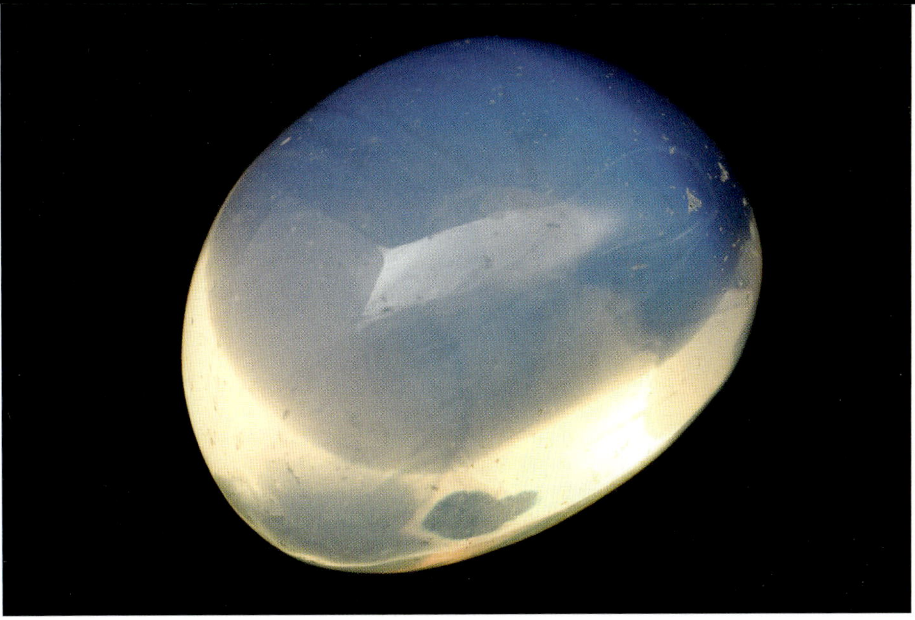

Opal besticht durch sein schillerndes Farbspiel.

lernde Stein hilft bei Erschöpfung, Ängsten und Depressionen. Er belebt, weckt Aktivität und macht abenteuerlustig. Er spendet inneren Frieden, wirkt falschen Schuldgefühlen entgegen, fördert die Kommunikationsfähigkeit, Mut und Selbstwertgefühl. Der Opal stärkt innere Glückseligkeit und fördert das aus sich Herausgehen. Sein Träger wird locker und genießt sein Dasein.

Bei Magersucht entfaltet der Opal ebenfalls seine heilende Wirkung. Er beeinflusst auf körperlicher Ebene Lymphe und Körperzellen. Er wirkt entzündungshemmend, lindert Lebererkrankungen, hilft bei Blutarmut, Fieber, rheumatischen Beschwerden und stärkt die Potenz.

Pink-Opal steigert die körperliche Ausdauer und lindert Herzbeschwerden. Bei nervösen Magenbeschwerden kann Gold-Opal Abhilfe schaffen. Chrysopal und Kascholong unterstützen die Entgiftung.

Anwendung

Opal kann am Körper oder in der Hosentasche getragen werden. Ebenso wird er nach der Organuhr auf bestimmte Körperstellen gelegt oder zur Meditation verwendet. Die äußerliche und innerliche Anwendung von Heilsteinwasser und Elixier wird ebenfalls empfohlen.

Pflege

Reinigen Sie Opal einmal wöchentlich unter fließendem Wasser und entladen Sie ihn mit Hämatitsteinen. Die Aufladung erfolgt im Vollmondlicht oder in einer Amethystdruse.

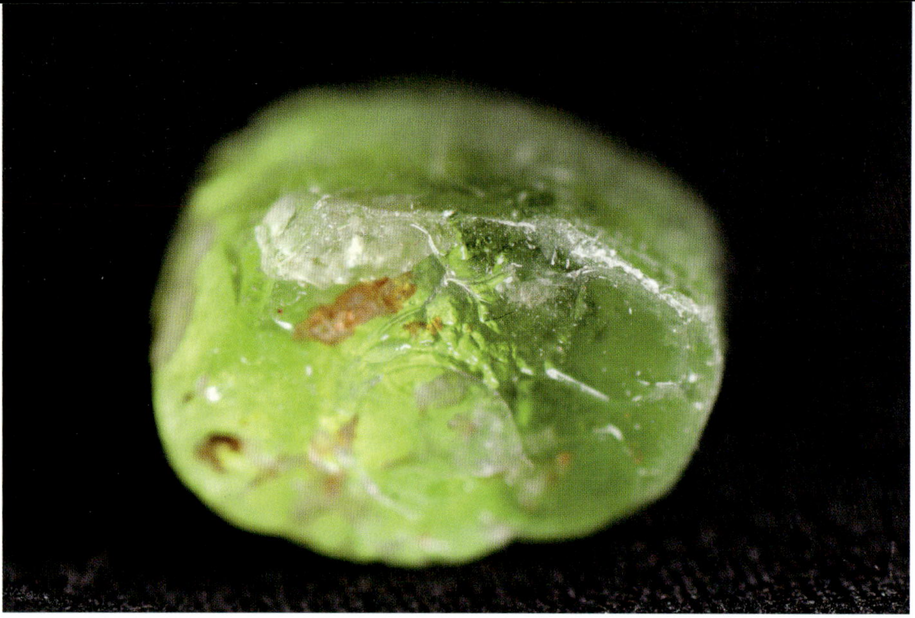

Im Mittelalter setzte man Peridot zur Abwehr böser Geister ein.

Peridot

Farbe: farblos, verschiedene Grüntöne (flaschengrün, olivgrün, gelbgrün, moosgrün, braungrün)
Synonyme: Olivin, Hawaiit, Hyalosiderit, Talassakit, Chrysolith, Sideroskelpt
Bildungsprinzip: primär
Mineralklasse: Magnesium-Eisen-Mineral; Insel-Silikate
Kristallsystem: rhombisch
Transparenz: durchsichtig, durchscheinend

Verwechslungen, Manipulationen und Imitationen

Peridot wird gelegentlich mit Chrysoberyll, Epidot, Diopsid, grünem Turmalin, Moldavit oder Vesuvian verwechselt.

Dunkle Exemplare werden gebrannt, um einen helleren Farbton herzustellen. Fälschungen werden aus synthetischem Spinell oder Glas gefertigt.

Vorkommen und Verfügbarkeit

Peridot kommt hauptsächlich in Ägypten, Australien, USA, Mexiko, Deutschland, China, Kanada, Österreich, Pakistan und Südafrika vor.

Der Heilstein ist auf dem Markt als körnige Mineralstufe oder als Trommelstein verfügbar. Aber auch Schmuck wird aus ihm produziert, hierbei werden die Steine gelegentlich facettiert.

Wirkung

Peridot entfaltet seine Wirkung vor allem im Herz-Chakra. Er harmonisiert das Qi, reduziert Trauer, Neid und seelische Leiden. Peridot erleichtert das Loslassen, spendet Freude, innere Ruhe und Gelassenheit und stärkt Toleranz. Er beeinflusst insbesondere Augen, Leber, Galle, Bauchspeicheldrüse und Thymusdrüse günstig, verbessert die Sehfähigkeit, stimuliert den Stoffwechsel, kräftigt die körperliche Abwehr, regt Gallen- und Leberfunktionen an und lindert Hautstörungen. Da dieser Heilstein die Wehentätigkeit unterstützt, eignet er sich als Hilfsmittel zur Geburtseinleitung.

Anwendung

Peridot wird am Körper oder in der Hosentasche getragen. Ebenfalls kann er auf bestimmten Körperregionen nach der Organuhr platziert werden. Auch die innerliche Einnahme von Heilsteinwasser oder Elixier wird empfohlen.

Pflege

Reinigen Sie Peridot einmal wöchentlich unter fließendem Wasser und entladen Sie ihn mit Hämatitsteinen. Die Aufladung erfolgt bei Morgensonne.

Perle

Farbe: weiß, creme, rosé, rötlich, silberfarben, goldfarben, grün, bräunlich, schwarz
Mineralklasse: Calciummineral der Carbonate
Kristallsystem: rhombisch
Transparenz: undurchsichtig

Verwechslungen, Manipulationen und Imitationen

Im Handel werden natürlich gewachsene Perlen und in Süßwasser eigens gezüchtete Perlen angeboten. Diese können leicht miteinander verwechselt werden. Manche Perlen werden gebleicht und im Anschluss daran eingefärbt (rosé oder schwarz).

Vorkommen und Verfügbarkeit

Perlen finden sich unter anderem in den Küstenbereichen Mittelamerikas, Nordamerikas, Japans, Chinas, Sri Lankas, am Golf von Mannar und am Persischen Golf.

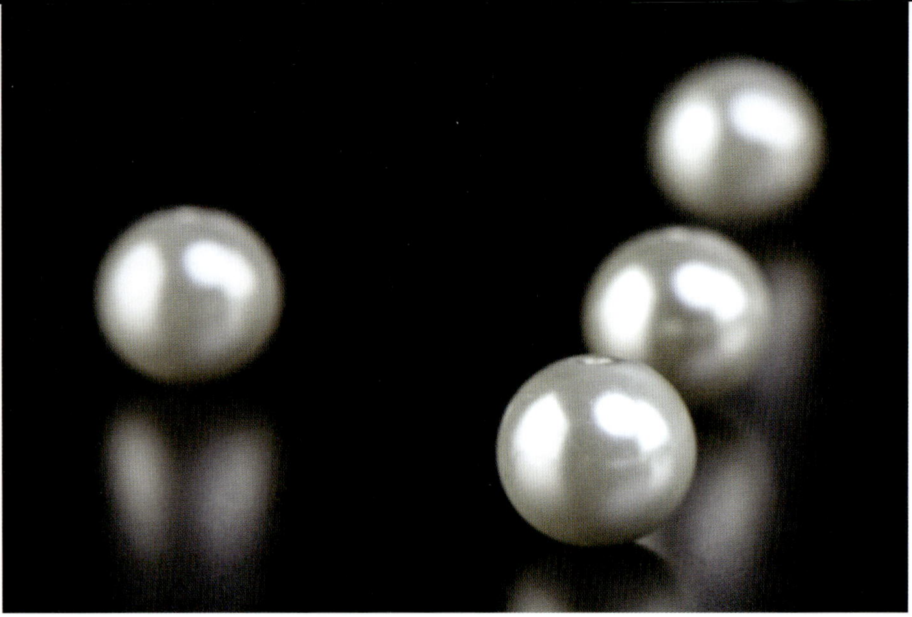

Perlen können Allergien lindern.

Naturperlen sind sehr teuer und seltener verfügbar. Ketten oder Armbänder werden deshalb meistens aus Zuchtperlen geknüpft.

Wirkung

Schwarze Perlen werden dem Wurzel-Chakra zugeordnet, weiße dem Nabel-Chakra. Sie bringen die Seele und den Geist in Balance, fördern Ausgeglichenheit und inneren Frieden. Sie wirken Erschöpfung entgegen, unterstützen bei der Bewältigung leidvoller Erfahrungen und helfen bei Albträumen. Auf körperlicher Seite beeinflussen Perlen vor allem Haut, Nerven, Magen und Nebennieren. Sie lindern chronische Kopfschmerzen und Migräne, mildern Probleme des Verdauungstrakts, bessern Allergien und Augenbeschwerden.

Anwendung

Perlen können am Körper oder in der Hosentasche getragen, in Creme eingelegt oder unter Berücksichtigung der Organuhr auf den Körper aufgelegt werden. Die innerliche und äußerliche Anwendung von Heilsteinwasser oder Elixier ist üblich. Perlen wirken allerdings nur sehr langsam, deswegen muss die Anwendungsdauer entsprechend verlängert werden.

Pflege

Reinigen Sie Perlen einmal wöchentlich unter fließendem Wasser (am besten Salzwasser) und entladen Sie diese mit Hämatitsteinen. Die Aufladung erfolgt bei Vollmondlicht.

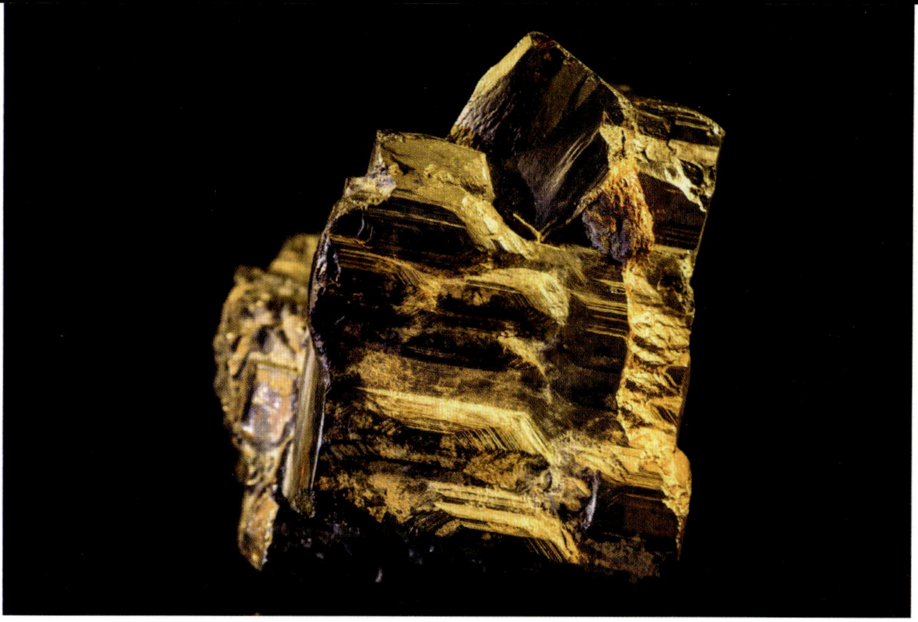

Pyrit unterstützt uns bei der Auseinandersetzung mit unseren Schattenseiten.

Pyrit

Farbe: metallische Farbtöne
Synonyme: Eisenkies, Gelbeisenkies, Grünkies, Hahnenkamm, Inkastein, Kaltschedan, Katzengold, Kies, Kiesball, Kohlenkies, Kyßgilbe, Lebereisenerz, Leberkies, Leberschlag, Poliopyrit, Schwefeleisen, Schwefelkies, Sideropyrit, Stragold, Strahlkies, Telaspyrin, Treppe
Bildungsprinzip: primär, sekundär, tertiär
Mineralklasse: Eisenmineral; Sulfide
Kristallsystem: kubisch
Transparenz: undurchsichtig

Verwechslungen, Manipulationen und Imitationen

Pyrit kann mit Chalkopyrit, Gold, Markasit, Cubanit, Pyrrhotin, Troilit, Bornit oder Arsenopyrit verwechselt werden. Fälschungen werden aus geschliffenem Glas oder aus Metall hergestellt.

Vorkommen und Verfügbarkeit

Fundorte sind vor allem Spanien, Brasilien, Peru, Chile, Ecuador, Griechenland, Italien, Spanien, Norwegen, Österreich, Deutschland oder USA.

Pyrit wird als Trommelstein, Einzelkristallwürfel oder Kristallgruppe und als Donut oder Kugel vertrieben.

Wirkung

Pyrit wird mit dem Nabel-Chakra assoziiert und öffnet alle anderen Chakras. Er weckt Ideenreichtum und Kreativität, lindert Depressionen und Ängste und wirkt Erschöpfung entgegen. Er setzt die feinstoffliche Reinigung in Körper, Geist und Seele in Gang und fördert Erkenntnis sowie Erinnerungsfähigkeit. Pyrit wirkt insbesondere auf Leber, Galle, Arterien und Haut. Er wirkt entzündungshemmend, fiebersenkend, wärmend, krampflösend, schmerzstillend, regenerierend und tonisierend. Der metallische Heilstein hilft bei Beschwerden und Erkrankungen der Haut, wie Warzen oder Ausschlägen, lindert Verdauungsprobleme und fördert die Durchblutung. Bei Krampfadern ist er ein bewährtes Mittel. Darüber hinaus heilt er Atemwegserkrankungen wie Bronchitis oder Lungenentzündung.

Anwendung

Pyrit wird am Körper oder in der Hosentasche getragen. Ebenso kann er (Kristall oder Pyrit-Sonne) unter Berücksichtigung der Organuhr auf betroffene Körperzonen gelegt werden. Zur kontemplativen Betrachtung werden große Kristallstufen in der nahen Umgebung aufgestellt.

Pflege

Reinigen Sie Pyrit einmal wöchentlich mit Hämatitsteinen oder im Eisfach. Die Aufladung erfolgt bei Morgensonne.

Rauchquarz

Farbe: braun, grau, schwärzlich
Synonyme: Cairngorm, Pseudoptas, Morion (dunkle bis fast schwarze Rauchquarze)
Bildungsprinzip: primär
Mineralklasse: Varietät der Kristall-Quarze; Oxide
Kristallsystem: trigonal
Transparenz: durchsichtig, durchscheinend, undurchsichtig

Verwechslungen, Manipulationen und Imitationen

Rauchquarz wird leicht mit Topas, Rauch-Obsidian oder Turmalin in Verwechslung gebracht. Risse werden häufig mit Epoxy-Harz kaschiert. Imitationen aus synthetischem Quarz, Citrin oder bestrahltem Bergkristall sind häufig.

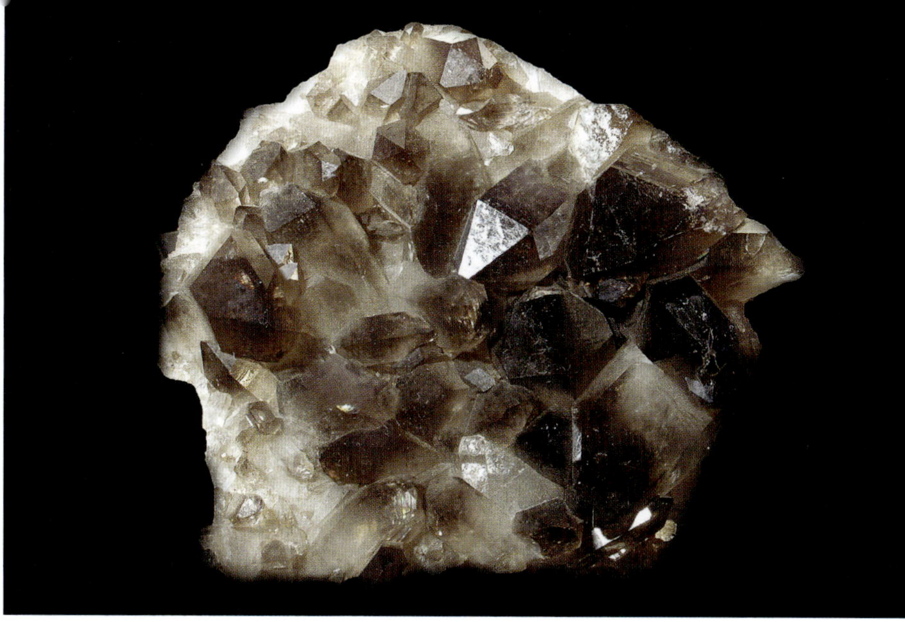

Rauchquarz entspannt und löst Stress auf.

Vorkommen und Verfügbarkeit

Hauptsächlich kommt Rauchquarz in Deutschland, Schweiz, Russland, Madagaskar, Pakistan oder Brasilien vor. Der anmutige Heilstein ist als Rohstein, Trommelstein, Einzelkristall, Kristallgruppe oder Donut verfügbar. Aus ihm werden auch Schmuckstücke (Anhänger etc.) gefertigt. Hier findet er sich häufig in facettierter Form.

Wirkung

Rauchquarz wird mit dem Wurzel-Chakra in Verbindung gebracht. Er hilft vor allem bei der Bewältigung von Trauer und seelischen Leiden. Auch Depressionen können mit ihm behandelt werden. Durch seine entspannende Wirkung lindert er Stress und löst seelische Blockaden. Er klärt die Gedanken und hilft, Suchtkrankheiten zu überwinden. Rauchquarz steht in direkter Beziehung zu den Nerven und zur Bauchspeicheldrüse. Er bekämpft Erschöpfung, reduziert Strahlenschäden, tonisiert den Organismus, mindert Schmerzen, erhöht die körperliche Belastbarkeit und stärkt Gewebe, Gelenke und Muskeln.

Anwendung

Bei chronischen Schmerzen empfiehlt sich das Tragen des Heilsteins an der betroffenen Körperstelle (evtl. durch Fixierung mit Pflaster oder elastischem Verband). Heilsteinwasser oder Elixier kann innerlich angewendet werden. Auch das Einlegen des Heilsteins in Creme und das anschließende Auftragen auf die betroffenen Körperregionen kann hilfreich sein. Ansonsten wird Rauchquarz gemäß der Organuhr auf die entsprechenden Körperregionen gelegt oder findet in der Akupressur Verwendung. Große Rohsteine oder Kristallgruppen werden zur Meditation eingesetzt.

Pflege
Reinigen Sie Rauchquarz einmal wöchentlich unter fließendem Wasser und entladen Sie ihn mit Hämatitsteinen. Die Aufladung erfolgt mit Morgensonne.

Rosenquarz

Farbe: rosa (zart bis intensiv)
Bildungsprinzip: primär
Mineralklasse: Mineral der Quarz-Gruppe und der Oxide
Kristallsystem: trigonal
Transparenz: durchsichtig, durchscheinend, milchig trüb
Varietäten: Lavendel-Quarz

Verwechslungen, Manipulationen und Imitationen
Rosenquarz kann in der Regel nicht verwechselt werden, wenn überhaupt mit Morganit. Zur „Veredelung" wird Rosenquarz mit Farbstoffen behandelt, geölt oder bestrahlt (kristalline Exemplare).

Vorkommen und Verfügbarkeit
Hauptfundorte sind Deutschland, Namibia, Madagaskar, Brasilien und USA. Rosenquarz kann als Rohstein, Trommelstein, Kugel, Pyramide oder Donut erworben werden. Edelstein-Elixiere werden ebenfalls angeboten. Im Kunsthandwerk wird er häufig zur Herstellung von kleinen Objekten (Herzen etc.) oder Schmuck verwendet.

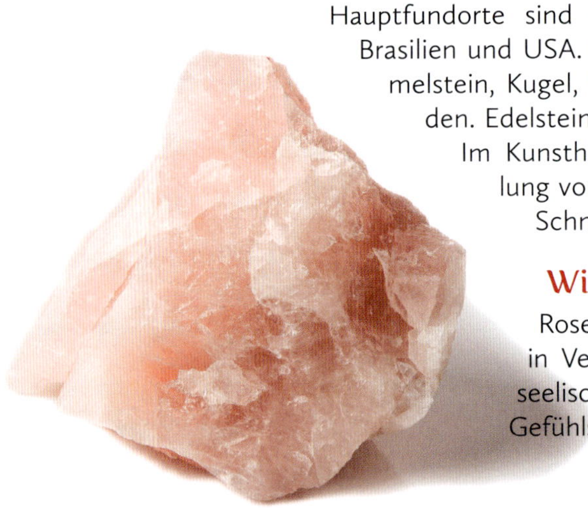

Wirkung
Rosenquarz wird mit dem Herz-Chakra in Verbindung gebracht. Er lindert Ängste, seelisches Leid und Liebeskummer. Er wirkt Gefühlskälte entgegen und weckt Hilfsbereit-

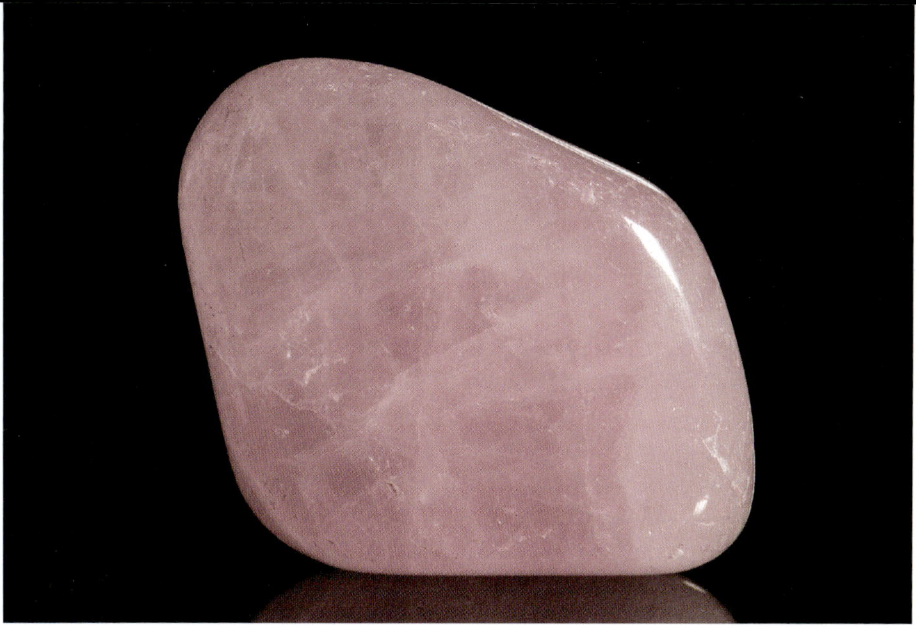

Als Anhänger am Herzen getragen, schafft Rosenquarz Abhilfe bei Liebeskummer.

schaft sowie Aufgeschlossenheit. Rosenquarz schenkt inneren Frieden und Ausgeglichenheit, weshalb er günstig auf das Selbstwertgefühl wirkt. Er lehrt Selbstliebe und heilt alte emotionale Wunden. Darüber hinaus unterstützt er den Träger beim Erfüllen seiner persönlichen Bedürfnisse. Er hilft Partnern, die sich entfremdet haben, ein neues Zusammengehörigkeitsgefühl auf einer anderen Ebene zu entwickeln. Rosenquarz weckt unseren Sinn für Ästhetik und das Schöne.

Auf körperlicher Ebene beeinflusst er Blut und Herz positiv. Er regt den Kreislauf an, reguliert die Herzfunktion und kräftigt das Herz. Des Weiteren wirkt dieser Heilstein antientzündlich und kann beispielsweise Entzündungen und Infektionen im Unterleib oder Atemwegserkrankungen heilen. Auch regt er den Sexualdrang an und hilft bei Schlafstörungen.

Anwendung

Rosenquarz kann entweder am Körper oder in der Hosentasche getragen, gemäß der Organuhr auf den Körper aufgelegt, bei Hautunreinheiten äußerlich in Form von Heilsteinwasser, Elixier oder Heilstein-Creme aufgetragen und bei Akupressur eingesetzt werden. Wird er neben dem Bett aufgestellt, kann er vor Schlafstörungen schützen.

Pflege

Reinigen Sie Rosenquarz alle zwei Wochen unter fließendem Wasser und entladen Sie ihn mit Hämatitsteinen. Die Aufladung erfolgt auf Bergkristall oder in einer Amethyst-Druse.

Rubin

Farbe: rosa bis rot, violetter Schimmer
Synonyme: Ballas, Demantspat, Hartspat, Anthrax, Karfunkel, Smyris, Harmophan, Taubenblut
Bildungsprinzip: primär, sekundär, tertiär
Mineralklasse: Aluminiummineral der Korund-Familie; Oxide
Kristallsystem: trigonal
Transparenz: durchscheinend bis undurchsichtig
Varietäten: Rubin-Disthen, Stern-Rubin, Rubin-Zoisit

Verwechslungen, Manipulationen und Imitationen

Rohsteine sind einzigartig und können nicht mit anderen Steinen in Verwechslung gebracht werden. Allerdings ähnelt Rubin in geschliffener Form Rubellit, Topas, Granat, Pyrop, Spinell und Zirkon. Risse werden mit Glas oder Kunststoff ausgebessert. Um die Farbe zu „veredeln", wird Rubin mit Hitze, Öl oder Wachs behandelt. Er wird oftmals mit Kunstharz imprägniert. Imitationen werden aus Spinell, synthetischem Rubin oder farblich angepasstem Glas angefertigt.

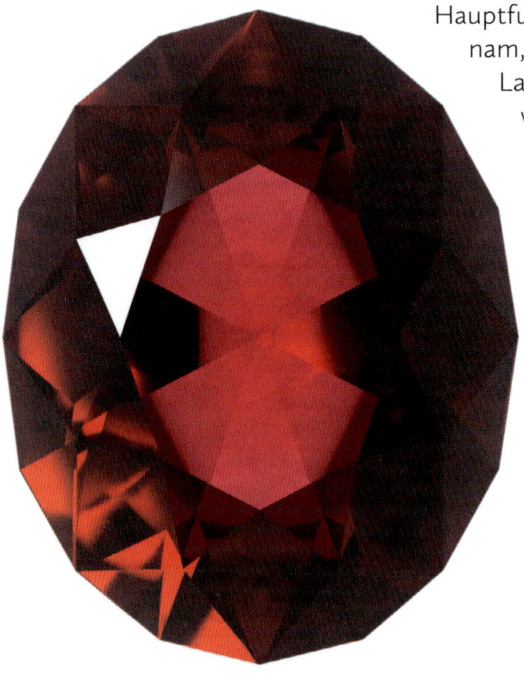

Vorkommen und Verfügbarkeit

Hauptfundorte sind unter anderem China, Vietnam, Kolumbien, Indien, Nepal, Pakistan, Sri Lanka, Thailand, Laos, USA und der Provinz Zaire.

Der edle Heilstein kann als Rohkristall, Trommelstein oder Donut erworben werden. Elixiere sind in großer Zahl verfügbar. Im Kunsthandwerk wird er sehr häufig in facettierter Form zu atemberaubenden Schmuckstücken verarbeitet.

Wirkung

Rubin beeinflusst insbesondere das Wurzel- und das Herz-Chakra und wirkt stimmungsaufhellend. Er hilft bei Depressionen, Trauer und Melan-

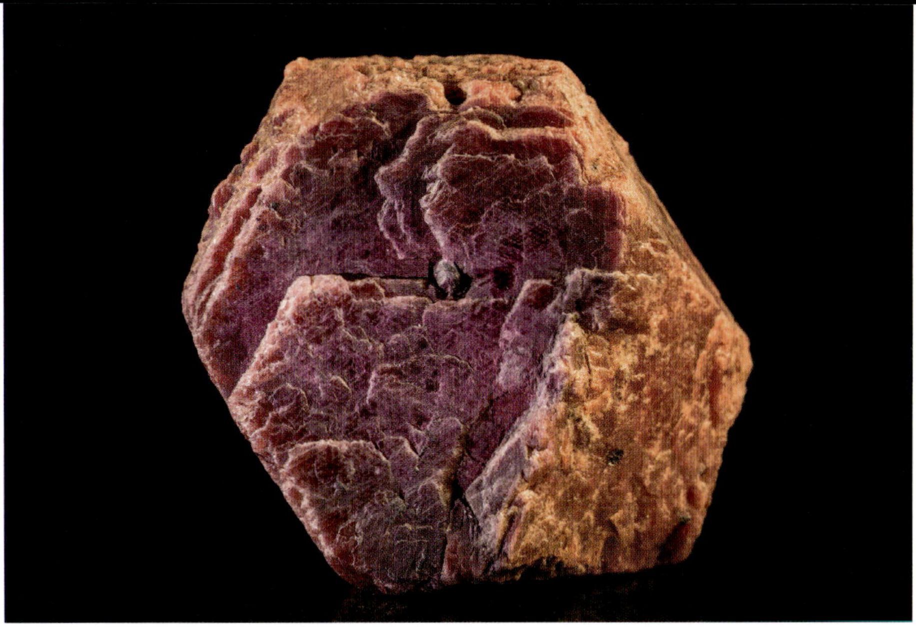

Mit Rubin kann Lethargie aufgelöst werden.

cholie, stärkt die Intuition, spendet innere Stärke sowie Selbstsicherheit und macht leistungsfähiger – auch im sexuellen Sinne, weshalb er lustvolle Liebesnächte bescheren soll. Darüber hinaus schenkt er ein intensives Freiheitsgefühl, soll Respekt und Ehrfurcht einflößen und die Neugier schüren sowie Zuversicht spenden.

Rubin hat einen starken Einfluss auf Nieren, Herz, Kreislauf und Milz. Er wirkt fiebersenkend, entzündungshemmend, cholesterinspiegelsenkend, aktiviert den Stoffwechsel, belebt, stärkt das Herz und regt die Bildung weißer Blutkörperchen an. Er gleicht Hormonschwankungen aus, weckt den Sexualtrieb und ist besonders wohltuend während der Wechseljahre.

Anwendung

Da Rubin eine sehr intensive Wirkung hat, sollte er nicht länger als sechs Stunden pro Tag am Körper getragen werden. Die äußerliche und innerliche Anwendung von Heilsteinwasser sowie -Elixieren ruft ebenso eine sehr starke Wirkung hervor. Achten Sie deshalb auf eine sachgerechte Dosierung und holen Sie diesbezüglich Rat bei Ihrem TCM-Arzt oder Heilpraktiker ein. Rubin kann zu Heilzwecken nach der Organuhr auf dem Körper aufgelegt oder zur Meditation verwendet werden.

Pflege

Reinigen Sie Rubin einmal wöchentlich unter fließendem Wasser und entladen Sie ihn mit Hämatitsteinen. Die Aufladung erfolgt in der Morgensonne.

Saphir

Farbe: farblos, gelb, orange, grün, blau, violett
Synonyme: Demanspat, Asteria, Hartspat, Sanritana, Girasolsaphir, Sapphir, Harmophan, Smyris
Bildungsprinzip: primär, tertiär
Mineralklasse: Aluminiummineral der Korund-Familie; Oxide
Kristallsystem: trigional
Transparenz: durchsichtig, durchscheinend, undurchsichtig
Varietäten: Purpur-Saphir, Indigo-Saphir, Schwarzer Saphir, Luchssaphir, Leukosaphir, Sri Lanka-Alexandrit, Asteria, Topasasteria, Weißer Saphir, Luchssaphir, Gelber Saphir, Chlorosaphir, Padparadja

Verwechslungen, Manipulationen und Imitationen

Saphir kann mit Tansanit, Benitoit, Zirkon, Disthen, Indigolith, Cordierit, Spinell, Topas und Apatit verwechselt werden.

Die Farbe wird durch Hitzebehandlung bei über 1000 °C und mit farbigem Wachs oder Öl optimiert. Mit Glas- oder Kunststofffüllungen werden Risse kaschiert. Fälschungen aus synthetischem Saphir sind nicht selten.

Vorkommen und Verfügbarkeit

Saphire kommen unter anderem in USA, China, Malawi, Südafrika, Tansania, Sri Lanka, Australien, Thailand und Laos vor.

Saphire werden als Rohstein, Rohkristall, Trommelstein oder Donut verkauft. Er ist ein beliebter und edler Schmuckstein, der meist in geschliffener Form Ketten oder Ringe ziert.

Wirkung

Gelber Saphir wird mit dem Nabel-Chakra assoziiert, rosa Saphir (z.B. orientalischer Huazinth) mit dem Herz-Chakra und blauer Saphir (z.B. Indigo-Saphir) mit dem Hals-Chakra. Saphire fördern geistiges Wachstum und Zielstrebigkeit, spenden Ausgeglichenheit, machen tolerant und beruhigen. Sie helfen gegen Albträume, Schlaflosigkeit und unangebrachte Schuldgefühle. Saphire beeinflussen Schilddrüse, Nerven und Darm, lindern Beschwerden der Verdauungsorgane, stärken diese und regen den Appetit an. Bei Augenerkrankungen wie Bindehautentzündung oder bei Hautstörungen (z.B. Ekzeme, Ausschläge, Juckreiz) ist dieser Heilstein ebenfalls hilfreich.

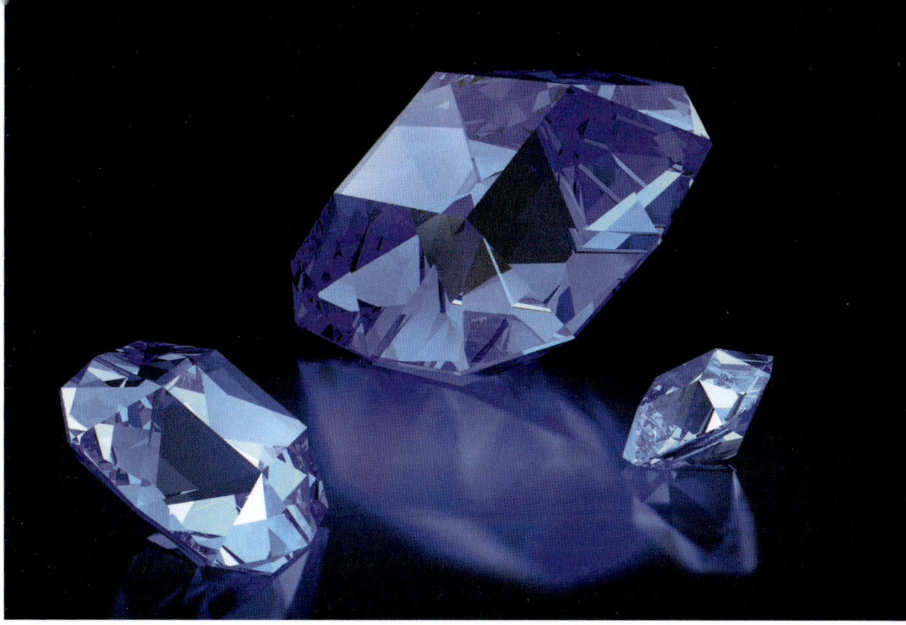

Saphir stärkt den Glauben.

Anwendung

Saphir kann direkt auf der Haut getragen, nach der Organuhr auf die betroffenen Körperregionen aufgelegt und innerlich sowie äußerlich (Waschungen sollen bei Hautkrankheiten helfen) als Heilsteinwasser oder Elixier angewendet werden. Rohsteine setzt man außerdem zu meditativen Zwecken ein. Auf die Stirn aufgelegt soll er Schmerzen, Schlaflosigkeit und Fiebererkrankungen entgegenwirken.

Pflege

Reinigen Sie Saphir einmal wöchentlich unter fließendem Wasser und entladen Sie ihn mit Hämatitsteinen. Die Aufladung erfolgt in der Morgensonne.

Smaragd

Farbe: hell- bis dunkelgrün
Bildungsprinzip: primär, tertiär
Mineralklasse: chromhaltiges Aluminium-Beryllium-Mineral der Beryll-Familie; Ring-Silikate
Kristallsystem: hexagonal
Transparenz: durchsichtig bis undurchsichtig
Varietäten: Trapiche-Smaragd

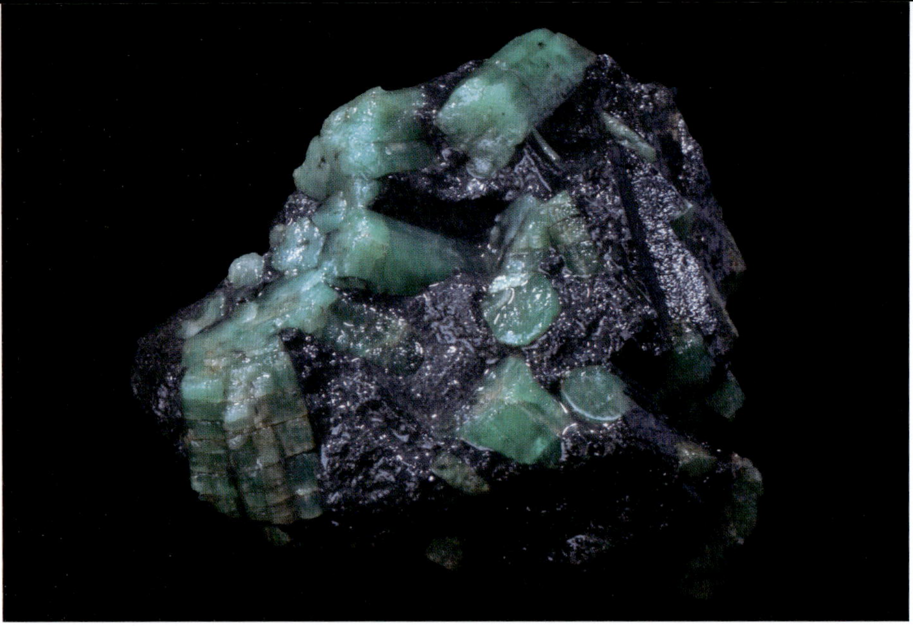

Smaragd weckt den Sinn für Ästhetik.

Verwechslungen, Manipulationen und Imitationen

Smaragde können gelegentlich mit Uwarowit, Demantoid, Grossular oder Chromdiopsid verwechselt werden. Risse werden durch Öl-, Wachs- oder Kunststoffbehandlungen und mit Glas kaschiert. Es finden sich immer wieder Beryll-Imitationen. Synthetische Smaragde werden in großem Stil vertrieben.

Vorkommen und Verfügbarkeit

Smaragd kommt hauptsächlich in Russland, Brasilien, Indien, Kolumbien, Südafrika, Tansania, Mosambik und Österreich vor. Er wird als Rohstein, Einzelkristall, Kristallgruppe oder Donut vertrieben. Als Schmuckstein ist er außerordentlich begehrt und ziert Anhänger, Ringe oder Armbänder meist in geschliffener und facettierter Form.

Wirkung

Die kostbaren Heilsteine werden mit dem Herz-Chakra in Verbindung gebracht. Sie schenken inneren Frieden und beruhigen den Geist. Smaragde helfen, Trauer und seelisches Leid zu überwinden, fördern Disziplin und Selbstbestimmung und wecken lebensbejahende Geister. Sie haben eine harmonisierende Wirkung auf Partnerschaft und Freundschaft und sensibilisieren für die Schönheit der Natur.

Auf körperlicher Ebene beeinflusst Smaragd Leber, Nieren, Herz, Atemwege und Thymusdrüse günstig. Er wirkt blutdrucksenkend, regt die Durchblutung an und eignet sich zur Anwendung bei Herzstörungen. Außerdem hat dieser

Heilstein eine krampflösende, schleimlösende, entgiftende, entzündungshemmende, antibakterielle und schmerzlindernde Wirkung. Verdauungsprobleme können mit ihm behandelt werden und er stößt den Heilungsprozess von Hautverletzungen an. Bei Sehstörungen und Augenproblemen sowie Atemwegserkrankungen wie Nebenhöhlenentzündung, Bronchitis oder Erkältung entfaltet Smaragd seine heilende Wirkung.

Anwendung

Smaragd-Kristall kann nach der Organuhr mit unmittelbarem Hautkontakt auf die betroffenen Körperareale gelegt werden. Man kann ihn auch als Anhänger oder Schmuck direkt auf der Haut oder in der Hosentasche tragen. Äußerlich und innerlich als Heilsteinwasser, Elixier oder Creme angewendet, soll er vor allem bei rheumatischen Erkrankungen eine heilsame Wirkung entfalten. Rohsteine dienen zur kontemplativen Betrachtung beziehungsweise zur Meditation.

Pflege

Reinigen Sie Smaragd einmal wöchentlich unter fließendem Wasser und entladen Sie ihn mit Hämatitsteinen. Die Aufladung erfolgt in der Morgensonne.

Sodalith

Farbe: hell- bis dunkelblau
Synonyme: Sodastein, Blaustein, Kanadischer Blaustein, Alomit, Odalith, Glaukolith
Bildungsprinzip: primär
Mineralklasse: Natriummineral der Feldspatoide und der Alumo-Schicht-Silikate
Kristallsystem: kubisch
Transparenz: durchscheinend bis undurchsichtig
Varietäten: Roter Sodalith

Verwechslungen, Manipulationen und Imitationen

Sodalith kann unter Umständen mit Lasurit, Hauyn, Dumortierit, Lazulith, Nosean oder Azurit verwechselt werden.

Imitate werden meist synthetisch hergestellt oder bestehen aus blau gefärbtem Quarz.

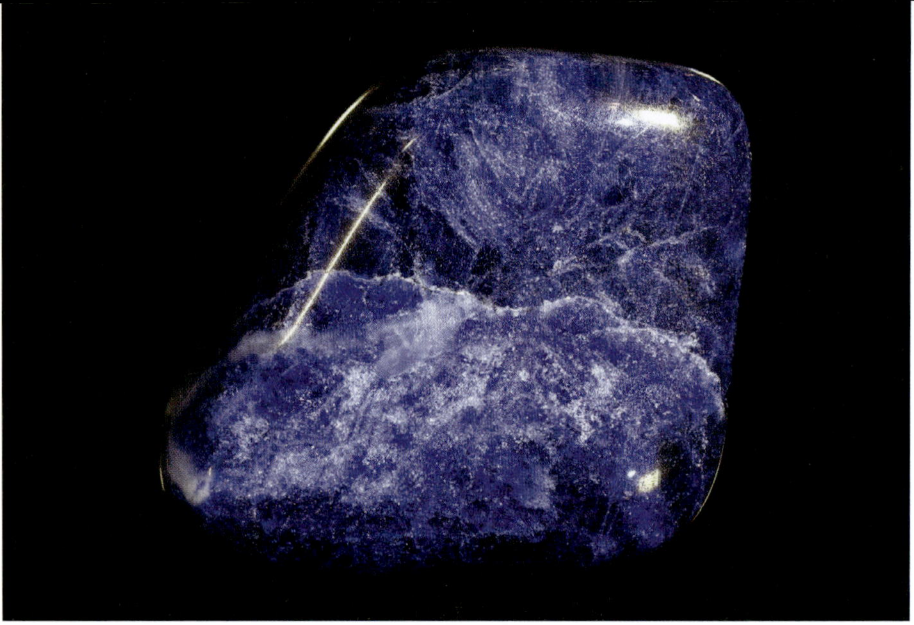

Sodalith fördert Ordnung im Geist und im Alltag.

Vorkommen und Verfügbarkeit

Häufige Fundorte sind unter anderem Bolivien, Brasilien, China, Kanada, Frankreich. Italien, Portugal, Rumänien und USA.

Rohsteine, Trommelsteine, Donuts, Kugeln und Pyramiden sind auf dem Markt verfügbar. Im Kunstgewerbe wird der Heilstein zur Herstellung von Objekten oder Schmuck geschnitten oder geschliffen.

Wirkung

Sodalith wird mit dem Stirn-Chakra assoziiert. Er löst Gefühlsblockaden und steigert die Wahrnehmung. Sodalith erhöht die Konzentrationsfähigkeit, fördert Überzeugungskraft, Ambition, die Hinwendung zur Ehrlichkeit und löst festgefahrene Verhaltensmuster auf. Dieser Heilstein hat einen starken Einfluss auf die Lunge. Er reguliert die Drüsentätigkeit und unterstützt Lymphkrebsbehandlungen, da er die Lymphe positiv beeinflusst.

Anwendung

Sodalith wird am Körper oder in der Hosentasche getragen und für meditative Zwecke eingesetzt. Das Auflegen auf den Körper nach der Organuhr wird ebenfalls empfohlen.

Pflege

Reinigen Sie Sodalith einmal wöchentlich unter fließendem Wasser und entladen Sie ihn mit Hämatitsteinen. Die Aufladung erfolgt in der Morgensonne.

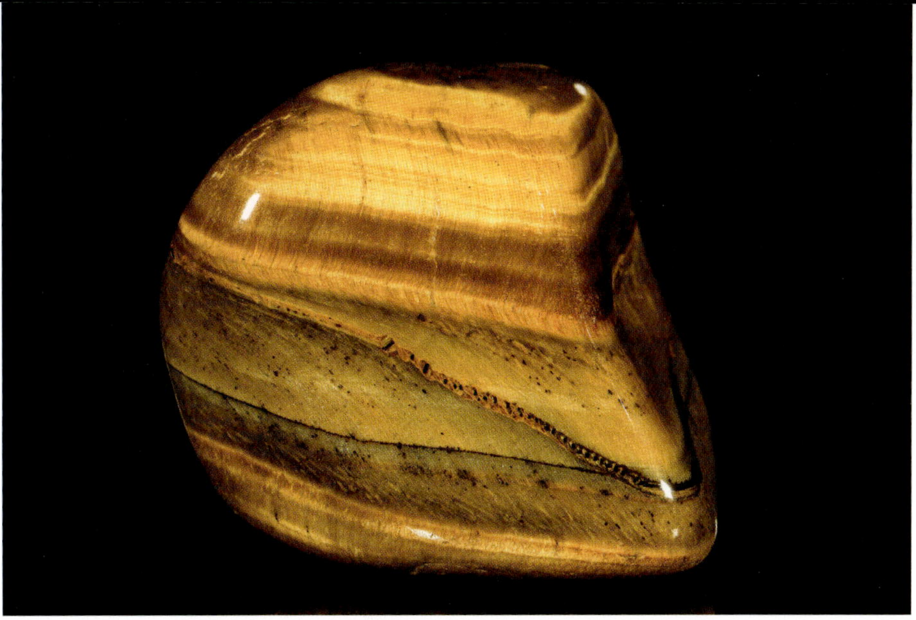

Im Umgang mit finanziellen Angelegenheiten spendet Tigerauge mehr Sicherheit.

Tigerauge

Farbe: goldgelb bis goldbraun
Synonyme: Wolfsauge, Schillerquarz. Katzenauge, Tigerit
Bildungsprinzip: sekundär
Mineralklasse: Oxide, gehört zur Quarz-Gruppe
Kristallsystem: trigonal
Transparenz: undurchsichtig

Verwechslungen, Manipulationen und Imitationen

Tigerauge wird gelegentlich mit Tigereisen oder Falkenauge verwechselt. Imitate gibt es nicht.

Vorkommen und Verfügbarkeit

Fundorte sind in Südafrika, Namibia, Westaustralien, Indien, China, Ukraine, USA und Kanada.

Tigerauge wird als Rohstein, Trommelstein oder Donut verkauft. Daneben sind einige wunderschöne kunsthandwerkliche Objekte wie Anhänger erhältlich.

Wirkung

Tigerauge harmonisiert Yin und Yang in den Meridianen und beeinflusst vor allem Wurzel-Chakra und Nabel-Chakra günstig. Er hilft bei Asthma und Bronchitis, lindert Gelenk-, Bauch- und Kopfschmerzen, wirkt Sehnenscheiden- und Nervenentzündungen, Nervenerkrankungen sowie Krämpfen entgegen und reguliert den Blutzuckerspiegel. Des Weiteren bringt er die Hormone in Balance.

Der schillernde Heilstein mildert Depressionen und Ängste und hilft bei Stress. Er wirkt konzentrationsfördernd, stärkt Optimismus und Achtsamkeit.

Anwendung

Tigerauge kann unter Berücksichtigung der Organuhr auf den Körper aufgelegt und als Schmuck oder in der Hosentasche getragen werden. Auch die innere Anwendung von Edelsteinwasser oder Elixier ist heilsam.

Hinweis: Da Tigerauge eine sehr ausgeprägte Wirkung auf den Energiefluss in den Meridianen hat, sollte er nicht länger als vier Wochen getragen werden. Ansonsten hemmt er das Qi.

Pflege

Reinigen Sie Tigerauge einmal wöchentlich unter fließendem Wasser und entladen Sie ihn mit Hämatitsteinen. Die Aufladung erfolgt in der Morgensonne.

Tigereisen

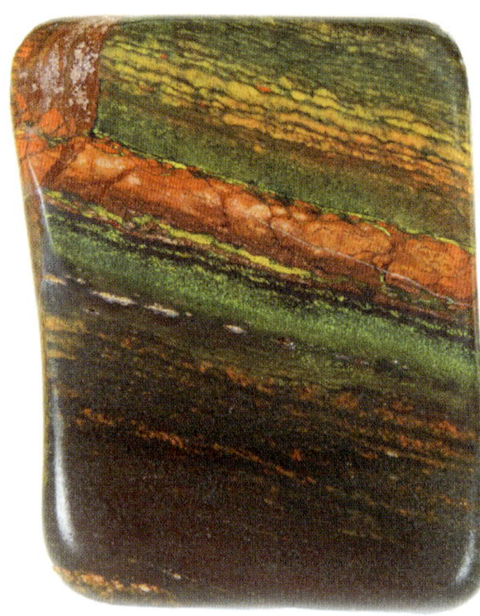

Farbe: rot, schwarz, gelb, braun, gestreift, gebändert
Synonyme: Tigerit, Itabrit, Bändereisenerz
Bildungsprinzip: tertiär
Mineralklasse: gehört zu den Oxiden
Kristallsystem: trigonal
Transparenz: undurchsichtig

Verwechslungen, Manipulationen und Imitationen

Tigereisen kann mit Tigerauge oder Falkenauge verwechselt werden.

Der Stein wird nicht imitiert. Auch sind manipulierte Exemplare nicht bekannt.

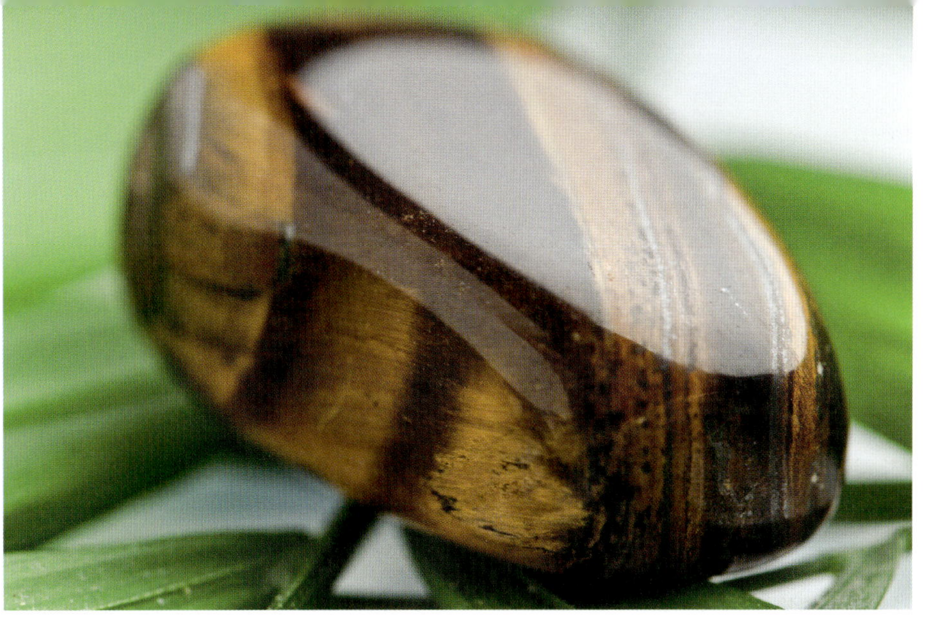

Tigereisen spendet Lebensenergie.

Vorkommen und Verfügbarkeit

Fundorte sind unter anderem Brasilien, Südafrika, Indien, Madagaskar und Australien. Tigereisen wird als Rohstein, Trommelstein, Donut oder Scheibe verkauft.

Wirkung

Tigereisen entfaltet seine heilende Wirkung vor allem im Wurzelchakra. Er erhöht die Leistungsfähigkeit, und da er Vitalität spendet, wirkt Tigereisen gegen Erschöpfung und Müdigkeit. Darüber hinaus optimiert er die Durchblutung und die Sauerstoffaufnahme im Blut, fördert die Eisen- sowie Vitamin-B-Aufnahme und löst Kopfschmerzen und Migräne, die auf Verspannungen und Erschöpfung zurückzuführen ist.

Auf seelischer Ebene erleichtert er das Fällen von Entscheidungen, erhöht das Durchhaltevermögen, fördert Kreativität und schenkt Mut. Der Heilstein schenkt gute Nerven.

Anwendung

Tigereisen wird tagsüber als Schmuck oder in der Hosentasche getragen und kann zur Meditation eingesetzt werden.

Pflege

Reinigen Sie Tigereisen einmal wöchentlich unter fließendem Wasser und entladen Sie ihn mit Hämatitsteinen. Die Aufladung erfolgt in der Morgensonne.

Topas

Farbe: rot, rosa, farblos, hellgelb, hellgrün, blau, braun, violett
Synonyme: Physalith, Scholit, Perdell, Stangenstein, Wassertropfen, Tarnstein, Pyknit
Bildungsprinzip: primär
Mineralklasse: fluorhaltiges Aluminiummineral; Silikate
Kristallsystem: trigonal
Transparenz: durchscheinend, durchsichtig
Varietäten: Goldtopas, Rutil-Topas, Rosa Topas, Weißer Topas, Imperial-Topas, Blatt-Topas, Blauer Topas

Verwechslungen, Manipulationen und Imitationen

Topas wird manchmal mit Aquamarin, Citrin, Apatit, Andalusit, Coelestin, Gold-Beryll, Kunzit, Chrysoberyll, Morganit, Saphir, Turmalin, Phenaklit, Zirkon, Danburit, Bergkristall, Spinell oder Brasilianit verwechselt.

Für Farbverbesserungen wird das Mineral häufig mit Gamma- und Neutronenstrahlen und mit Hitze (350 °C) behandelt. Bei Imitationen handelt es sich um synthetisierte Exemplare sowie um Fälschungen aus Glas. Es tauchen regelmäßig Imitationen aus bestrahltem Amethyst auf.

Vorkommen und Verfügbarkeit

Topas findet sich unter anderem in Deutschland, Ukraine, Brasilien, Kanada, Japan, Mexiko, Madagaskar, Myanmar, USA oder Sri Lanka.

Das teure Mineral wird als Rohstein, Kristall oder Trommelstein gehandelt. Schmuckstücke werden häufig mit geschliffenen oder facettierten Edelsteinen dieser Art versehen.

Wirkung

Goldtopas wirkt auf das Nabel-Chakra, während Blauer Topas das Hals-Chakra günstig beeinflusst. Topas ermöglicht den Umgang mit den eigenen Gefühlen, spendet innere Balance und Ruhe und fördert Unabhängigkeit. Der Edelstein schenkt Lebensfreude (Goldtopas) und kann bei Magersucht helfen. Topas wird mit dem Herzen verbunden, stärkt dieses und optimiert dessen Funktionen. Er empfiehlt sich vor allem zur ergänzenden Behandlung von Arterienverkalkungen und Arterienverengungen. Topas regt den Stoffwechsel an und verbessert die Energieversorgung im Organismus.

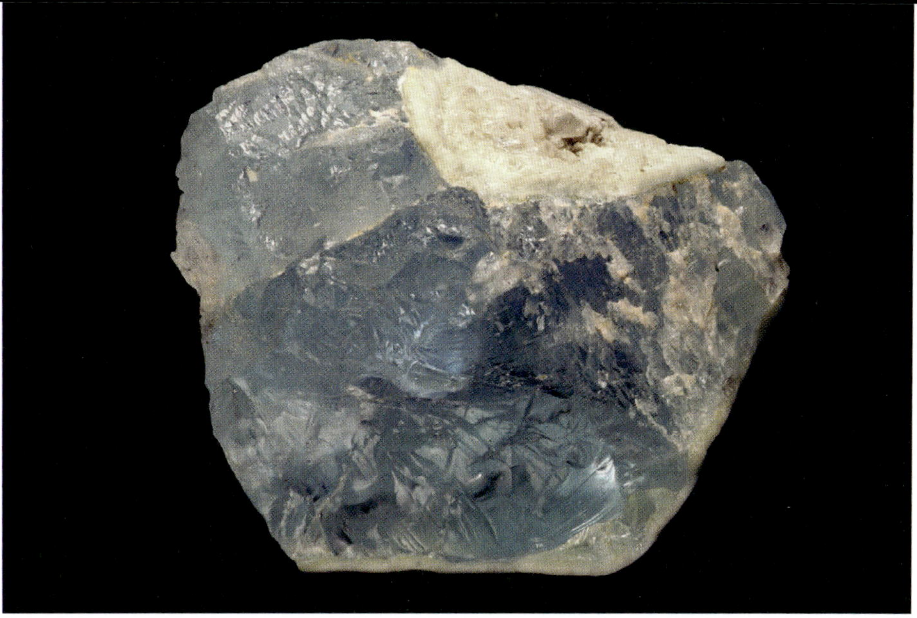

Topas fördert Freiheitsdrang und Selbstbestimmung.

Anwendung

Topas wird am Körper getragen oder unter Berücksichtigung der Organuhr auf den Körper gelegt.

Pflege

Reinigen Sie Topas einmal wöchentlich unter fließendem Wasser und entladen Sie ihn mit Hämatitsteinen. Die Aufladung erfolgt in der Morgensonne.

Türkis

Farbe: grün bis türkis, häufig mit braunen oder schwarzen Adern
Synonyme: Sinai-Stein, Chalchuit, Arizonit, Callaina, Johnit, Agaphit, Kallit, Henwoodit
Bildungsprinzip: sekundär
Mineralklasse: Kupfer-Aluminium-Mineral; Phosphate
Kristallsystem: triklin
Transparenz: undurchsichtig

Verwechslungen, Manipulationen und Imitationen

Türkis wird manchmal mit Variscit, Chrysokoll, Smithsonit, Amazonit, Hemimorphit oder Vivianit verwechselt.

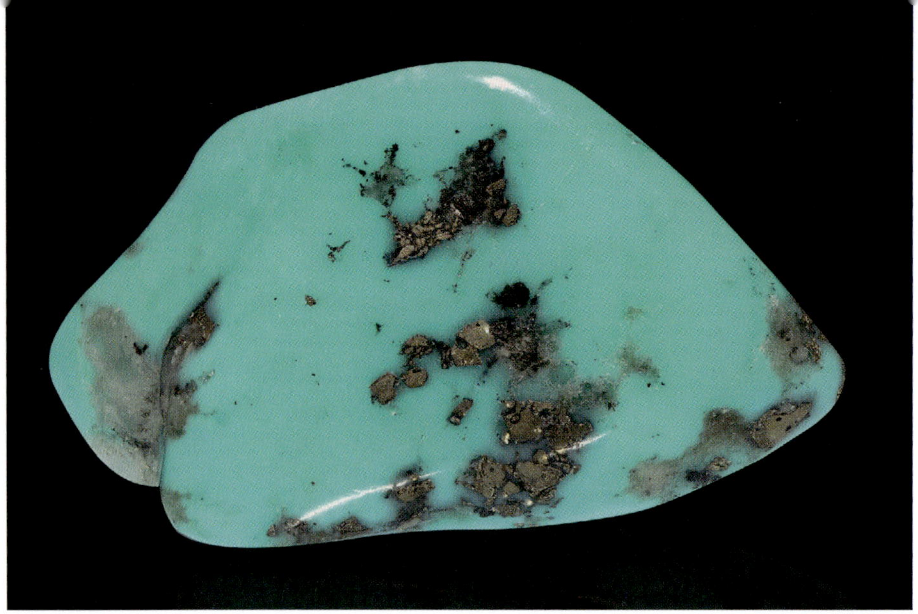

Türkis wirkt vitalisierend und hilft gegen Müdigkeit.

Häufig wird die natürliche Farbgebung mit farbigem Wachs, Öl oder Kunststoff manipuliert. Aufgrund seiner Seltenheit wird er sehr oft imitiert. Fälschungen bestehen aus gefärbtem Calcit, Howlith, Aluminiumphosphat, Chalcedon, Porzellan, Glas, Kunststoff oder Kunstharz. Nicht selten wird Türkisbruch oder Türkisstaub mittels Kunstharz zu einem „pseudo-monolithen" Stein verklebt.

Vorkommen und Verfügbarkeit

Typische Fundorte sind USA, Mexiko, China, Iran, Israel oder Afghanistan.

Türkis kann als Rohstein, Trommelstein oder als Donut bezogen werden. Er fungiert seit jeher als Schmuckstein und erfreut sich auch heute noch großer Beliebtheit.

Wirkung

Das Hals-Chakra wird mit diesem Stein in Verbindung gebracht. Er ist ein bedeutender Schutzstein, der vor allem auf Reisen seinen Träger vor Negativem bewahrt. Türkis kann bei Depressionen und Ängsten und bei Stimmungsschwankungen Abhilfe schaffen. Er wirkt stimmungsaufhellend, weckt Lebenshunger, fördert den Selbstausdruck und die Fantasie, stärkt die Vernunft und das Gedächtnis und spendet Selbstvertrauen.

Türkis wirkt insbesondere auf Lunge, Hals und Herz. Er kurbelt den Kreislauf und die Durchblutung an und schützt das Herz. Türkis stimuliert die Nierenfunktion, wirkt krampflösend, schmerzlindernd, entgiftend sowie entzündungshemmend und hilft bei Gicht und rheumatischen Beschwerden. Außerdem beschleunigt dieser Stein Heilungsprozesse, bessert die Lungenfunktion und lindert Zahnprobleme wie Parodontose oder Zahnfleischbluten. Ebenso wirkt er Hauterkrankungen wie Neurodermitis oder Schuppenflechte entgegen.

Anwendung

Türkis kann am Körper (am besten auf Halshöhe) oder in der Hosentasche getragen werden. Ebenfalls kann er gemäß der Organuhr auf verschiedene Körperareale gelegt werden und ist ein wirksamer Meditationsstein, der Beständigkeit fördert. Da er giftige Komponenten enthält, sollte die Herstellung von Heilsteinwasser nur nach der in diesem Buch vorgeschlagenen Methode erfolgen.

Pflege

Reinigen Sie Türkis einmal wöchentlich unter fließendem Wasser und entladen Sie ihn mit Hämatitsteinen. Die Aufladung erfolgt in der Morgensonne.

Turmalin

Farbe: farblos, rot bis rosa, orange, gelb, grün, blau, braun, grau, schwarz; mehrfarbige Bänder und Muster
Synonyme: Iochrit, Toramalli, Bergflachs, Kalbait, Zeuxit, Aschenzieher
Bildungsprinzip: primär
Mineralklasse: komplexes Bormineral; Ring-Silikate
Kristallsystem: trigonal
Transparenz: durchsichtig bis undurchsichtig
Varietäten: Buergerit (Magnodravit, Povondrait), Dravit, Chromdavit, Elbait (Achroit, Indigolith, Rubellit, Verdelith), Feruvit, Foitit, Liddicoatit (Indigolith, Rubellit, Verdelith), Olenit, Povondrait, Tsilaisit, Uvit, Schörl, Wassermelonen-Turmalin

Verwechslungen, Manipulationen und Imitationen

Turmalin wird je nach Farbzuordnung mit Amethyst, Prsiolith, Citrin, Pyroxene, Chrysoberyll, Demantoid, Epidot, Granat, Rutil, Peridot, Topas, Amphibol, Rauchquarz, Andalusit, Vesuvian oder Zirkon in Verwechslung gebracht.

Turmalin wird sehr viel manipuliert und imitiert. Zur Farbverbesserung werden die Heilsteine mit Hitze oder Gamma- und Neuronenstrahlen behandelt. Bei Fälschungen handelt es sich meistens um synthetischen Spinell oder Glas.

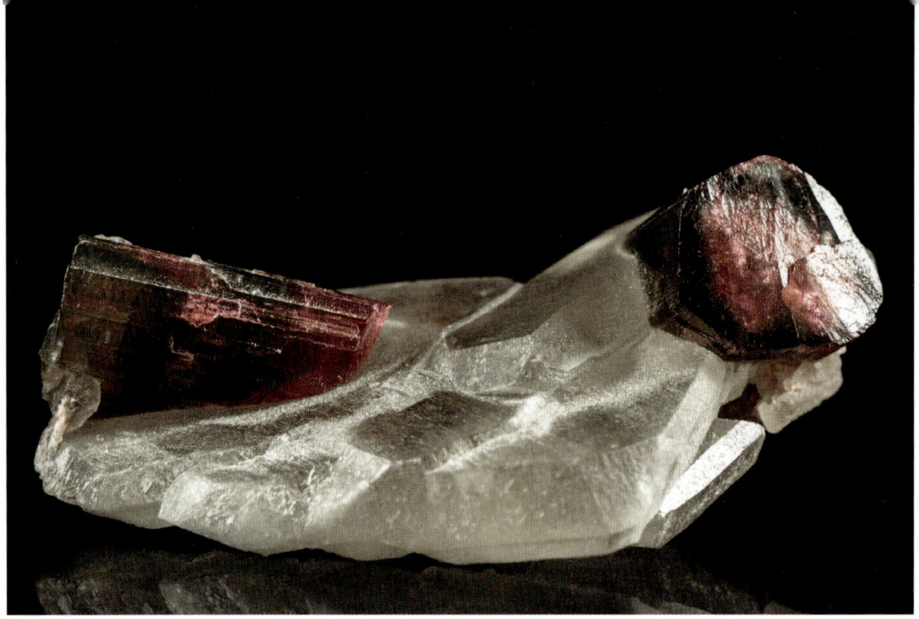

Der Wassermelonen-Turmalin wirkt heilend auf das gesamte Nervensystem.

Vorkommen und Verfügbarkeit

Turmaline sind auf beinahe jedem Kontinent beziehungsweise in jedem Land auffindbar. So kommen sie beispielsweise in Mexiko, USA, Australien, Afghanistan, Brasilien, Madagaskar, Namibia, Schweiz, Italien, Österreich oder auch Norwegen vor.

Man kann sie als Einzelkristalle, Kristallgruppe, Trommelsteine oder Donuts erwerben. Da sie ein sehr begehrter Schmuckstein sind, werden verschiedenste kostbare Schmuckstücke aus ihnen angefertigt.

Wirkung

Rubellit stimuliert das Wurzel-Chakra und das Herz-Chakra. Das Nabel-Chakra wird von Tsilaisit angeregt. Chromdavit, Verdelith und Olenit werden ebenfalls mit dem Herz-Chakra assoziiert, Indigolith aktiviert das Hals-Chakra und Foitit soll auf das Stirn-Chakra wirken. Die spezifischen Wirkungen der verschiedenen Steine sind vielfältig. So stärkt Dravit Zusammengehörigkeitsgefühl und soziale Kompetenz. Rubellit hilft beim Fokussieren von Zielen und Vorhaben. Indigolith fördert Treue und Gerechtigkeitssinn. Elbait spendet Weisheit und Kreativität. Verdelith schenkt Lebenslust. Schörl fördert Gelassenheit und innere Ruhe, wirkt Stress und negativen Gedanken entgegen und hilft bei Schmerzen im Bewegungsapparat.

Auf körperlicher Ebene wirkt Turmalin vor allem in der Hypophyse und im Gehirn. Er aktiviert das Qi, gleicht Qi-Mangel aus und hilft bei Erschöpfung. Turmalin regt die Nerven an, entspannt und lindert Verdauungsbeschwerden. Buergerit optimiert die Blutbildung. Chromdavit aktiviert das vegetative Nervensystem. Elbait und Liddicoatit harmonisieren den Hormonhaushalt und kräftigen das Immunsystem. Dravit und Uvit beschleunigen die Regenerierung von Zellen, Geweben sowie Organen und haben krampflösende Wirkeigenschaften. Indigolith stimuliert die Nieren- und Blasenfunktion und lindert Beschwerden und Erkrankungen in der oberen Körperhälfte. Verdelith fördert die Funktion der Verdauungsorgane und wirkt günstig auf Herz und Thymusdrüse. Gegen Schmerzen hilft Wassermelonen-Turmalin. Er wirkt ebenso heilend auf das Nervensystem.

Anwendung

Turmalin kann entweder am Körper oder in der Hosentasche getragen werden. Auch das Auflegen nach der Organuhr auf verschiedene Körperregionen wird empfohlen. Turmalin ist außerdem ein sehr beliebter Akupressur-Stein. Die innerliche und äußerliche Anwendung von Heilsteinwasser (Rubellit, Indigolith, Schörl), Elixier und Creme ist üblich.

Pflege

Reinigen Sie Turmalin einmal wöchentlich unter fließendem Wasser und entladen Sie ihn mit Hämatitsteinen. Die Aufladung erfolgt in der Morgensonne.

Versteinertes Holz

Farbe: gelb, grau, rot, braun, schwarz
Synonyme: Starstein, Wurmstein, Baumquraz, Augenstein, Baum-Opal, Holz-Achat
Bildungsprinzip: sekundär
Mineralklasse: Siliktmineral, gehört zu den Oxiden
Kristallsystem: trigonal
Transparenz: undurchsichtig

Verwechslungen, Manipulationen und Imitationen

Versteinertes Holz kann mit Jaspis verwechselt werden. Imitationen gibt es nicht.

Vorkommen und Verfügbarkeit

Versteinertes Holz kommt hauptsächlich in Brasilien, Argentinien, Uruguay, Australien, Ukraine, Türkei, USA und Madagaskar vor. Es ist als Rohstein, Trommelstein oder Donut erhältlich.

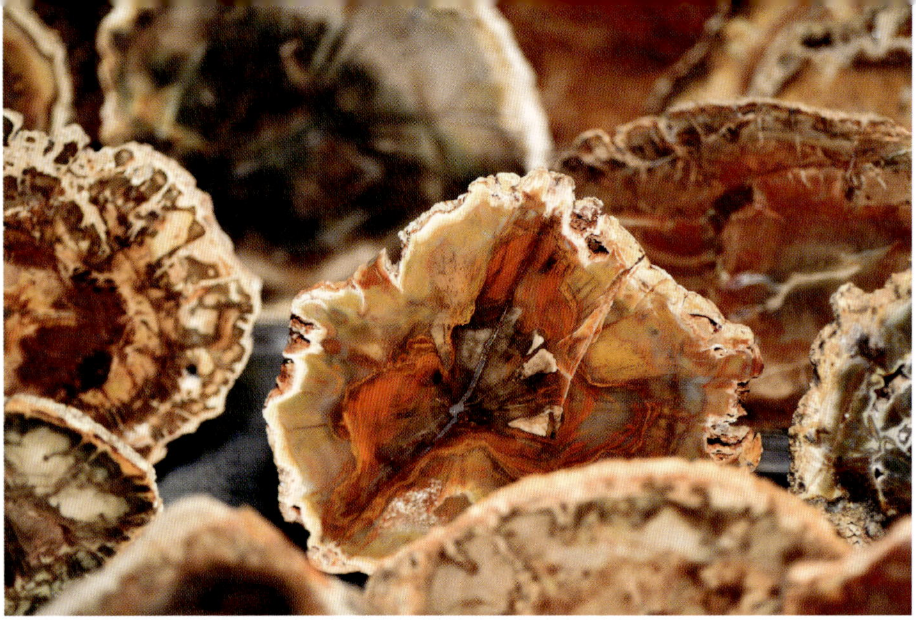

Versteinertes Holz hat eine zentrierende und sammelnde Wirkung und eignet sich daher zur Meditation.

Wirkung

Versteinertes Holz entfaltet seine heilende Wirkung vor allem im Wurzel- und Nabel-Chakra.

Es hat eine günstige Wirkung auf das Bindegewebe, aktiviert den Stoffwechsel, hilft bei Knochen- und Gelenkbeschwerden und lindert Arthrose, Arthritis oder Gicht. Darüber hinaus hat es eine entgiftende Wirkung.

Dieser Heilstein spendet Ruhe und Ausgeglichenheit, fördert Harmonie sowie Selbstreflexion und hilft bei Suchtkrankheiten. Er fördert eine ruhigere Lebensführung und besänftigt erhitzte Gemüter. Außerdem verleiht er dem Träger Bodenständigkeit und stärkt dessen Konzentrationsfähigkeit. Versteinertes Holz hilft dabei, Vorhaben durchzuziehen und nicht auf halber Strecke aufzugeben.

Anwendung

Versteinertes Holz kann unter Berücksichtigung der Organuhr auf den Körper aufgelegt und als Schmuck oder in der Hosentasche getragen werden. Mundspülungen mit Heilsteinwasser sind außerdem heilsam für die Zähne. Der Heilstein eignet sich hervorragend zur Meditation.

Pflege

Reinigen Sie den Heilstein einmal wöchentlich unter fließendem Wasser und entladen Sie ihn mit Hämatitsteinen. Die Aufladung von verquarztem Holz erfolgt in der Morgensonne, während opalisiertes Holz nur im Mondlicht aufgeladen werden sollte.

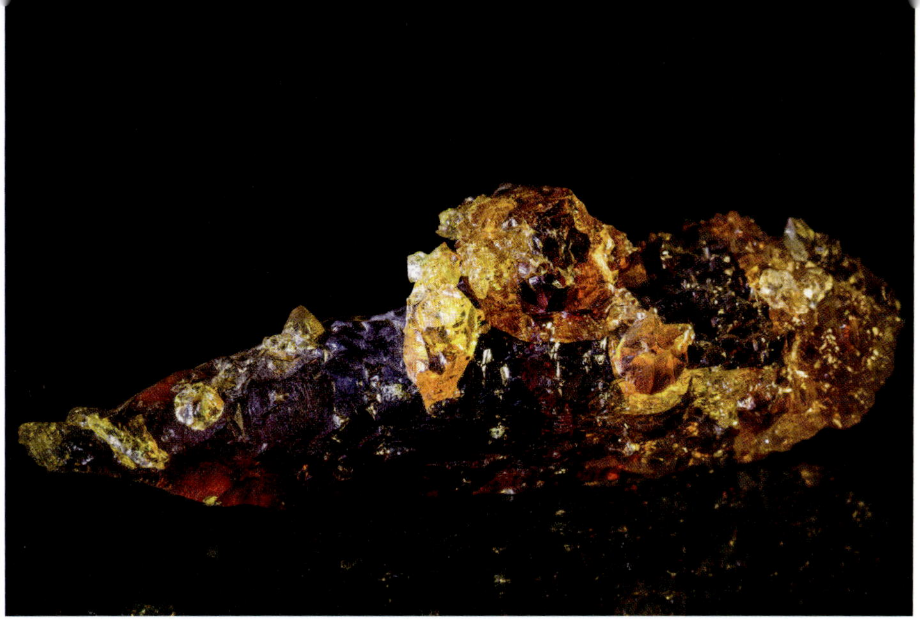

Früher war Zinkit auch unter der Bezeichnung Zinkerz bekannt.

Zinkit

Farbe: orange bis rot
Synonyme: Rotzinkerz
Bildungsprinzip: sekundär
Mineralklasse: Zinkmineral, gehört zu den Oxiden
Kristallsystem: hexagonal
Transparenz: durchscheinend bis undurchsichtig

Verwechslungen, Manipulationen und Imitationen

Zinkit ähnelt Rutil und wird deshalb manchmal mit ihm verwechselt. Synthetische Imitate werden in großem Stil vertrieben.

Vorkommen und Verfügbarkeit

Zinkit fällt bei der Verhüttung an; natürliche, gut ausgebildete Kristalle sind eine Rarität. Er kommt hauptsächlich in Spanien, Deutschland, Polen und den USA vor. Der Heilstein ziert häufig Broschen, Ringe, Anhänger oder anderen Schmuck und wird für diesen Zweck meistens geschliffen. Darüber hinaus wird er als Kristallstufe angeboten.

Wirkung

Zinkit wird mit dem Herz-Chakra in Verbindung gebracht. Er kräftigt Haut und Haare, löst Qi-Störungen, zieht Gleichgesinnte an und stärkt die Gruppendynamik.

Anwendung

Zinkit wird am besten nach der Organuhr auf die betroffenen Stellen (ohne unmittelbaren Hautkontakt) aufgelegt und kann zur Meditation angewendet werden.

Pflege

Reinigen Sie Zinkit einmal wöchentlich unter fließendem Wasser und entladen Sie ihn mit Hämatitsteinen. Die Aufladung erfolgt in der Morgensonne.

Zirkon

Farbe: rot, orange, gelb, grün, blau, braun, violett
Synonyme: Azorit, Starlit, Vermeille, Siam-Aquamarin, Matura-Diamant, Beccarit, Ceylon-Diamant, Calyptolith, Cercon, Heldenburgit, Hussakit, Jargon, Kalyptolith, Malacom, Cyrtolith, Diochrom, Maturn, Melichrysos, Ostrandit, Polykrasilith
Bildungsprinzip: primär
Mineralklasse: Zirkoniummineral der Zirkon-Titanit-Familie; Insel-Silikate
Kristallsystem: tetragonal
Transparenz: durchsichtig, undurchsichtig, trüb (letztere sind minderer Qualität)
Varietäten: Alvit, Sparklit, Oymalit, Starlit, Malacom, Beccarit, Jargon

Verwechslungen, Manipulationen und Imitationen

Zirkon wird je nach Farbe mit Aquamarin, Thorit, Chrysoberyll, Topas, Turmalin, Saphir, Magnetit, Kassiterit, Hessonit, Sinhalit, Sphen, Vesuvian oder Xenotim verwechselt.

Bei braunen Zirkonen wurde das Kristallgitter durch natürliche radioaktive Strahlung zerstört. Sie sind undurchsichtig, was einer minderen Qualität entspricht. Indem man solche Steine brennt, kann man diese wieder zurückgewinnen und den Steinen eine durchsichtige Transparenz verleihen, die den hohen Qualitätskriterien entspricht. Damit ändert sich auch die Farbe (gelb, rot, blau). Die meisten Steine wurden mit Gammastrahlen oder durch Brennen behandelt. Fälschungen aus synthetischem Spinell sind ebenfalls weitverbreitet.

Vorkommen und Verfügbarkeit

Zirkon kommt reichlich in Deutschland, Österreich, USA, Pakistan, Sri Lanka, Thailand, Brasilien, Australien oder Afghanistan vor.

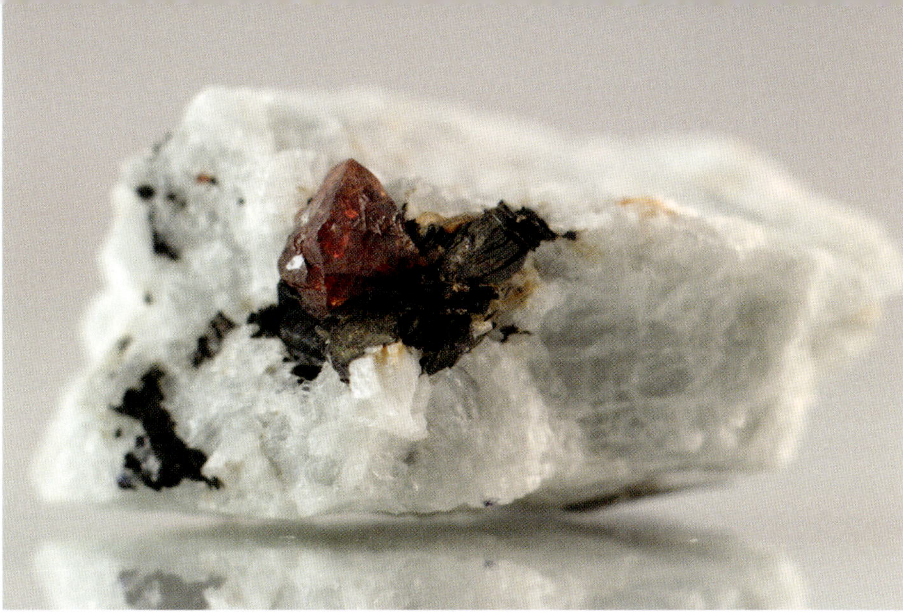

Zirkon hilft dabei, Verluste zu verarbeiten.

Man kann ihn als Rohkristall, Einzelkristall (auch in Matrix), geschliffen oder facettiert kaufen. Günstige Preise sind immer ein Indiz für Imitate, denn normalerweise gehören Zirkone zur oberen Preiskategorie.

Wirkung

Zirkon gleicht die inneren Kräfte aus und vereinigt Körper, Seele und Geist. Er fördert hellsichtige Träume, hilft, Trauer zu überwinden, beschwichtigt negative Empfindungen wie Hass und wirkt Minderwertigkeitsgefühlen entgegen.

Zirkon hat direkten Einfluss auf Leber, Niere, glatte Muskulatur und Knochengewebe. Er lindert Schmerzen und hilft bei Erkältungen oder Atemwegsbeschwerden. Durch seine krampflösende Eigenschaft hilft er zum Beispiel bei Menstruationsschmerzen. Dieser Heilstein beruhigt die Schleimhäute und ist deshalb auch zur Behandlung von Allergien oder Heuschnupfen empfehlenswert.

Anwendung

Zirkon wird nach der Organuhr auf den Körper aufgelegt. Ebenso wird Heilsteinwasser oder Elixier äußerlich und innerlich angewendet. Außerdem kann er als Teil eines Heilsteinkreises zu Meditationszwecken verwendet werden.

Pflege

Reinigen Sie Zirkon einmal wöchentlich unter fließendem Wasser und entladen Sie ihn mit Hämatitsteinen. Die Aufladung erfolgt über mehrere Stunden in einer Bergkristallgruppe.

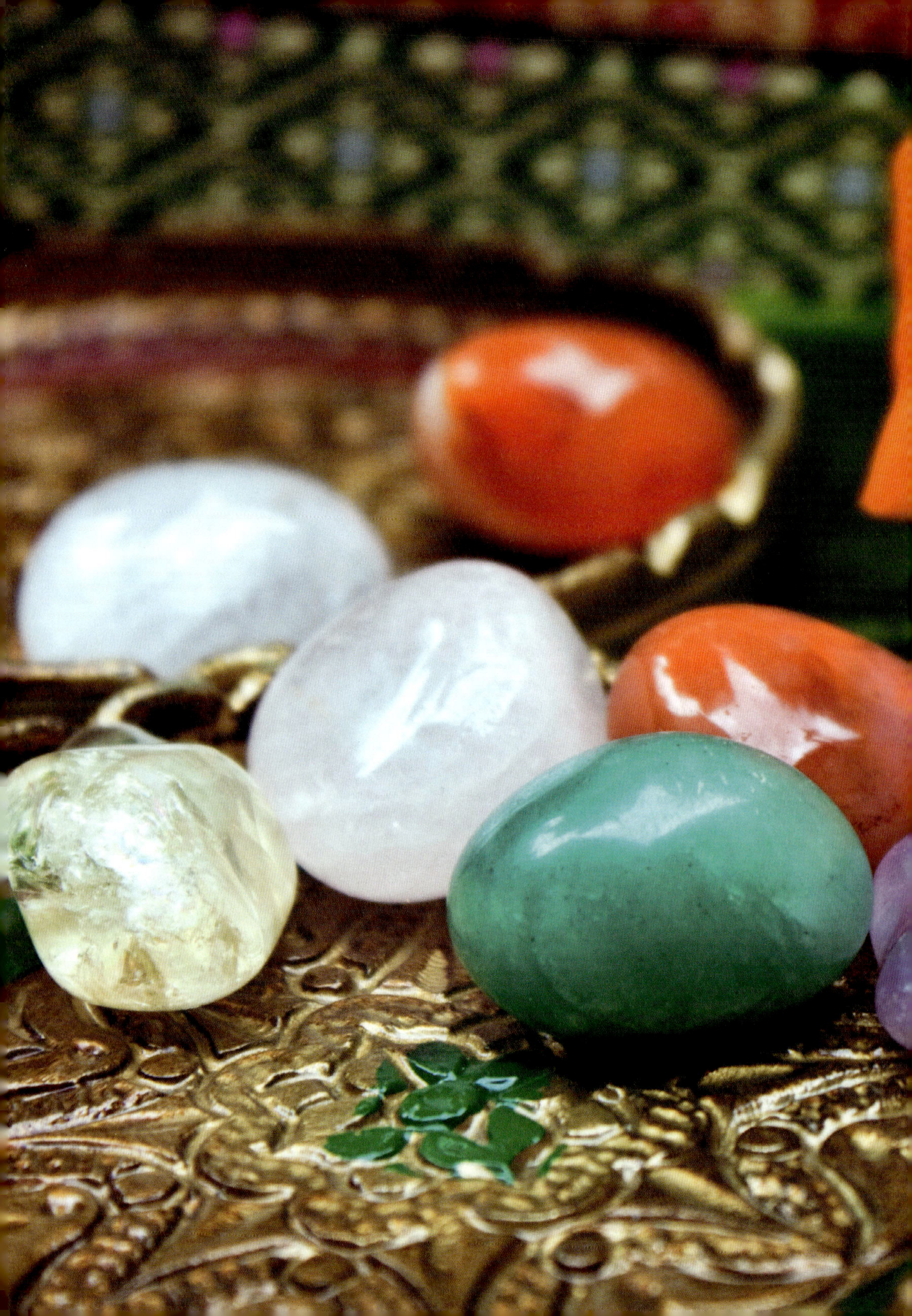

Anwendung von Heilsteinen

Heilsteine können innerlich in Form von Heilsteinwasser oder Elixieren, aber auch äußerlich (Cremes, Wickel und Umschläge, Meditation, Akupressur etc.) angewendet werden. Zu Beginn kann es zu einer Erstverschlimmerung der Symptome kommen. Daneben sind auch Schweißausbrüche oder ein allgemeines Unwohlsein häufig der Fall. Dies sollte sich jedoch nach relativ kurzer Zeit legen. Die sogenannte Erstverschlimmerung ist ein Anzeichen dafür, dass der Organismus die heilenden Energien aufnimmt und auf das plötzliche Überangebot an Energien reagiert. Wird die Erstverschlimmerung als zu intensiv empfunden, ist es ratsam, die Dosierung zu reduzieren und dann allmählich wieder zu steigern. Holen Sie in einem solchen Fall dennoch Rat von Ihrem behandelnden TCM-Arzt oder Heilpraktiker ein. Sollte keine Besserung eintreten, empfiehlt sich die Absetzung der Anwendung und die Wahl des Heilsteins sollte nochmals überdacht werden.

Von einer langfristigen Anwendung eines Heilsteins ist abzusehen. Wie bei anderen Therapien auch, werden Heilsteinbehandlungen nur so lange durchgeführt, bis das erwünschte Ziel erreicht ist und ein deutlicher Rückgang der Symptomatik eingetreten ist.

Generell ersetzt die Anwendung von Heilsteinen keine ärztliche Behandlung und kann immer nur als begleitende Therapie fungieren. Wenngleich die traditionelle Medizin auf die Wirkung von Heilsteinen vertraut, ist diese wissenschaftlich nicht bewiesen und auch nicht von der Schulmedizin anerkannt. Aus diesem Grund entsprechen die Anweisungen in diesem Buch keiner Therapieanweisung im ärztlichen Sinne und verkörpern kein Heilungsversprechen.

Entladen, Reinigen und Aufladen

Da Heilsteine fremde und ungewünschte Informationen von außen aufnehmen, müssen sie vor jeder Anwendung entladen und gereinigt werden. Auf diese Weise geben sie während der Behandlung nur ihre eigenen Informationen ab und können ihre spezifische heilende Wirkung optimal entfalten. Ihr energetisches Niveau lässt sich zudem durch Aufladung steigern.

Entladen

Das Entladen sollte vor der Reinigung erfolgen und kann mittels unterschiedlicher Methoden durchgeführt werden. Am einfachsten ist es, die Steine für etwa eine Minute (oder länger) unter lauwarmes fließendes Wasser zu halten. Zu Beginn werden sie etwas schleimig, das legt sich aber recht schnell. Sobald sich die Oberfläche stumpf anfühlt, hat der Stein schließlich die überflüssige Energie abgegeben und ist dann bereit, neue Energie aufzunehmen. Bevor er jedoch wieder aufgeladen wird, sollte er an der frischen Luft vollständig trocknen. Allerdings eignet sich diese Methode nicht für alle Steine – beispielsweise rosten eisenhaltige Heilsteine nach Wasserkontakt.

In solchen Fällen ist das Hämatitbad eine gute Alternative. Hierfür gibt man die Edelsteine einfach in ein Bad aus Hämatit (in einem Gefäß aus natürlichem Material wie etwa Speckstein oder Paua-Muschel) – kleine Steine bis zu 16 Stunden, große Steine bis zu einem Tag. Hämatit zeichnet sich dadurch aus, dass er Energie von Edelsteinen hervorragend absorbiert. Zudem ist er leicht verfügbar und recht kostengünstig. Der Nachteil ist jedoch, dass die fremden Informationen der zu reinigenden Steine im Hämatit verbleiben. Aus diesem Grund müssen auch die Hämatitsteine regelmäßig gereinigt werden, um die Energie der Edelsteine nicht zu verfälschen.

Reinigen

Da trotz sorgfältiger Entladung noch einige Fremdinformationen am Stein anhaften können, sollte er regelmäßig gereinigt werden. Hierfür gibt es verschiedene Methoden:

Am einfachsten und bedenkenlosesten ist die Verwendung einer Amethyst-Druse, die sich für jede Art von Heilstein eignet. Bei einer Amethyst-Druse handelt es sich um einen Stein, dessen Hohlraum mit Amethyst-Kristallen ausgekleidet ist. Sie sind breit verfügbar und werden in allen möglichen Größen angeboten. Um eine umfassende Reinigung zu erzielen, gibt man den Heilstein einfach für mindestens einen Tag in die Druse. Im Anschluss daran sollte dieser aufgeladen werden.

Aufladen

Durch das Aufladen der Heilsteine wird deren Energie aktiviert und gesteigert und damit ihre Heilwirkung erhöht. In alten Traditionen ist das Aufladen stets in Rituale eingebettet, seien es Räucherungen spirituellen Charakters oder das Besprechen von Steinen. Die Chakras des menschlichen Körpers dienen ebenfalls seit Jahrtausenden der Aufladung von Heilsteinen.

Am gängigsten sind heute drei Methoden: das Aufladen mit Sonnen- oder Mondlicht (je nach Steinart) und das Erwärmen.

Die Sonne gibt ihre kraftvolle Energie durch ihre Strahlen an alles Leben auf dem Planeten ab und damit auch an Heilsteine. Mit zunehmender Stärke verliert das Sonnenlicht allerdings seine nährende Kraft und wirkt auf Heilsteine entladend. Aus diesem Grund eignet sich nur Morgen- bzw. Abendsonne zur Aktivierung der Steinenergie. Hierfür wird der Heilstein für etwa eine halbe Stunde nach Sonnenaufgang oder eine halbe Stunde vor Sonnenuntergang der Sonnenstrahlung ausgesetzt.

Es gibt aber auch Steine, die sich am besten durch ein Mondbad aufladen lassen. Hierfür legt man diese über Nacht an einen Ort, der dem Mondlicht zugänglich ist – beispielsweise auf die Terrasse oder auf das Fensterbrett. Da der Mond zweifellos einen starken Einfluss auf alles Wasser hat, kann man sich diese Kraft auch für Heilsteine, die direkt auf den Wasserhaushalt des menschlichen Organismus wirken, zunutze machen. Beim Aufladen gilt es, die verschiedenen Mondphasen zu beachten, da diese unterschiedliche Heilwirkungen unterstützen. So fördert abnehmender Mond die Aktivität solcher Steine, die spezifische Beschwerden lindern oder gar hemmen. Hingegen aktiviert zunehmender Mond die Heilwirkung von Steinen, die bestimmte Funktionen stärken.

Daneben kann man das Energieniveau von Heilsteinen durch Erwärmen anheben. Auch hier gibt es unterschiedliche Methoden. Zu Hause ist es wohl am einfachsten, die Steine für einige Minuten in ein warmes Wasserbad zu geben oder sie einfach auf die Heizung zu legen.

Auswahl des richtigen Steins

Die Auswahl des richtigen Heilsteins sollte in erster Linie der Intuition folgen. Sie müssen eine Verbindung zu dem Heilstein spüren und seine Energie als wohltuend empfinden. Das Angebot an Steinen ist sehr groß. Daher ist es sinnvoll, im ersten Schritt eine grobe Auswahl anhand der spezifischen Wirkeigenschaften der verschiedenen Steinarten zu treffen, die der jeweiligen Erkrankung beziehungsweise Beschwerde entgegenwirken (siehe Seite 197ff.). Im nächsten Schritt erfolgt dann die Auslese anhand folgender Kriterien: Qualität, Form und Größe.

Zweifellos entscheidet die *Qualität* eines Steins über dessen Energieniveau. Je mehr charakteristische Merkmale er aufweist, umso besser ist er wirksam. Verwenden Sie also nur Steine aus vertrauenswürdigen Bezugsquellen, denn es sind viele Fälschungen und Manipulationen auf dem Markt.

Daneben ist auch die *Form* des Steins ausschlaggebend für seine Energieabstrahlung, da die Energie von den Kanten aus abgegeben wird. Demnach strahlt ein mehrfach kantiger Stein in viele verschiedene Richtungen aus und hat daher eine sehr intensive Wirkung. Hingegen ist die energetische Abstrahlung bei einem runden Stein gleichmäßig und sanft. Insbesondere bei Beschwerden, die mit den Organen in Verbindung stehen, empfiehlt es sich, solche Steine zu verwenden, deren Form jene des Organs umschreibt, dessen Energiefluss optimiert werden soll. So ist bei Herz- oder Kreislauf-Erkrankungen beispielsweise ein Rosenquarz in Herzform prädestiniert. Auch bei emotionalen Leiden eignet sich diese Form, da diese unmittelbar mit dem Herzen in Verbindung gebracht werden.

Mit der *Größe* eines Steins steigt auch seine Ausstrahlungskraft. Wenn Sie also Steine in Ihrem Umfeld aufstellen möchten, um von deren Energie zu profitieren, sollten Sie auf große Exemplare zurückgreifen wie etwa Amethyst-Drusen, die eine besonders starke Ausstrahlung besitzen.

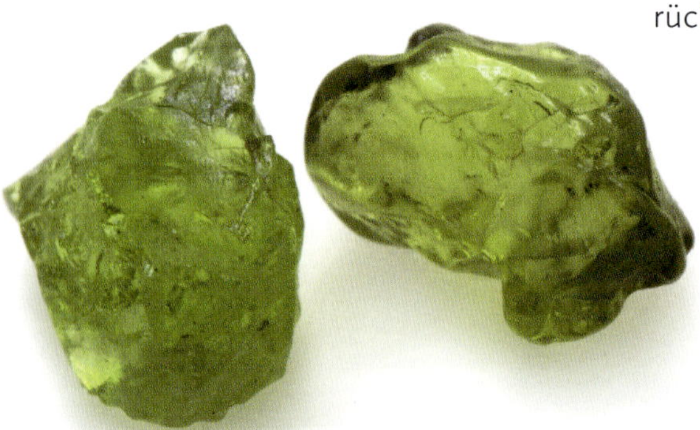

Um sicherzugehen, dass Sie es mit keiner Fälschung zu tun haben, bitten Sie beim Kauf um ein mineralogisches-gemmologisches Zertifikat.

Innerliche Anwendung

Durch die innerliche Einnahme von Heilsteinen in Form von Essenzen, Elixieren oder Pulver können die Energien und Mineralien schneller und umfassender vom Organismus aufgenommen werden.

Einnahme von Heilsteinwasser (Heilsteinessenz)

Mit Heilsteinen energetisiertes Wasser wirkt bei sachgerechter Anwendung hochpotent im gesamten Organismus und eignet sich insbesondere zur Optimierung des Energieflusses in den Chakras. Es ist deshalb in der Lage, tief sitzende Blockaden aufzulösen. Vor allem bei seelischen Störungen ist dieses Heilsteinwasser ein hilfreiches Mittel. Zur Behandlung von Beschwerden und Störungen wird täglich ein Glas auf nüchternen Magen empfohlen.

Im Grunde ist die Herstellung von Edelsteinwasser sehr einfach, da man eigentlich nur die jeweiligen Steine für 1–2 Stunden in mineralarmes Quellwasser aus Granit- und Vulkangestein legen muss. Allerdings ist nicht nur aus hygienischen Gründen von dieser Methode abzuraten. Einige Steine enthalten giftige Stoffe, die bei Hautkontakt zwar unbedenklich sind, jedoch bei innerlicher Einnahme die Gesundheit maßgeblich beeinträchtigen können. Darüber hinaus können sich Splitter von Steinen lösen, die zu Verletzungen in Mundraum, Speiseröhre und Magen-Darm-Trakt führen können.

Aus diesen Gründen wird die Zubereitung von Heilsteinwasser ohne direkten Wasserkontakt der Steine empfohlen. Dabei werden die Heilsteine kreisförmig für 4–8 Stunden unter ein dünnwandiges Glasgefäß platziert, das mit mineralarmem Quellwasser gefüllt ist. Da nicht alle Steine ebenmäßig sind und

Grundmischung zur Wasserbelebung

→ je 1 Handvoll Bergkristall, Amethyst und Rosenquarz
→ 1 Liter Wasser

Von diesem Wasser können Sie größere Mengen trinken als von anderen Mischungen, da die Steine besonders harmonische Energien ausbilden. Dennoch sollte von einem über Wochen andauernden Konsum abgesehen werden.

Vorsicht!

Nicht jeder Heilstein eignet sich zur Herstellung von Heilsteinwasser, da einige giftige Stoffe aufweisen, die im Wasser gelöst werden. Folgende Steine dürfen beispielsweise auf keinen Fall in Wasser eingelegt werden: Azurit, Boji-Steine, Magnetit, Malachit, Tigerauge, Türkis. Auch behandelte Steine können gesundheitsschädigend sein, wenn sie innerlich angewendet werden. Erkundigen Sie sich deshalb unbedingt vorher, ob Sie Ihren Heilstein bedenkenlos für diesen Zweck verwenden können und sehen Sie vor allem von fertigen Steinmischungen für Heilsteinwasser ab.

unterschiedliche Größen aufweisen, empfiehlt sich hier die Verwendung von Edelsteinstäben Dies hat zusätzlich den Vorteil, dass sich die Zubereitungsdauer auf 1–4 Stunden reduziert.

Hinweis: Die Anwendung von Heilsteinwasser hat eine sehr intensive Wirkung, die lange anhält. Der Konsum von Heilsteinwasser während der Schwangerschaft und bei Kleinkindern und Kindern ist nicht empfehlenswert. Von einem permanenten und dauerhaften Einsatz wird abgeraten. Informieren Sie sich deshalb vorher bei Ihrem behandelnden Heilpraktiker oder TCM-Arzt.

Für die Herstellung von Heilsteinwasser eignen sich die verschiedensten Steine. Vermeiden Sie allerdings aus hygienischen sowie gesundheitlichen Gründen den direkten Kontakt mit dem Wasser.

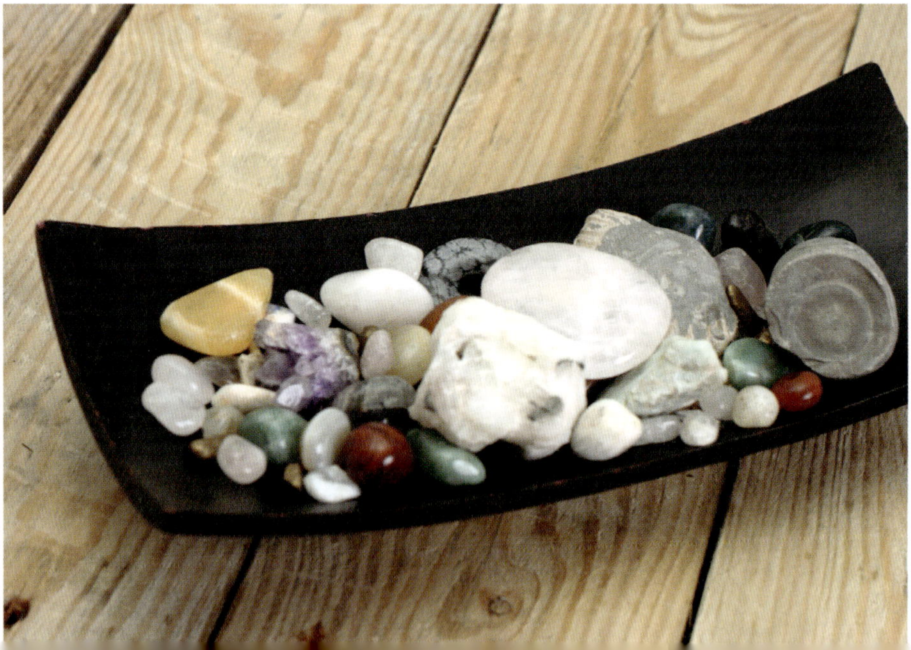

Einnahme von Elixieren

Heilsteinelixiere sind mit Alkohol stabilisierte Heilstein-Auszüge. Sie sind im Handel breit verfügbar. Zwar kann man sie auch selbst herstellen, allerdings nimmt das sehr viel Zeit in Anspruch.

In der Regel wird je nach Schwere der Beschwerden 1 Esslöffel Elixier bis zu dreimal täglich mit einem halben Glas Wasser eingenommen. Von einer Behandlung mit Elixieren bei Kindern wird abgeraten.

Aus den folgenden Gründen empfiehlt sich für die Herstellung von Elixier die Methode ohne Wasser-Stein-Kontakt.

- Manche Steine enthalten giftige Stoffe, die vom Wasser aufgenommen werden
- Einige Steine sind nicht wassertauglich (z.B. Pyrit, Hämatit, eisenhaltige Steine)
- Gesteinsteile können absplittern und im Wasser verbbleiben (Verletzungsgefahr!).
- Unzureichend gereinigte Steine könnten Keime in das Wasser bringen.

Legen Sie den gereinigten und aufgeladenen Heilstein (siehe Seite 173) kreisförmig unter eine dünnwandige Glasschale, die mit mineralarmem Wasser befüllt ist.

Lassen Sie das Ganze nun 4–8 Stunden stehen (bei Verwendung von Edelsteinstäben verkürzt sich die Dauer auf 1–4 Stunden). Gießen Sie das Heilsteinwasser anschließend in die Glasflasche und füllen Sie diese im Verhältnis 1:3 mit Kornalkohol auf.

Sie können das Energieniveau des Elixiers verstärken, indem Sie die Glasbehälter auf eine Steinpyramide stellen. Lagern Sie die Elixiere lichtgeschützt, da Tagessonne deren Energie schwächen kann.

Zubereitungstipp

Direkte Sonneneinstrahlung bei Sonnenauf- und Sonnenuntergang während der Zubereitung steigert die Informationsübertragung zwischen Wasser und Stein (siehe Seite 173). Verwenden Sie zudem nur reines und unbelastetes Wasser, das kaum Mineralstoffe aufweist. Geeignet sind entsprechendes Regenwasser, Quellwasser und stilles Wasser (aus einer Glasflasche). Kohlensäurehaltiges Wasser ist ungeeignet.

Äußerliche Anwendung

Dass das Tragen von Heilsteinen oder auch eine Massage mit Heilsteinen einen gesundheitlichen Nutzen hat und die Lebensenergie im Körper ausgleicht, ist kein Geheimnis und prinzipiell jedem bekannt. Allerdings gibt es daneben noch weitere äußerliche Anwendungsmöglichkeiten wie das Auftragen von Heilstein-Cremes und -Essenzen, Heilstein-Wickel, Badekuren mit Heilsteinen, Akupressur mit Heilsteinen, das Auflegen von Heilsteinen nach der Organuhr, der Aufenthalt in einem Steinkreis, das Aufstellen von Heilsteinen im Umfeld (etwa in Wohn- oder Büroräumen), die Meditation mit Heilsteinen und die chinesische Heilmassage mit Edelsteinöl.

Auftragen von Heilsteinwasser und Elixieren

Heilsteinwasser oder Elixiere (Zubereitung und Hinweise siehe Seite 175 und Seite 177) eignen sich besonders zur Behandlung von Erkrankungen oder Beschwerden der Haut und sind bei Indikationen wie Hautausschlag, Insektenstich, Hautunreinheiten, Akne, Brandwunden, Sonnenbrand oder auch Quetschungen hilfreich. In solchen Fällen werden die Essenzen meist pur und die Elixiere verdünnt (Wasser-Elixier-Verhältnis 2:1) auf die betroffenen Stellen aufgetragen. Achten Sie darauf, dass die entsprechenden Hautregionen zuvor sorgfältig gereinigt wurden und lassen Sie die Auszüge vollständig in die Haut einziehen, bevor Sie sich wieder ankleiden. Die Anwendung kann mehrmals täglich wiederholt werden.

Wickel und Umschläge

Bei Fieber, Husten, stumpfen Verletzungen, Hautentzündungen, Venenentzündungen, Verspannungen, Krampfadern, Kopfschmerzen, Migräne und zur Kräftigung der Atemwege werden aus bestimmten Steinessenzen (je nach Indikation) Wickel oder Umschläge an der entsprechenden Körperregion angewendet.

Hierfür tränken Sie ein sauberes Baumwoll- oder Leintuch in einer Mischung aus 500 Milliliter Wasser und 8–10 Tropfen Elixier (Zubereitung siehe Seite 177). Wringen Sie es danach gut aus und wickeln Sie es straff um die betroffene Körperregion (den Umschlag auf die jeweilige Körperstelle legen). Der Wickel/Umschlag kann bis zu 20 Minuten angelegt bleiben. Die Anwendung können Sie mehrmals täglich durchführen.

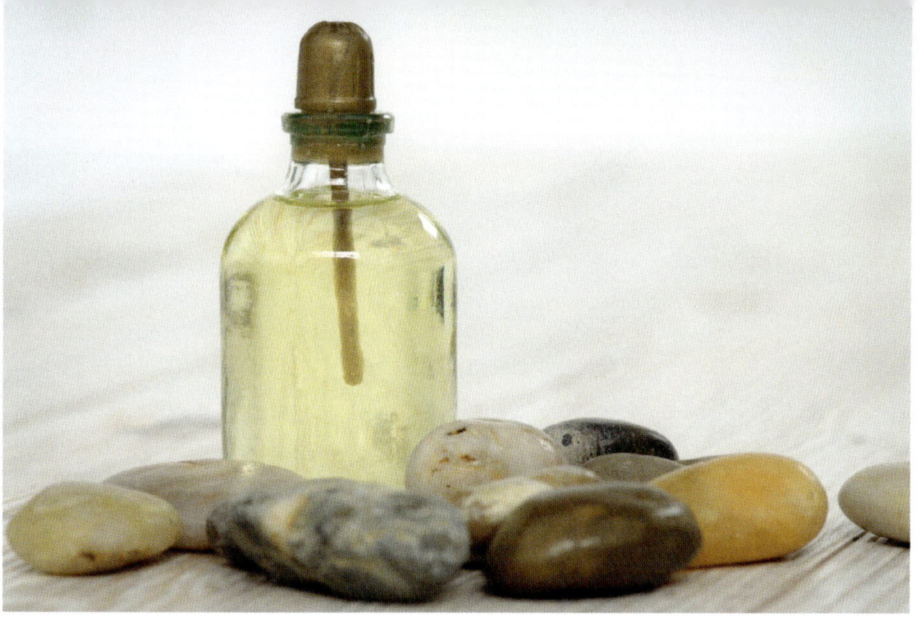

Auf die Haut aufgetragen, können Heilsteinwasser diverse Hautstörungen heilen.

Heilstein-Cremes

Heilstein-Cremes sind ein beliebtes Mittel, um beispielsweise Akne, Hautprobleme, Blessuren, Hautjucken, Insektenstiche oder Ödeme zu behandeln. Man kann sie entweder im Handel erwerben oder selbst herstellen und dann mehrmals täglich (je nach anderen Inhaltsstoffen der Creme) anwenden. Solche Cremes sind im Handumdrehen hergestellt:

Füllen Sie reinen Kornalkohol in ein gereinigtes Glas und geben Sie die gewünschten Trommelsteine oder Kristalle hinein. Nach einigen Minuten nehmen Sie diese heraus und lassen Sie auf einem sauberen Untergrund trocknen. Danach legen Sie die Steine in die Creme ein, die keine chemischen Inhaltsstoffe enthalten sollte. Idealerweise sollte es ein Behälter aus einem natürlichen Material sein. Entnehmen Sie die Creme bei Bedarf mit einem Spatel, so gelangen keine Keime hinein und sie bleibt länger haltbar.

Badekuren mit Heilsteinen

Badekuren sind seit Jahrtausenden in fast allen Kulturen ein beliebtes Heilmittel für verschiedenste Erkrankungen und Beschwerden. Sie entspannen Körper, Seele und Geist, kräftigen das Immunsystem, mildern rheumatische Schmerzen, lösen Verspannungen, beugen Infekten und anderen Erkrankungen vor, lindern Hauterkrankungen und chronische Erkrankungen.

Für ein Heilbad mit Heilsteinen können Sie entweder mehrere Steine in die Wanne legen und dann das Wasser einlassen oder Sie verwenden 8–12 Tropfen

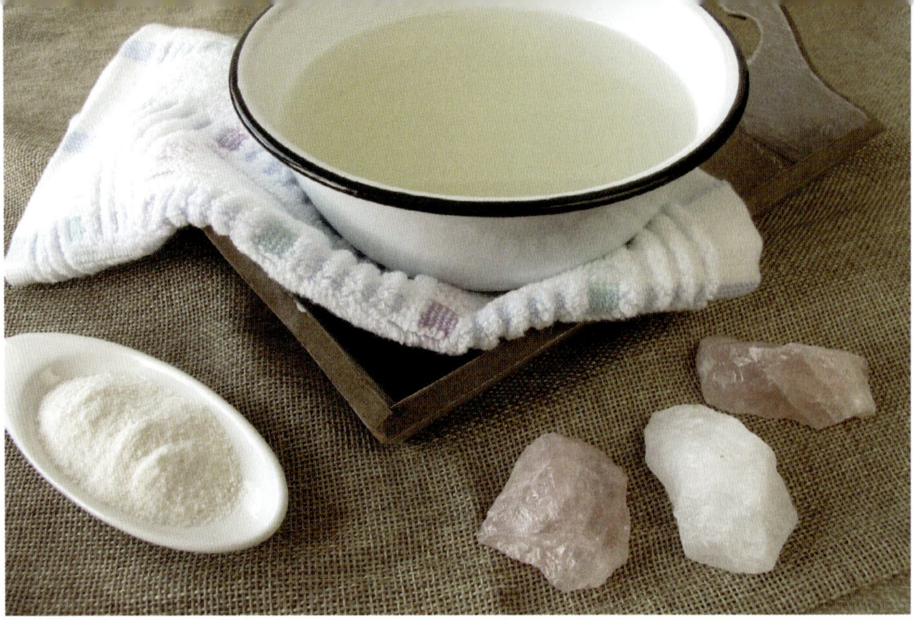

Einige Tropfen Heilstein-Elixier machen das heimische Bad zu einer Kuranwendung.

Heilstein-Elixier. Informieren Sie sich, ob Ihre Steine wassertauglich und ungiftig sind. Beispielsweise beginnen metallhaltige Steine zu rosten, andere wiederum geben giftige Substanzen ab. Sie können die heilende Wirkung zusätzlich unterstützen, indem Sie folgende Heilkräuter hinzugeben:

- Kamille: antientzündlich, stresslindernd
- Melisse: nervenentspannend, schlaffördernd
- Lavendel: beruhigend und vitalisierend
- Honigklee: entspannend, stimmungsaufhellend
- Rosmarin: fördert die Durchblutung, wirkt positiv auf Herz, Kreislauf, Leber und Galle
- Rose: stimmungsaufhellend, lindert Nervosität
- Sandelholz: entspannend, wirkt gegen Schlaflosigkeit
- Zitronenmelisse: erfrischt und belebt
- Salbei: wirkt gegen Hautunreinheiten und lindert Erkältungen

Achten Sie hierbei darauf, dass keine Unverträglichkeiten gegenüber den jeweiligen Kräutern bestehen.

Die optimale Temperatur für ein Heilbad mit Steinen beträgt zwischen 36 und 38 °C. (Bei erhöhtem Blutdruck sind Wassertemperaturen über 37 °C nicht empfehlenswert.) Nach 20-minütiger Badedauer steigen Sie aus der Wanne, hüllen sich in einen warmen Bademantel oder in ein Badetuch und nehmen einen warmen Heiltee oder ein Glas Mineralwasser zu sich. Lassen Sie dann heißes Wasser nach und entspannen Sie weitere 10 Minuten im Heilsteinbad.

Tragen von Heilsteinen

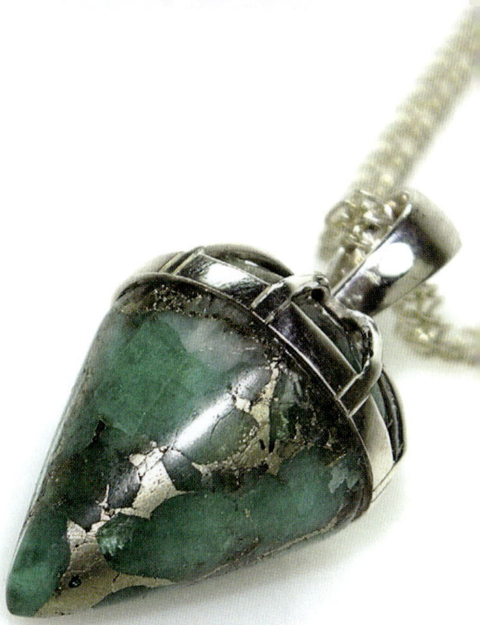

Heilsteinanhänger bringen Körper, Geist und Seele in Einklang.

Eine besonders einfache Methode, von den heilenden Energien der Steine zu profitieren, ist das Tragen der Heilsteine. Hierbei gibt es verschiedene Möglichkeiten:

Sie können beispielsweise einen Handschmeichler in Ihrer Hosentasche oder Brusttasche mitführen, allerdings erfolgt hier der Kontakt nur sporadisch mit dem Griff in die Hosentasche und ansonsten können die Energien aufgrund der Stoffbarriere nur mäßig Ihren Körper durchströmen. Das Anlegen von Schmuckstücken wie etwa ein aus dem Heilstein gefertigtes Armband, ein Kettenanhänger, ein Fußband oder eine ganze Heilsteinkette ist besonders empfehlenswert, da direkter Hautkontakt die Wirkung steigert. Sollten Sie den Stein aufgrund von spezifischen Beschwerden an einer bestimmten Körperzone tragen wollen, können Sie ihn auch mit einem Pflaster oder einer elastischen Binde dort fixieren.

Zwar kann man wie beim Edelsteinwasser auch mehrere Steine kombinieren, jedoch ist es empfehlenswert sich auf einen Stein zu beschränken. Grund hierfür ist, dass jeder Stein spezifische energetische Informationen in sich trägt und ausstrahlt. Dabei wirken einige synergistisch miteinander, das heißt, die Heilwirkung potenziert sich. Es kann aber auch das Gegenteil der Fall sein, und es können sogar Wechselwirkungen auftreten.

Generell sollte man Steine, die am Körper getragen werden, alle 24 Stunden unter fließendem Wasser oder in einem Hämatitbad reinigen. Auch sollten Sie nur so lange getragen werden, bis sich Ihr Befinden bessert beziehungsweise bis das Behandlungsziel erreicht ist.

Achtung!

Achten Sie darauf, dass die Fassung Ihres Heilsteinschmucks entweder aus hochwertigem Silber oder Gold ist – das potenziert die Energieabgabe des Steins. Vermeiden Sie Metallfassungen, da diese den gegenteiligen Effekt haben und teilweise die Energie verfälschen können.

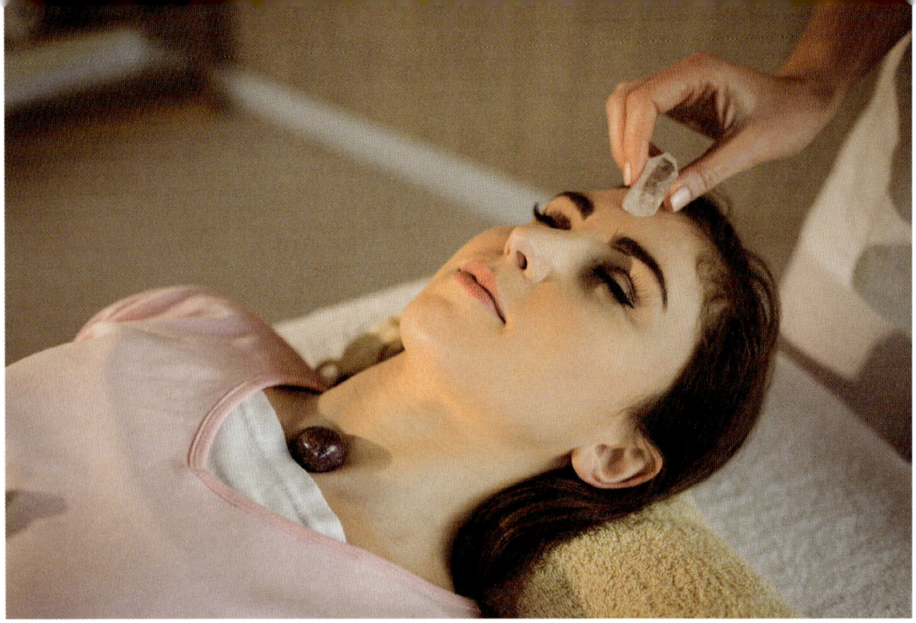

Durch das Auflegen von Heilsteinen können Sie sich vollkommen auf die Energien der Steine einlassen.

Auflegen von Heilsteinen nach der Organuhr

Beim Auflegen werden die Heilsteine gezielt auf die Körperstellen platziert, deren Funktionskreise beziehungsweise Organe Störungen aufweisen. Im Gegensatz zum Tragen ist hier der Körperkontakt nur von beschränkter Dauer. Zu Beginn sollte die Auflegezeit nicht mehr als fünf Minuten betragen und kann dann allmählich Tag für Tag auf bis zu 20 Minuten gesteigert werden. Wichtig ist, dass Sie die Anwendung stets zur selben Zeit wiederholen, bis eine Besserung eintritt. Damit die Steine ihre optimale Wirkung entfalten und auf das betroffene Energiezentrum einwirken können, ist es sinnvoll, sich nach der Organuhr zu richten. Die Anwendung wird im Liegen durchgeführt, da hier der Stein auf allen Körperbereichen am meisten Halt findet. Darüber hinaus sorgt diese bequeme Körperhaltung für eine zusätzliche Entspannung, die wiederum unterstützend auf die Selbstheilungskräfte wirkt.

Aufenthalt in einem Steinkreis

Bei einem Aufenthalt im Steinkreis wirken die Steine vorrangig auf der seelischen und mentalen Ebene. Ein Steinkreis besteht aus Steinen, die intuitiv gewählt und schließlich kreisförmig angeordnet werden. Die Größe des Kreises kann individuell gewählt werden, da diese die Intensität der energetischen Wirkung bestimmt und von jedem Individuum anders empfunden wird. Man kann sich entweder in den Steinkreis legen oder setzen, sollte sich allerdings immer im Zentrum befinden. Sobald sich ein einengendes Gefühl einschleicht, sollte man den Kreis erweitern und damit die Energiedichte ein wenig reduzieren. Empfindet man jedoch Leere oder fühlt sich unwohl, sollte der Kreis verkleinert werden. In der Regel verharrt man so lange, bis man den Impuls verspürt, den Kreis zu verlassen, oder bis sich eine Besserung einstellt.

Aufstellen von Heilsteinen im Umfeld

Nicht nur angenehme Düfte oder Farben beeinflussen uns in unserem direkten Umfeld positiv, Steine können einen Raum auch mit ihrer jeweiligen Energie bereichern und damit unser Wohlbefinden steigern. Hier eignen sich vor allem Drusen, Rohsteine und Kristalle, da sie eine besonders hohe Ausstrahlungsreichweite besitzen. Stellen Sie bei der Wahl des Aufstellungsortes sicher, dass Sie sich im direkten Wirkungsbereich des Steins befinden, was allerdings nicht bedeutet, dass dieser in unmittelbarer Nähe zu Ihnen stehen muss. Er sollte sich vielmehr in Ihrem Blickfeld befinden. Auf diese Weise ist er im seelischen Bereich spürbarer. Wichtig ist, dass Sie Ihr Stein optisch anspricht und Sie ihn gerne anblicken, denn nur so kann der günstige Energieaustausch zwischen Ihnen und Ihrem Stein erfolgen.

Da Steine immer Energie von außen aufnehmen, sollten Sie den Stein regelmäßig reinigen. Auf diese Weise kann er Ihnen ein Leben lang ein treuer Begleiter sein, der Ihnen positive Energie spendet.

Meditation mit Heilsteinen

Meditationen verhelfen zu einem gesteigerten Bewusstsein, Harmonie und natürlicher Ordnung. Sie sind ein Mittel, um wacher durchs Leben zu gehen, und schenken Gelassenheit und innere Ruhe.

Allerdings kann man nur von einer Meditation profitieren, wenn man während der Anwendung wirklich bei sich ist. Vermeiden Sie also Störfaktoren wie einen laufenden Fernseher oder ein klingelndes Telefon. Suchen Sie einen ruhigen Ort auf und kreieren Sie beispielsweise durch Entspannungsmusik oder ätherische Raumdüfte eine angenehme Atmosphäre. Achten Sie auf locker sitzende Kleidung, die Sie nicht einengt.

Obgleich es eine Reihe verschiedener Meditationspositionen gibt, eignet sich für die Meditation mit Heilsteinen nur die Liegeposition, da die Steine hierbei gut aufgelegt werden. Bewährte Auflagebereiche sind Solarplexus, Stirn, Herz oder die Unterkante des Schambeins. Unmittelbarer Hautkontakt wirkt sich ebenfalls günstig aus.

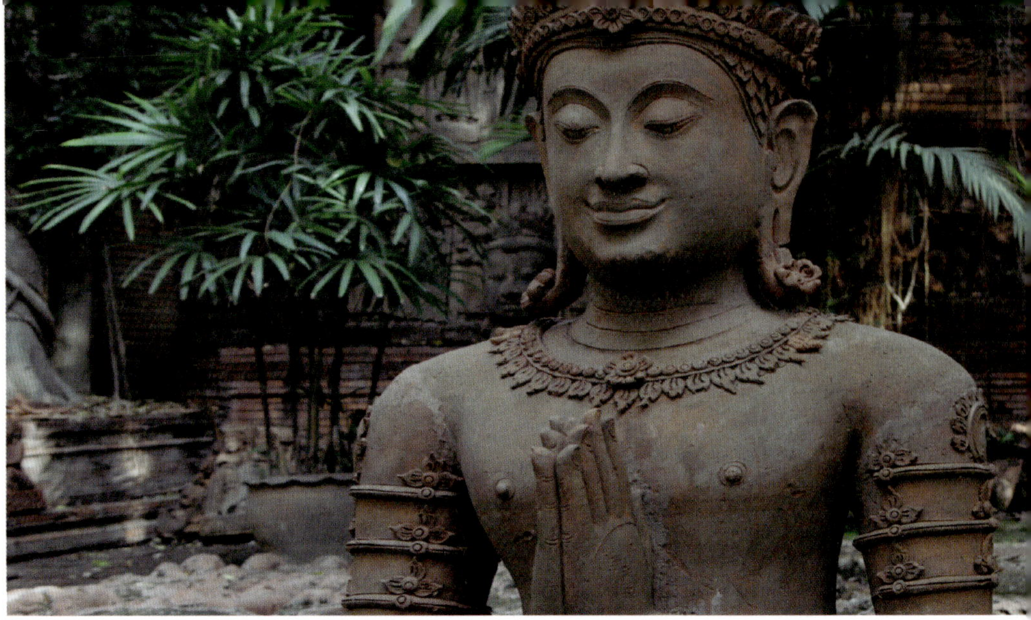

Meditation ebnet den Weg zu innerer Ruhe und tiefer Gelassenheit.

Entschwinden Sie dem Alltag mit der nachfolgenden Meditation und versuchen Sie, diese regelmäßig durchzuführen. Bevor Sie jedoch damit beginnen, wählen Sie zunächst einen Heilstein aus, der Ihr Wohlbefinden fördert (ab Seite 197 erfahren Sie Wissenswertes über die spezifischen Wirkungen diverser Heilsteine).

Meditative Betrachtung von Heilsteinen

Das kontemplative Betrachten von Heilsteinen kann Körper, Geist und Seele in Einklang bringen. Auch bei dieser Meditationsform sollten Sie alle Störfaktoren ausschalten und sichergehen, dass Sie nichts ablenkt. Nehmen Sie dann entweder auf einem bequemen Stuhl oder auf dem Boden Platz. Achten Sie darauf, dass Sie aufrecht sitzen, legen Sie Ihre Hände locker auf Ihren Oberschenkeln auf und platzieren Sie den von Ihnen auserwählten Heilstein so, dass es Ihnen keine Mühe bereitet, ihn längere Zeit zu betrachten.

Lassen Sie dann Ihren Atem ruhig fließen und betrachten Sie den Stein. Versuchen Sie, alle Gedanken und Gefühle hinter sich zu lassen. Sollten sie sich doch aufdrängen, konzentrieren Sie sich einfach wieder auf Ihre Atmung und den Stein. Wechseln Sie Ihre Sitzposition nicht, sondern bleiben Sie ruhig sitzen. Fühlen Sie, wie Sie eins mit dem Stein werden und wie Ihr Körper von der Energie des Heilsteins erfüllt wird. Verharren Sie so einige Zeit, schließen Sie dann die Augen, atmen Sie nochmals kräftig ein und aus, öffnen Sie die Augen wieder und kehren Sie dann langsam in den Alltag zurück.

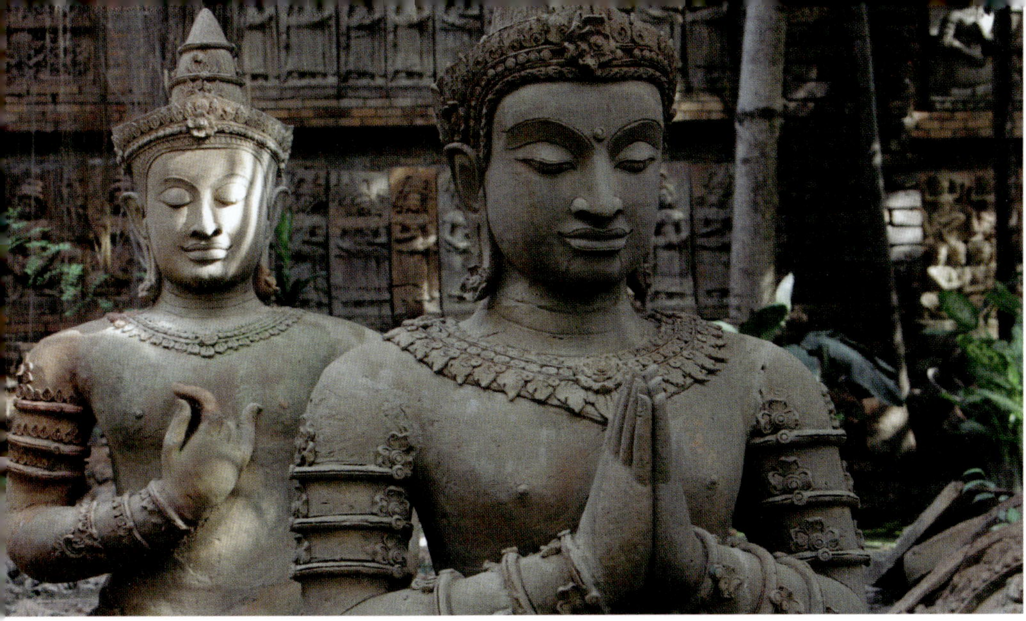

Meditationsanleitung

- Legen Sie sich auf einen bequemen Untergrund (z.B. dicke Decke oder Yoga-Matte) und strecken Sie die Beine aus, dabei klappen die Füße entspannt zur Seite. Dann platzieren Sie den Heilstein auf der gewünschten Körperregion und richten die Arme mit den Handflächen nach oben parallel zum Oberkörper aus.
- Schließen Sie nun die Augen, atmen Sie ruhig durch die Nase ein und aus. Spüren Sie, wie sich mit jedem Atemzug die Bauchdecke hebt und beim Ausatmen warme Luft durch Ihre Nase strömt. Wenn Sie Ihren individuellen Atemrhythmus gefunden haben, lassen Sie den Atem weiter frei fließen.
- Konzentrieren Sie sich nun auf den Stein, den Sie auf Ihrem Körper aufgelegt haben. Lassen Sie sich von ihm erfüllen und spüren Sie die Energie, die er an Sie abgibt. Vielleicht fühlen Sie ein leichtes Kribbeln in der Körperregion, auf der er sich befindet. Breitet es sich aus? Wohin wandert es? Fühlen Sie, wie Sie die Farbe des Steins umhüllt, in das Körperinnere eindringt und die Meridiane sowie alle Körperstrukturen durchsetzt. Verschmelzen Sie vor Ihrem geistigen Auge mit dem Stein und werden Sie eins mit ihm.
- Wenn Sie Ihre Meditation beenden möchten, strecken Sie alle Glieder, ballen die Hände zu Fäusten, kreisen mit den Füßen und öffnen schließlich langsam die Augen. Bedanken Sie sich bei dem Stein für die Energie, die er Ihnen geschenkt hat und lassen Sie die Meditation noch etwa zehn Minuten nachwirken. Legen Sie den Stein dann zur Seite, stehen Sie langsam auf und kehren Sie tiefenentspannt wieder in den Alltag zurück.

Akupressur mit Heilsteinen

Die Akupressur ist eine Anwendung, die auf den Prinzipien der Akupunktur beruht. Bei der Druckpunktmassage kommen zwar keine Nadeln zum Einsatz, trotzdem kann man damit die auf den Meridianen sitzenden Reizpunkte aktivieren und so Yin und Yang ausgleichen sowie Qi und andere sich in den Bahnen befindliche Substanzen harmonisieren. In der Regel lassen sich die Akupunkturpunkte daran erkennen, dass sie schmerz- und druckempfindlicher sind. Der Bereich, in dem sie liegen, hebt sich häufig von anderen Körperarealen ab. So finden sich die „Energiewirbel" oft auf Hautfalten, Mulden und Vertiefungen oder Knochenvorsprüngen.

Akupressur wird sowohl als präventive Maßnahme als auch als therapeutische Anwendung eingesetzt. Wie die Akupunktur kann sie je nach Durchführung eine dämpfende (sedierende) oder eine anregende (tonisierende) Wirkung haben. Bei chronischen Beschwerden empfiehlt sich eine Anregung, da sie auf einen Energiemangel hinweisen. Hierfür massiert man den entsprechenden Punkt mit mittelstarkem Druck im Uhrzeigersinn. Liegen hingegen akute Beschwerden und Erkrankungen vor, sind diese häufig auf einen Energieüberschuss zurückzuführen. Eine leichte Druckmassage gegen den Uhrzeigersinn hat eine sedierende Wirkung und hilft, überschüssige Energie auszuleiten.

Nebenwirkungen und Kontraindikationen

Kommt es in Folge der Akupressur zu Schwindelgefühlen oder Kopfschmerzen, sollte die Behandlung abgebrochen und ein Rat von einem TCM-Arzt beziehungsweise einem Akupresseur eingeholt werden. Manchmal treten nach der Akupressur-Behandlung leichte Verschlimmerungen der Beschwerden auf. Das ist in der Regel unbedenklich und vielmehr ein Zeichen dafür, dass das Qi angeregt wurde und der Heilungsprozess in vollem Gange ist. Nach kurzer Zeit sollten sich diese legen und eine Genesung eintreten. Ist dem nicht so, suchen Sie bitte einen TCM-Arzt auf und lassen Sie sich beraten. Wechselwirkungen mit Arzneimitteln sind nicht bekannt.

Bei Herz-Kreislauf-Erkrankungen, Bluthochdruck, Altersschwäche, bakteriellen Infektionen, infektiösen Hauterkrankungen, Karzinom und lebensbedrohlichen Erkrankungen (z.B. Vergiftungen), Schwangerschaft und während der Menstruation sollte die Behandlung vorher mit einem TCM-Arzt abgeklärt werden. Nach Alkoholkonsum oder Drogenkonsum wird von Akupressur abgeraten.

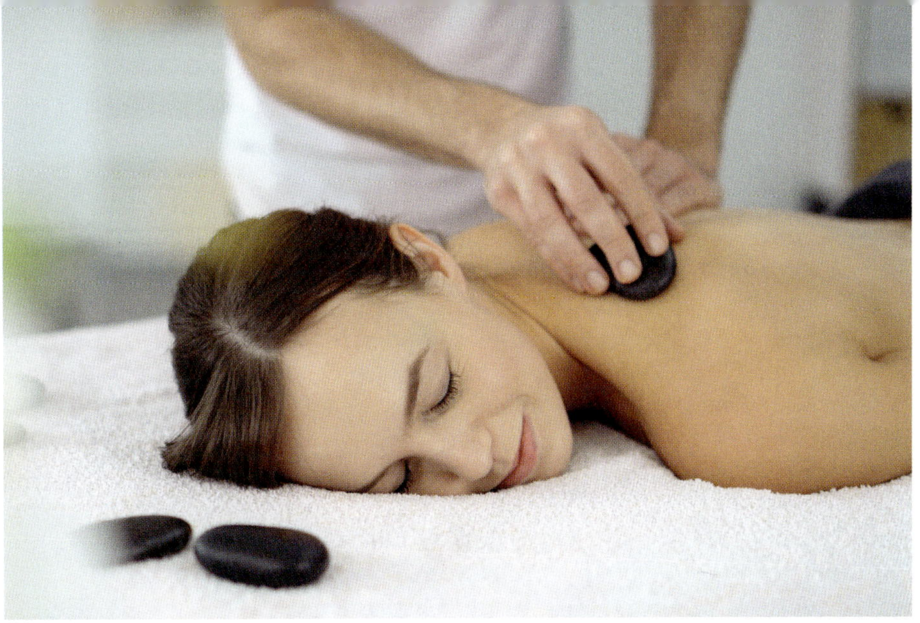

Diese chinesische Form der Gesundheitspflege kann durch Heilsteine zusätzlich unterstützt werden.

Eine Akupressurbehandlung reduziert Schmerzen, regt die Hormonproduktion an, beeinflusst die Funktionen der Organe und Drüsen günstig, wirkt immunmodulierend, sorgt für eine bessere Durchblutung in den akupressierten Bereichen und optimiert den Stoffwechsel. Aufgrund der verbesserten Blutversorgung kommt es zu einer Wärmeentwicklung. Diese fördert die Entspannung und beruhigt zusätzlich die Nerven. Darüber hinaus werden die Ausscheidung von Schlacken und der Lymphfluss aktiviert.

Akupressurtechniken mit Heilsteinen

Bei Akupressur mit Heilsteinen kommen die sonst üblichen Grifftechniken nicht zum Einsatz, da hier die Reizpunkte nicht mit den Fingern oder Händen, sondern mit Steinen aktiviert werden. Ausschlaggebend für den Erfolg der Behandlung ist die richtige Durchführung der folgenden Techniken:

→ **Drücken:** Je nach Empfindlichkeit der Körperregion wird der Heilstein mit festem oder sanftem Hautkontakt auf einen Akupunkturpunkt gedrückt. Man beginnt dabei stets mit einem besonders leichten Druck, den man nach und nach ansteigen lässt. Einzelne Akupressurpunkte werden mit Steinstäben mit spitzen oder abgerundeten Ecken angeregt. Zur Behandlung von Gelenken eignen sich auch runde Steine.

→ **Halten:** Um blockierte Zonen zu öffnen oder zu harmonisieren, wird der passende Heilstein ohne Druck auf den entsprechenden Akupunkturpunkt gelegt.

→ **Streichen:** Der Heilstein wird entlang der Meridiane in geraden Bewegungen über die Haut gestrichen. Da hier nicht nur einzelne Punkte stimuliert werden, sondern gleichermaßen entlang der verbindenden Meridiane massiert wird, zählt diese Technik im eigentlichen Sinne nicht zur klassischen traditionellen chinesischen Medizin, sondern entspricht einer modifizierten Anwendung. Für diese besondere Massagetechnik empfiehlt sich ein flach geschliffener Stein. Achten Sie darauf, dass der Schliff hochwertig ist und der Stein keine kantigen bzw. scharfen Unebenheiten aufweist.

Diese Steine eignen sich besonders für die Akupressur:

- → Achat
- → Amethyst
- → Aventurin
- → Bergkristall
- → Citrin
- → Jade
- → Karneol
- → Rauchquarz
- → Rosenquarz
- → Roter Jaspis
- → Turmalin

Wichtige Behandlungsregeln

- → Die Heilsteine müssen vor der Akupressur sorgfältig gereinigt werden.
- → Um sich fremder Energien zu entledigen, sollten die Hände vor der Behandlung gewaschen werden.
- → Die Behandlung sollte in einem ruhigen, wohltemperierten, frisch gelüfteten Raum durchgeführt werden.
- → Bei Müdigkeit, nach dem Essen oder nach Alkoholkonsum wird von einer Akupunkturbehandlung abgeraten.
- → Die Behandlung mehrerer Akupunkturpunkte gleichzeitig wird nicht empfohlen.
- → Jeder Punkt sollte drei bis fünf Minuten bearbeitet werden. Bei älteren Patienten kann die Druckdauer etwas verlängert werden. Bei Kleinkindern und Säuglingen beträgt die Druckdauer maximal dreißig Sekunden.
- → Alle nötigen Punkte sollten nacheinander auf beiden Körperhälften akupressiert werden, da die Meridiane immer als Paar auftreten.
- → Die Behandlung der einzelnen Punkte sollte auf keinen Fall fünfzehn Minuten überschreiten.
- → Damit sich die Energie optimal im Körper verteilen kann, empfiehlt es sich, noch etwa zehn Minuten nach der Behandlung zu ruhen.
- → Im Optimalfall wird die Akupressur zweimal täglich durchgeführt, bis sich die Beschwerden legen.

Chinesische Heilmassage mit Edelsteinöl

Massage ist mehr, als eine Verspannungen lösende Anwendung. Sie hat nicht nur in China Tradition, sondern wird seit langer Zeit in fast allen Kulturen praktiziert und ist eine der ältesten Heilmittel der Menschheit. Ihren Ursprung soll sie im Osten Afrikas und in Asien haben. So beschreibt *der gelbe Kaiser* bereits 2600 v. Chr. spezielle Massagehandgriffe. In China wird die Massage seit jeher meist in Kombination mit anderen Behandlungstechniken zur Heilung eingesetzt. Deshalb geht der Massage immer eine Diagnose voraus. Die darauf folgende Behandlung wird den jeweiligen Beschwerden angepasst, weshalb kein einheitliches Behandlungsschema existiert. Die Berührungen bestimmter Punkte auf der Haut wirken auf die Funktionskreise im Körperinneren und regulieren den Fluss der Lebensenergie. Dabei ist das System der Meridiane von großer Bedeutung.

Die chinesische *Tuina* vereint zwei Techniken. Hier werden nicht nur einzelne Punkte (wie etwa in der Akupressur) behandelt, sondern ganze Leitbahnen geknetet, gerieben, gedrückt, geschoben usw.

Obwohl die meisten energetischen Massagen viel Erfahrung voraussetzen, gibt es Techniken zur Selbstmassage, die auch Laien recht gut durchführen können. Mit diesen speziellen Massagen kann unter anderem Konzentrationsschwäche, Nebenhöhlenentzündung, Husten, Schnupfen, Halsschmerzen, Magenbeschwerden, Sodbrennen, Verstopfung, Durchfall, Blähungen, Waden- und Fußkrämpfe, Kreuzschmerzen, Hüftbeschwerden, Gelenkbeschwerden, Blasen- und Nierenbeschwerden, Menstruationsbeschwerden, Kopfschmerzen, Migräne, Konzentrationsschwäche, Reizbarkeit, Schlafstörungen oder auch Erkrankungen des Bewegungsapparats entgegengewirkt werden.

Herstellung von Edelsteinöl

Füllen Sie qualitätvolles Sesamöl in ein Schraubglas und geben Sie die empfohlenen Edelsteine hinzu. Verschrauben Sie das Glas sorgfältig, und lassen Sie die Mischung zwei Wochen lang stehen. Danach haben sich die Informationen der Heilsteine auf das Öl übertragen, und Sie können es nach Belieben verwenden. *Tipp:* Sie können die energetische Wirkung des Öls noch verstärken, wenn Sie das Glas bei Sonnenaufgang oder bei Sonnenuntergang in die Sonne stellen. Schützen Sie es allerdings untertags vor direkter Sonne, da sie zu dieser Zeit entladend wirkt.

Durch die Anwendung von Ölen gleiten die massierenden Hände nicht nur besser über die Haut, es werden zugleich die Gesundheitseffekte von Massagen intensiviert. Neben verschiedenen Kräuterölen empfehlen sich auch Edelsteinöle. Man kann sie sehr leicht selbst herstellen und damit individuell an die persönlichen Bedürfnisse anpassen.

Hinweis: Sofern Krankheiten wie etwa Entzündungen, Erkrankungen des Gefäßsystems, frische Verletzungen oder Herdinfektionen vorliegen, ist von einer Selbstmassage abzuraten. In solchen Fällen sollten Sie unbedingt einen Arzt konsultieren und eine andere Behandlungsmethode in Erwägung ziehen.

Massagegriffe

Es gibt unterschiedliche Griffe, die beim Massieren eingesetzt werden. Sie sollten diese sanft anwenden, gerade so, dass Sie ein Druckgefühl verspüren.

- **Reiben:** Man reibt mit der Handwurzel oder dem oberen Fingerglied.
- **Zwicken und Kneten:** Man zupft, knetet oder walkt mit den Fingern oder dem Daumen.
- **Kreisen:** Man bewegt die Gelenke in kreisförmigen Bewegungen.
- **Schieben:** Man schiebt die Haut mit einem oder auch mit mehreren Fingern.
- **Streichen:** Man streicht die Haut mit den Fingern, dem Handballen oder der Handwurzel.

Selbstmassagebehandlung

Führen Sie die Massage am besten auf einem bequemen Stuhl sitzend aus. Es empfiehlt sich ein wohltemperierter Raum (etwa 24 °C). Wenn Sie sich gleich morgens nach dem Aufstehen massieren, starten Sie positiv in den Tag. Verwenden Sie für die Massage ein Edelsteinöl, das Ihren Bedürfnissen entspricht (siehe „Beschwerden und passende Heilsteine“, Seite 197ff.).

Die Behandlung gliedert sich in sechs Teile. Dabei wirkt jeder Abschnitt auf spezifische Meridiane. Vergessen Sie nicht, jeden Massageteil auch an der anderen Körperseite anzuwenden, da die Funktionskreise paarig angeordnet sind. Sie können die Massage natürlich auch von Ihrem Partner durchführen lassen, wenn Sie sich damit wohlfühlen. Wesentlich ist in jedem Fall, dass Sie sich entspannen und während der Behandlung den Alltag hinter sich lassen. Nehmen Sie sich Zeit und Muße dafür.

Wenden Sie die nachfolgenden Massagebehandlungen so lange an, bis sich eine Besserung Ihres Befindens einstellt oder bis das Therapieziel erreicht ist.

I. Zehen und Unterschenkel

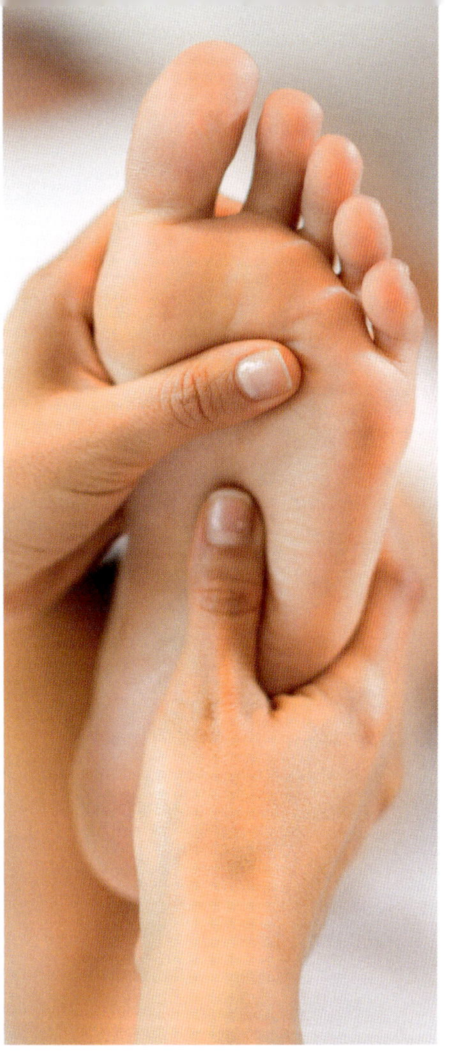

Nach einem anstrengenden Tag kann eine Fußmassage wahre Wunder bewirken!

- Zwicken Sie mit Ihrem Daumen und Zeigefinger einzeln jede Zehenspitze. Beginnen Sie mit der kleinen Zehe. Reiben Sie dann mit dem oberen Fingerglied des Daumens und des Zeigefingers die Zehengelenke.
- Reiben Sie jetzt mit der Handwurzel oder dem oberen Fingerglied des Daumens und des Zeigefingers die Spitzen des äußeren sowie des inneren Fußknöchels. Anschließend wenden Sie dieselbe Technik für die untere Region der Fußknöchel an. Danach widmen Sie sich dem Areal zwischen Knöchel und Achillessehne. Reiben Sie hier außen, innen und in der Mitte des Fußes. Massieren Sie so auch etwa 20-mal den Bereich zwischen dem Ballen sowie der großen und der kleinen Zehe.
- Lassen Sie das Fußgelenk kreisen, indem Sie es mit einer Hand oberhalb umgreifen und mit der anderen die Drehbewegungen ausführen. Sie sollten den Fuß nun je 5-mal kreisen, strecken und wieder beugen.
- Streichen Sie nun 20-mal mit dem Handballen, den Fingern oder der Handwurzel den Unterschenkel hinauf. Dabei richten Sie Ihre Finger zur Wade aus.
- Reiben und drücken Sie jetzt 20-mal mit den Fingerkuppen Ihres Daumens, Zeigefingers sowie Mittelfingers seitlich unterhalb der Kniescheibe.
- Führen Sie danach eine Druckmassage oberhalb der Kniescheibe aus, indem Sie diese Region 20-mal leicht drücken. Streichen und reiben Sie dann den unteren und den oberen Bereich des Knies.
- Am Ende streichen Sie 20-mal mit den Handflächen den Kniebereich aus.
- Wiederholen Sie die Anwendung an der anderen Körperseite.

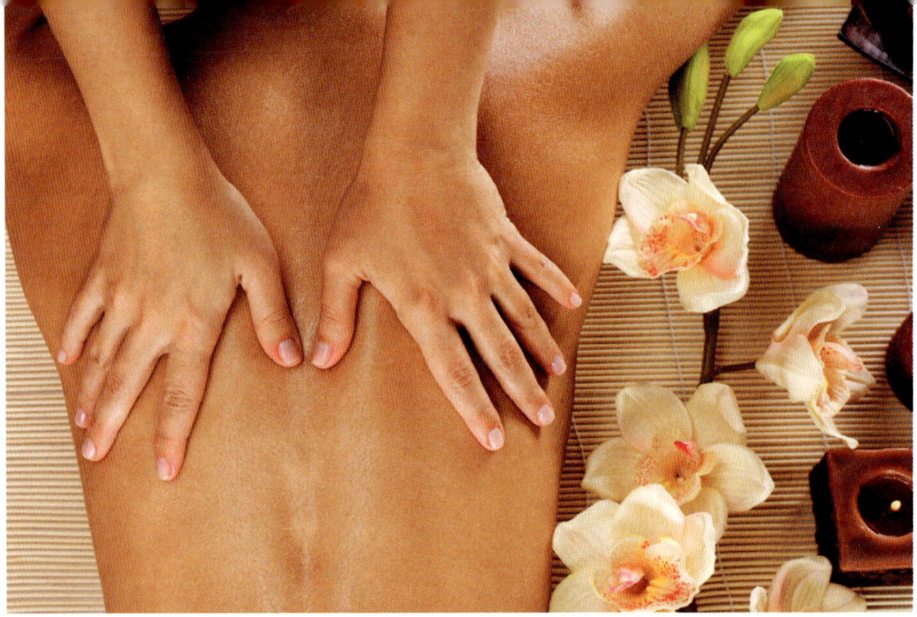

Wenn Ihr Partner die Massage durchführt, kann er auch den gesamten Rückenbereich ausstreichen.

2. Oberschenkel und Rücken

Die Massage von Oberschenkel und Rücken stärkt das Verdauungssystem und kann präventiv gegen Beschwerden von Nieren, Harnblase und den Harnwegen eingesetzt werden. Sofern Sie zu diesen Krankheiten neigen, ist es günstig, diesen Massageabschnitt regelmäßig – am besten täglich – zu praktizieren.

→ Nehmen Sie eine aufrechte Haltung ein und achten Sie darauf, dass Ihr Rücken entspannt ist. Reiben und streichen Sie die äußere Region Ihres Oberschenkels 10-mal mit beiden Händen. Wiederholen Sie diese Anwendung mit der anderen Körperseite.

→ Streichen Sie mit Ihren Fingerspitzen 20-mal die Rückenmuskulatur im Bereich des vierten Lendenwirbels aus.

→ Platzieren Sie eine Hand auf dem Nabel, dabei sollte die Handinnenfläche auf der Haut aufliegen. Die zweite Hand legen Sie auf den Rücken, möglichst auf selber Höhe. Nun massieren Sie diese Partien abwechselnd, je 20-mal.

3. Hände und Arme

→ Zwicken Sie die einzelnen Fingerspitzen mit dem Daumen- und Zeigefinger der anderen Hand.

→ Schieben und streichen Sie nun je 10-mal ebenfalls mit Daumen- und Zeigefinger die Finger der anderen Hand, die Sie gerade gezwickt haben.

→ Reiben Sie jetzt 20-mal mit dem Daumen den Handteller. Wenn Sie damit fertig sind, massieren Sie in reibenden und drückenden Bewegungen die Partie in der Mitte der Handgelenksfalte.

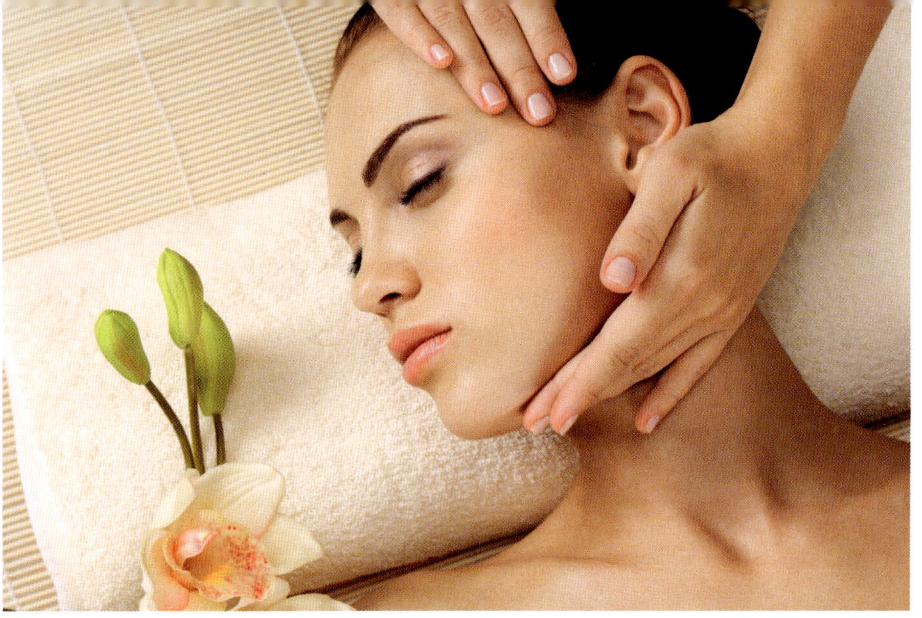

Beim Kehlkopfausstreichen legen Sie die andere Hand am besten sanft auf der Stirn auf.

- → Umfassen Sie danach das Handgelenk im oberen Bereich und beugen, strecken und kreisen Sie es aktiv je 10-mal.
- → Am Ende strecken Sie Ihren Arm aus und führen die Reibetechnik 20-mal in der mittleren Region zwischen Ellenbogenbeuge und -spitze aus. Danach streichen Sie mit Ihrer gesamten Handfläche 20-mal diesen Bereich nach unten aus. Beugen und strecken Sie das Ellenbogengelenk zuletzt 10-mal.
- → Wiederholen Sie diese Anwendung mit der anderen Körperseite.

4. Schultern und Hals

Dieser Teil der Massage kann Verspannungen im Nacken- oder Schulterbereich lindern. Auch wenn man des Öfteren unter einem steifen Nacken – etwa bedingt durch Zugluft – leidet, ist diese Anwendung sinnvoll.

- → Reiben Sie Ihre Handflächen in schnellen Bewegungen aneinander, bis diese sich erwärmen.
- → Streichen Sie anschließend mit dem Handballen den Bereich des Schultergelenks 20-mal aus.
- → Umfassen Sie mit der Hand Ihr Schultergelenk und lassen Sie es abwechselnd heben und kreisen. Das machen Sie, bis Sie eine Lockerung verspüren.
- → Jetzt heben Sie Ihren Kopf leicht an und platzieren Ihre Hand um den Kehlkopf. Massieren Sie diese Partie in sanften, streichenden Bewegungen 20-mal von unten nach oben.
- → Streichen Sie am Ende 20-mal mit der linken Hand vom rechten Ohr zum Kehlkopf. Danach wiederholen Sie das Ganze vom linken Ohr aus.

5. Kopf

Wenn Sie viel vor dem Bildschirm sitzen und damit Ihre Augen strapazieren, empfiehlt sich dieser Teil der Selbstmassage besonders. Auch bei Kopfschmerzen kann diese Methode Abhilfe schaffen. Bauen Sie sie in Ihren Alltag ein und wenden Sie die Massage so oft es geht an. Sie lässt sich ganz einfach zwischendurch ausführen und schenkt Ihnen eine angenehme Auszeit.

- → Massieren Sie in der Schiebe- und Drucktechnik mithilfe Ihrer acht Fingerspitzen die mittlere Linie Ihres Kopfes. Anschließend fahren Sie so an den Seitenlinien fort. Dabei drücken Sie 10-mal pro Linie und führen 20 Schiebebewegungen aus.
- → Legen Sie Ihre flache Hand über beide Ohren, sodass die Gehörgänge bedeckt sind. Klopfen Sie dann zweimal mit den Zeigefingern auf die Mittelfinger, die auf dem Hinterhauptbein aufliegen.
- → Dann reiben und drücken Sie im Wechsel die Partie in der Verlängerung der Augenbraue und den Augenwinkel je 40-mal. Danach winkeln Sie Ihren Daumen an und streichen Sie mit dem seitlichen Teil des mittleren Fingerknochens um die Augen herum. Dabei massieren Sie 10-mal oberhalb der Augen und 10-mal im unteren Bereich.
- → Bedecken Sie ein Nasenloch mit dem Daumen und streichen Sie das andere Nasenloch 20-mal. Wiederholen Sie die Anwendung auf der gegenüberliegenden Seite.

Mit den sanften Schiebe- und Drucktechniken entspannen Sie Ihren Kopfbereich.

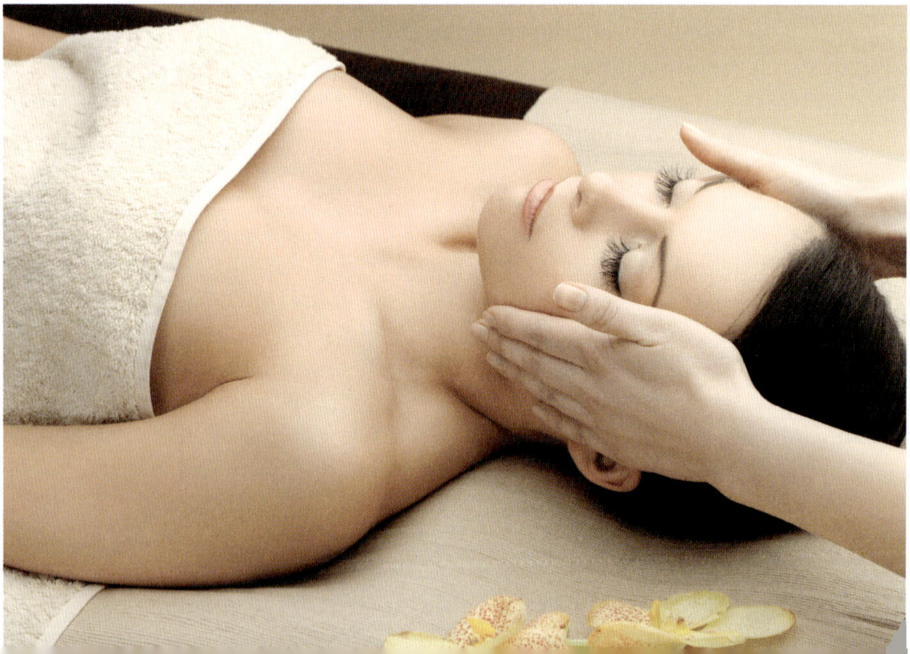

Platzieren Sie einen Zeigefinger horizontal auf dem Punkt zwischen Nase und Oberlippe und legen Sie den anderen Zeigefinger ebenso zwischen Unterlippe und Kinn. Jetzt führen Sie die streichende Technik an den beiden Stellen in entgegengesetzter Richtung 20-mal aus.

- Danach machen Sie das Gleiche in vertikaler Richtung an den Mundwinkeln, ebenfalls 20-mal.
- Massieren Sie die Region um die Augen und den Bereich zwischen dem Augenbrauenende und dem Augenwinkel mit den Fingerspitzen 20-mal. Sie beginnen oberhalb der Augen im inneren Augenwinkel und unterhalb der Augen massieren Sie zum inneren Augenwinkel hin.
- Am Ende streichen Sie den bearbeiteten Bereich mit beiden Handflächen sanft aus.

Exkurs: Hot Stone Massage

In der chinesischen Kultur ist die *Hot Stone Massage* fest verankert und eine gängige Therapieform für unterschiedliche Beschwerden. Dabei werden bestimmte Körperregionen im Wechsel mit erhitzten, verschieden großen Steinen (meist Specksteine oder Lavasteine), deren Wärme tief in den Körper eindringt, und mit kalten Steinen (Halbedelsteine) massiert.

Erstere regen die Durchblutung an und entspannen die Muskeln zusätzlich zur Massageanwendung. Die in ihnen enthaltenen Mineralien wirken entzündungshemmend und stärken das Immunsystem.

Eine Hot Stone Massage löst Muskelverspannungen und stimuliert die Durchblutung und den Stoffwechsel. Sie fördert Entspannung (körperlich und seelisch), harmonisiert Körperenergien, stärkt das Immunsystem, lindert Kopfschmerzen/Migräne, Verdauungsstörungen und wirkt Schlafstörungen entgegen.

Eine Selbstbehandlung ist nicht möglich. Allerdings werden Hot Stone Massagen inzwischen nicht nur von TCM-Ärzten, sondern auch in vielen Spas von erfahrenen Masseuren angeboten.

Vorsicht!

Bei Arterienverkalkungen, Thrombosen und Venenentzündungen, Entzündungen, Infektionskrankheiten, nässenden und entzündlichen Hauterkrankungen, Epilepsie, Herzerkrankungen und Herzinfarkt sowie Fieber ist eine Hot Stone Massage kontraindiziert.

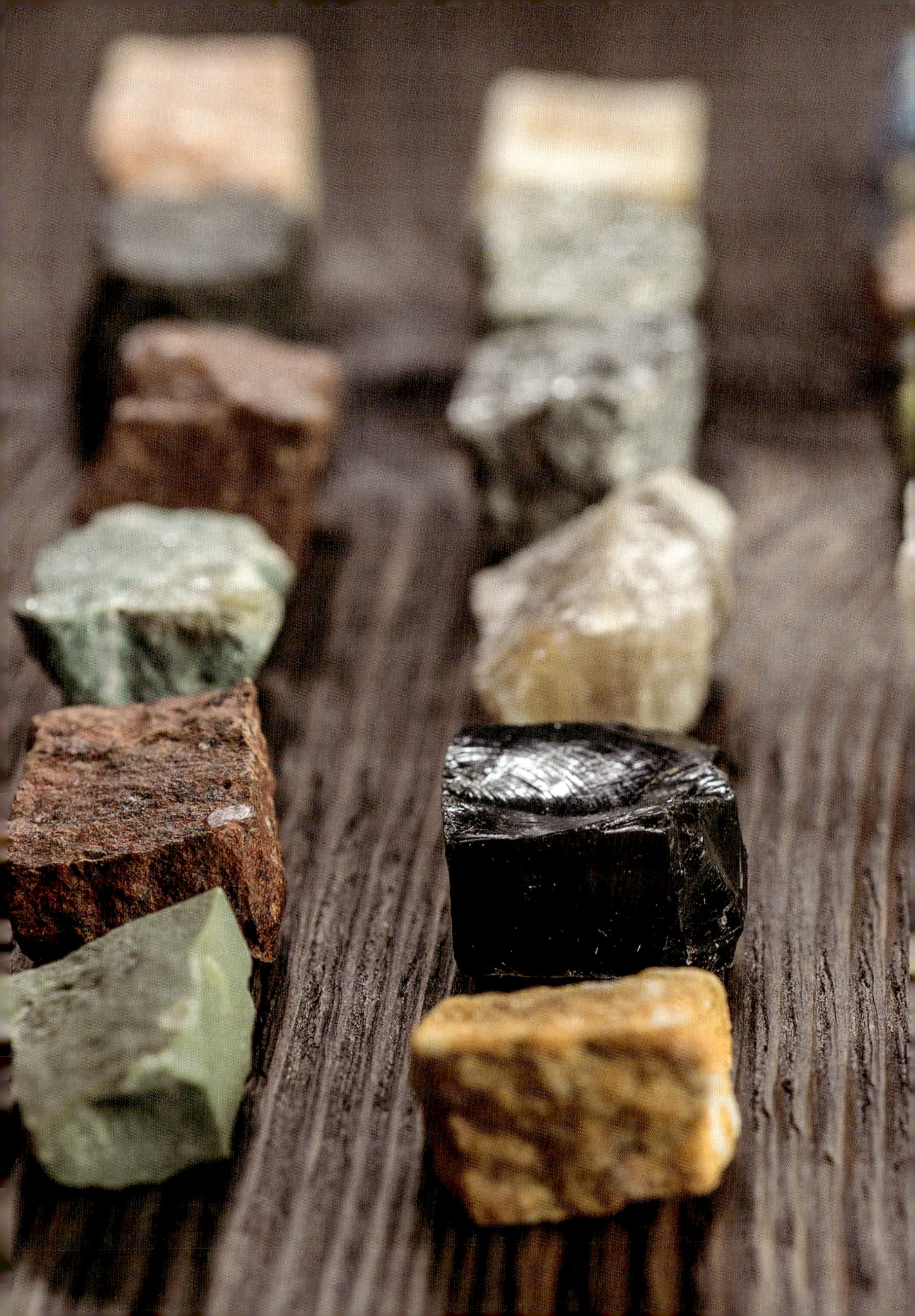

Beschwerden und passende Heilsteine

Im Folgenden finden Sie Empfehlungen verschiedener Heilsteine für häufige Krankheits- und Beschwerdebilder, veranschaulicht anhand einiger Fallbeispiele aus der Praxis von Dr. Li.

Allerdings wird hier nur eine Selektion unterschiedlicher Steine angeführt, um Ihnen eine erste Orientierungshilfe zu liefern. Da die Wahl des richtigen Steins von elementarer Bedeutung für den Heilerfolg ist und diese vor allem intuitiv erfolgen sollte, empfiehlt es sich, die Beschreibungen der Steine (ab Seite 92) sorgfältig durchzulesen und sich auch darüber hinaus über die favorisierten Steine zu informieren. Die nachfolgende Auflistung berücksichtigt weder therapeutische Hintergründe noch geht sie auf Qualität, Farbe, Form und Größe der Steine ein und ist vor allem nicht erschöpfend. Einige Steine enthalten giftige Substanzen oder wurden vielleicht mit gesundheitsschädigenden Mitteln behandelt, die bei innerlicher Anwendung zu einem gesundheitlichen Risiko werden können. Bitte prüfen Sie vor der Anwendung stets die Unbedenklichkeit Ihrer Heilsteine.

Nehmen Sie gesundheitliche Störungen nicht auf die leichte Schulter. Bei ernsthaften Beschwerden oder Krankheiten suchen Sie bitte immer einen Arzt auf. Heilsteine können eine medizinische Therapie nicht ersetzen, sondern sind nur als begleitende Maßnahme anzusehen. Sprechen Sie alle Heilstein-Behandlungen auch immer mit Ihrem TCM-Arzt oder Heilpraktiker ab, um Risiken sowie Wechselwirkungen (vor allem bei der Anwendung von Heilsteinwasser oder Elixieren) aus dem Weg zu gehen.

Atemsystem

In der chinesischen Krankheitslehre wird der Atemtrakt mit der Lunge in Verbindung gebracht. Sie steuert das Qi und ist für die körperliche Abwehr verantwortlich, wird von Magen und Milz mit Energie gespeist, senkt Qi zu den Nieren ab und steht in enger Beziehung zum Herzen. Da die Lunge die Körperoberfläche kontrolliert, manifestieren sich Störungen dieses Organs hauptsächlich in den Bronchien und der Nase sowie auf der Haut. Die Symptome variieren je nach Jahreszeit und der Konstitution des Betroffenen.

Ein schwaches Lungen-Qi führt zu einer Stagnation in der Lunge, die beispielsweise Husten, Kurzatmigkeit und eine Schwächung der Nieren verursacht. Ist das Qi in der Lunge überfordert, wird die Abwehrkraft nachhaltig geschwächt. Wirken dann auch noch schädliche äußere Faktoren wie beispielsweise Wind und Kälte ein, führt dies zu einer zusätzlichen Reduzierung von Nieren-Qi und Milz-Qi. Ein schwaches Nieren-Qi kann das in die Lungen aufsteigende Lungen-Qi nicht absorbieren.

Die Folge sind hier unter anderem Asthma und Atemlosigkeit. Ein Milz-Qi-Mangel blockiert die adäquate Bildung von Lungen-Qi, was zu einer Stase von Feuchtigkeit und Schleim in der Lunge führt. Die Lunge ist schließlich nicht mehr in der Lage, den Organismus mit Qi zu versorgen und beeinträchtigt damit alle anderen Organe negativ.

Passende Heilsteine

- **Allgemein bei Atemwegserkrankungen:** Aquamarin, Blauer Topas, Fluorit, Moldavit, Smaragd
- **Allgemein bei Erkrankungen der Bronchien und Lunge:** Amethyst, Koralle (blau), Lapislazuli
- **Asthma bronchiale:** Aquamarin, Fluorit, Malachit
- **Bronchitis:** Malachit, Pyrit, Rosenquarz, Türkis
- **Fieber:** Aprikosen-Achat, Amethyst, Smaragd
- **Grippaler Infekt:** Achat, Apatit
- **Halsentzündung:** Aquamarin, Lapislazuli, Pyrit, Rutilquarz
- **Husten:** Aquamarin, Fluorit, Moos-Achat
- **Mandelentzündung:** Aquamarin, Sodalith, Topas

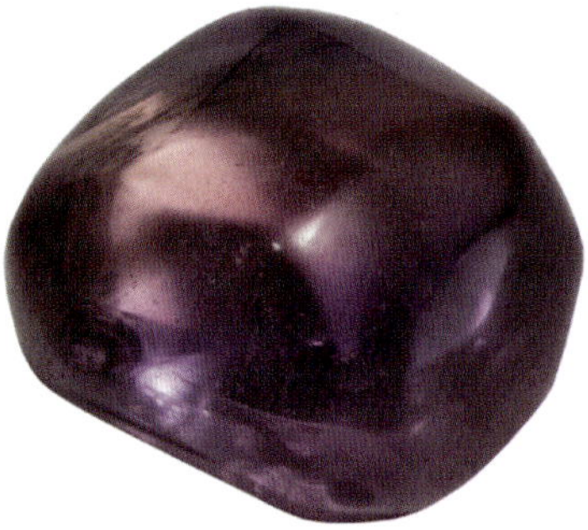

Fluorit

Fallbeispiel: Atemwegserkrankungen

Mein Patient Leonhard S. litt unter chronischer Bronchitis mit zeitweise asthmatischen Beschwerden. Nach eingehender TCM-Untersuchung mit Puls-Augen-Zungen-Diagnose kam ich zu dem Schluss, dass er eine Schwäche im Lungenmeridian (Yin-Energie-Stau) und überschüssige Energie im Blasenmeridian (übertobende Yang-Energie) hatte.

Behandlung

Um diesen Störungen entgegenzuwirken, stimulierte ich einzelne Akupunkturpunkte des Lungenmeridians (zur allg. Beschreibung siehe Seite 26) und des Blasenmeridians (zur allg. Beschreibung siehe Seite 40). Außerdem empfahl ich, folgende Heilsteine als Edelsteinwasser zum Gurgeln zu verwenden:

→ Rosenquarz
→ Rutilquarz

Nach der dritten Behandlung fühlte sich mein Patient viel besser. Zusätzlich riet ich ihm, eine Edelsteinkette mit obigen Heilsteinen zu tragen und *Atem Frei Function Tee* zu trinken.

Fallbeispiel: Erkältungsbeschwerden

Romy H. klagte über eine verschleppte Erkältung. Sie hatte chronisch erhöhte Temperatur, Schnupfen, Halsschmerzen und ständige Müdigkeit.

Nach einer TCM-Untersuchung mit Puls-Augen-Zungen-Diagnose stellte ich fest, dass in diesem Fall eine Hitze im Lenkergefäßmeridian und ein Yang-Energiestau im Dickdarmmeridian vorlagen.

Behandlung

Ich akupunktierte einzelne Reizpunkte des Lenkergefäßmeridians (zur allg. Beschreibung siehe Seite 51) und des Dickdarmmeridians (zur allg. Beschreibung siehe Seite 28). Außerdem entschied ich mich für folgenden Heilstein:

→ Aquamarin

Ich riet meiner Patientin zu täglichen kalten Wadenwickeln mit Aquamarin. Hierfür gibt man den Heilstein in einen mit kaltem Wasser befeuchteten Waschlappen und platziert diesen für ca. 15 Minuten an den Waden. Hilfreich sind auch das Tragen von Edelsteinketten und das Trinken des *Grippo Fit Function Tees.*

Bewegungsapparat

In der Traditionellen Chinesischen Medizin führt man Beschwerden des Bewegungsapparats auf verschiedene Ursachen zurück. Neben Verletzungen (Prellung, Bruch etc.), sollen beispielsweise Gelenkschmerzen auf das Eindringen von Kälte, Feuchtigkeit, Hitze oder Wind verursacht werden. Diese äußeren Faktoren unterbrechen den Fluss von Qi sowie Blut (Xue) und lösen entzündliche Prozesse und Schmerzen aus. So entstehen beispielsweise Rückenschmerzen und Verspannungen häufig durch Kälte.

Hingegen beruhen rheumatische Beschwerden und Beschwerden mehrerer Gelenke auf einer Organstörung. Auch in diesem Fall muss der Qi- sowie Blut-Xue-Fluss in den jeweiligen Meridianen wieder harmonisiert werden.

Daneben können Beschwerden des Bewegungsapparats auch seelische Ursachen wie Stress, Überbelastung oder negative Gefühle haben. In solchen Fällen sollten unbedingt Psychotherapien und ganzheitliche Ansätze wie Massagen oder Meditation in Erwägung gezogen werden. Denn nur, wenn Körper, Geist und Seele im Gleichgewicht sind, können die Ursachen von Beschwerden des Bewegungsapparats vollständig geheilt werden.

Passende Heilsteine

- **Allgemeine Bewegungsschmerzen:** Amazonit, Amethyst, Bergkristall
- **Arthritis:** Citrin, Granat, Saphir
- **Arthrose:** Apatit, Bernstein
- **Bandscheibenbeschwerden:** Aragonit, Fluorit
- **Gelenkschmerzen:** Bernstein, Saphir, Tigerauge
- **Gicht:** Chrysopras, Labradorit, Türkis
- **Hexenschuss:** Malachit, Turmalin-Quarz
- **Ischiasbeschwerden:** Kupfer, Malachit, Turmalin-Quarz
- **Muskelkater:** Calcit (rosa), Malachit, Moos-Achat
- **Nackenverspannungen:** Malachit, Rauchquarz, Turmalin-Quarz
- **Osteoporose:** Calcit, Fluorit, Türkis
- **Rheumatische Beschwerden:** Granat, Karneol, Magnesit, Smaragd
- **Rückenbeschwerden:** Rauchquarz, Streifen-Achat, Türkis
- **Schwindel:** Lapislazuli, Smaragd, Zirkon
- **Stauchung oder Prellung:** Amethyst, Karneol, Malachit

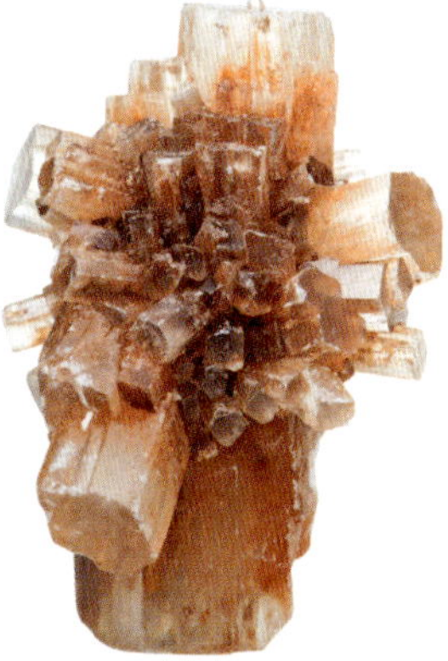

Aragonit

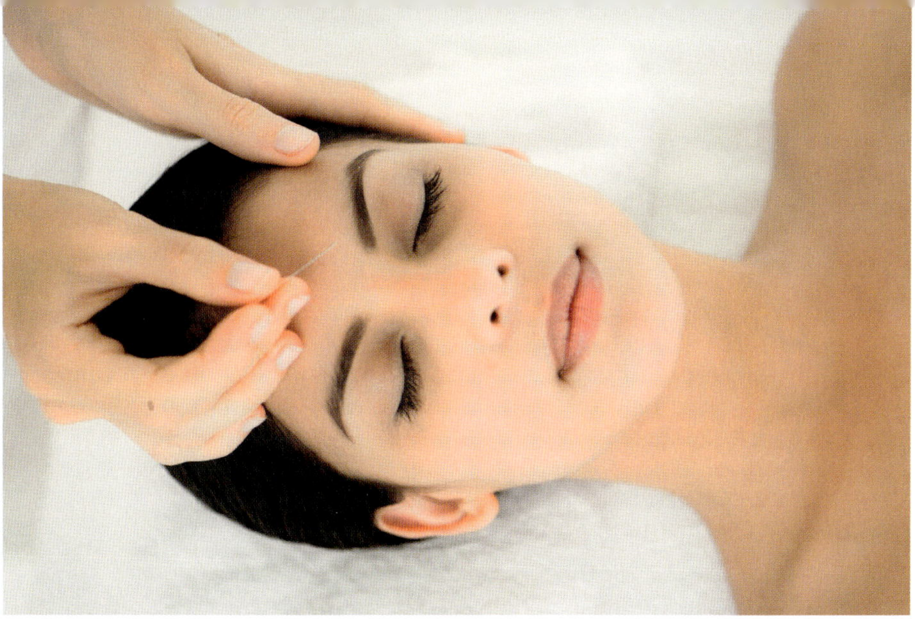

Akupunktur ist eine bewährte Maßnahme, um Beschwerden des Bewegungsapparats zu heilen.

Fallbeispiel: Gelenkbeschwerden

Herr Otto B. kam mit starken Schmerzen in Hüft- und Kniegelenken und im Rücken zu mir in die Praxis. Diese Schmerzen sind sehr unangenehm und belasten Betroffene körperlich sowie seelisch. Gemäß schulmedizinischer Diagnose litt mein Patient an Arthritis und Arthrose.

Nach der TCM-Theorie herrschten allerdings ein Yan-Mangel im Blasenmeridian und ein Hitze- und Feuchtigkeitsstau im Lebermeridian (Yin-Mangel) vor.

Behandlung

Um die Meridianfunktionen zu stärken, stimulierte ich einzelne Akupunkturpunkte des Blasenmeridians (zur allg. Beschreibung siehe Seite 38) und des Lebermeridians (zur allg. Beschreibung siehe Seite 48). Außerdem empfahl ich, folgende Heilsteine aufzulegen:

→ Magnesit
→ Malachit

Der Patient sollte die Heilsteine auf die betroffenen Stellen legen und anschließend mit einer Rotlichtlampe 15 Minuten bestrahlen. Zusätzlich kann man diese Steine am Abend mit einem Pflaster auf die schmerzenden Stellen kleben und über Nacht wirken lassen. Nach drei Behandlungen fühlte sich Herr B. wesentlich besser. Nach weiteren drei Behandlungen und der regelmäßigen Einnahme von *Gelenk Fit Function Tee* hatte er deutlich weniger Schmerzen.

Blut

Nach Ansicht der TCM entstehen Erkrankungen des Blutes, des Lymphsystems und des blutbildenden Systems durch eine schwache Funktion der Leber- und Milzmeridiane sowie durch mehrere Blockaden auf dem Dreifachen-Erwärmer-Meridian. Letzteres führt zu einer Stoffwechselstörung, die sowohl im Blutbild als auch in den Organen Krankheiten verursachen kann.

Passende Heilsteine

- **Allgemeiner Schutz vor Bluterkrankungen:** rote Koralle
- **Anämie und Leukämie:** Hämatit, Rubin, Rosenquarz, Smaragd
- **Blutstillende Wirkung:** Hämatit, roter Jaspis
- **Bringt rote und weiße Blutkörperchen ins Gleichgewicht:** Rosenquarz, Rubin
- **Entgiftet und reinigt das Blut:** Rosenquarz, grüner und roter Turmalin
- **Reguliert die Vitaminzufuhr im Blut:** grüner und roter Turmalin

Drüsen

Es gibt exokrine Drüsen, deren Sekrete ihren Bestimmungsort über Ausführungsgänge erreichen (z.B. Bauchspeicheldrüse) und endokrine Drüsen, die ihre Hormone direkt ans Blut abgeben. Häufige Erkrankungen sind hier Diabetes und Schilddrüsenbeschwerden.

Diabetes ist mit einer geschwächten Yang-Energie im Milzmeridian verbunden. Oft liegen auch Funktionsstörungen des Dienergefäßes und des Magenmeridians vor. Schilddrüsenbeschwerden werden mit Hitze in der Lunge und Yin-Mangel im Magenmeridian assoziiert.

Passende Heilsteine

- **Allgemeine Harmonisierung der Drüsen:** Diamant, Goldtopas, Rubin, Sugilith, grüner Turmalin
- **Bauchspeicheldrüse:** gelber Jaspis, Sodalith
- **Reguliert den Blutzucker:** Rhodochrosit
- **Reguliert die Hormonproduktion:** gelber Jaspis, Rubin, grüner Turmalin
- **Schilddrüse:** gelber Jaspis, Lapislazuli, Sodalith

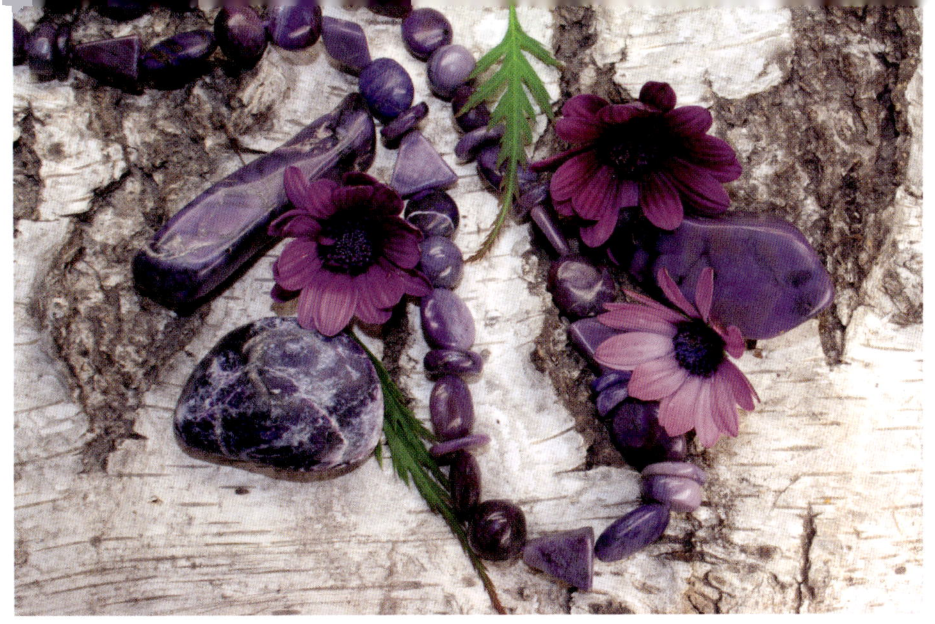

Sugilith hilft nicht nur bei Drüsenerkrankungen, sondern verleiht auch innere Stärke.

Gehirn

Die chinesische Medizin sieht die Ursache von Gehirnerkrankungen in einem Mangel an seelisch-geistiger Reife, der es dem Menschen erschwert, angemessen mit seinen Gefühlen umzugehen. Außerdem sind häufig Blockaden im Lenkergefäß (Du Mai) und im Dienergefäß (Ren Mai) festzustellen:

- **Qi- und Blutschwäche** – Symptome: Müdigkeit, Drehschwindel, Depressionen, psychischer und physischer Erschöpfungszustand. Hier müssen zusätzlich Milz- und Magenmeridian behandelt werden.
- **Überschüssige Yang-Energie** – Symptome: hoher Blutdruck, Nervosität und Jähzorn. Hier müssen Nieren- und Lebermeridian therapiert werden.
- **Übermäßige Feuchtigkeit und Schleimstau** – Symptome: Spannungskopfschmerzen, Drehschwindel, Übelkeit und inneres Unwohlsein. Hier müssen Lungen- und Milzmeridian therapiert werden.

Passende Heilsteine

- **Allgemeiner Schutz vor Gehirnerkrankungen:** Diamant, Smaragd, Tansanit
- **Alzheimer:** Diamant, Tansanit
- **Durchblutungsstörungen im Gehirn:** Smaragd
- **Gehirnhautentzündung:** Sugilith
- **Parkinson:** Malachit, Smaragd
- **Schlaganfall:** Diamant, Sugilith

Gynäkologie

Die weiblichen Geschlechtsorgane können ihrer Funktion nur gerecht werden, sofern sie ausreichend mit Blut (Xue) und Qi versorgt sind, deren Quellen Nieren, Leber, Milz, Herz und Magen darstellen. Daneben sind auch die Sondermeridiane, die das Qi ausgleichen, von Bedeutung für die weiblichen Geschlechtsorgane. Befinden sich die Leitbahnen im Gleichgewicht, ist die Frau empfänglich, kann Kinder ohne Komplikationen austragen und gebären, produziert ausreichend Muttermilch für den Säugling und hat eine geregelte Menstruation.

Die äußeren Faktoren Hitze, Kälte und Feuchtigkeit sowie ein ungesunder Lebensstil, aber auch überbetonte oder nicht präsente Gefühle können zu gynäkologischen Beschwerden und Erkrankungen führen.

Passende Heilsteine

- **Allgemein bei gynäkologischen Beschwerden:** Granat (rot), Gold, Mondstein, Rosenquarz, Rubin-Zoisit
- **Allgemein bei Menstruationsbeschwerden:** Koralle, Lapislazuli, Malachit, Mondstein, rosa Turmalin, Zirkon
- **Ausbleibende Menstruation (Amenorrhoe):** Malachit, Zirkon
- **Fruchtbarkeitsstörungen:** Mondstein, Rosenquarz, Topas
- **Prämenstruelles Syndrom:** Lapislazuli, Malachit
- **Scheidenpilz:** Peridot
- **Schmerzhafte Menstruation (Dysmenorrhoe):** Calcit (grün), Roter Jaspis, Zirkon
- **Starke Menstruation (Hyper- und Polymenorrhoe):** Achat, Malachit
- **Wechseljahresbeschwerden:** Mondstein

Fallbeispiel: Hormonstörung

Die Patientin Michaela K. litt unter Menstruationsstörungen. Sie klagte über unregelmäßige Blutungen, Bauchschmerzen, Kopfschmerzen, Gliederschmerzen, Drehschwindel und allgemeines Unwohlsein.

Nach einer TCM-Untersuchung mit Puls-Augen-Zungen-Diagnose stellte ich fest, dass sich zu viel Hitze im Perikardmeridian staute und hier zu viel Yang-Energie vorherrschte. Ferner bestand eine Schwäche im Milz-Pankreas-Meridian.

Behandlung

Um das Qi auszugleichen, habe ich zunächst einzelne Akupunkturpunkte des Perikardmeridians (zur allg. Beschreibung siehe Seite 42) und des Milz-Pankreas-Meridians (zur allg. Beschreibung siehe Seite 32) angeregt. Daneben habe ich die folgenden Heilsteine eingesetzt:

- Mondstein
- Rosa Turmalin

Beide Steine regulieren die Hormone und balancieren den Menstruationszyklus aus. Angewendet werden sie wie folgt: Nach der Akupunktur werden die Steine ca. 15 Minuten auf die Akupunkturpunkte gelegt und mit einer Rotlichtlampe bestrahlt.

Nach der ersten Sitzung fühlte sich meine Patientin viel wohler, und nach der dritten Behandlung ging es ihr wesentlich besser. Ihre Menstruation setzte nun pünktlich nach 28 Tagen mit nur wenigen Beschwerden ein. Um auch weiterhin frei von Beschwerden zu sein, sollte die Behandlung weiter fortgesetzt werden. Zusätzlich empfahl ich *Menstru Fit Function Tee,* den sie regelmäßig trinken sollte.

Haare

Der Verlust von 80 bis 100 Haaren pro Tag ist normal. Krankhafter Haarausfall dagegen zeigt sich darin, dass man beim Bürsten und Kämmen der Haare oder bei einer Kopfmassage mehrmals täglich büschelweise Haare verliert. In der Regel wachsen binnen kurzer Zeit genauso viele Haare wieder nach. Verliert man hingegen über einen längeren Zeitraum mehr Haare, als nachwachsen, spricht man von Haarausfall. In der TCM sieht man Blockaden oder Funktionsstörungen der Nieren als Hauptursache für Haarausfall, aber auch als Ursache für sprödes und leicht fettendes Haar an.

Passende Heilsteine

- **Allgemeine Kräftigung für die Haare:** grüner Aventurin, Peridot, rosa/roter Turmalin
- **Fettes und sprödes Haar:** Peridot
- **Haarausfall:** Amethyst (v.a. in Verbindung mit Citrin), grüner Aventurin, Onyx
- **Schuppen:** grüner Aventurin

Fallbeispiel: Haarprobleme

Die Patientin Hermine W. litt an chronischem Haarausfall, der sie auch psychisch sehr belastete.

Nach eingehender TCM-Untersuchung mit Puls-Augen-Zungen-Diagnose stellte ich fest, dass sie eine schwache Funktion im Nierenmeridian und eine Schwäche im Gallenblasenmeridian hatte.

Behandlung

Um die Meridianfunktionen zu stärken, akupunktierte ich einzelne Reizpunkte des Nierenmeridians (zur allg. Beschreibung siehe Seite 40) und des Gallenblasenmeridians (zur allg. Beschreibung siehe Seite 46). Nach der Akupunktur empfahl ich ihr, folgende Heilsteine in Wasser einzulegen und täglich als Haarwasser anzuwenden:

- grüner Aventurin
- Amethyst

Zusätzlich verordnete ich ihr *Haarkraft Function Tee.* Nach einer Woche war der Haarausfall stark zurückgegangen, was die Patientin sehr glücklich machte.

Haut

Auf der Haut manifestiert sich der Gesundheitszustand der Organe, Meridiane und Körpersubstanzen. Daneben reflektiert sie aber auch unseren inneren Gefühlszustand. So können beispielsweise Ekzeme eine tiefe psychische Ursache haben. Umgekehrt können Hautstörungen wie Pickel oder Akne aber auch seelische Wunden verursachen. Aus diesem Grund müssen bei der Diagnose von Hautkrankheiten alle diese Phänomene berücksichtigt werden. Zusätzlich empfiehlt sich neben einer Therapie durch einen Arzt oder TCM-Arzt die Hinzunahme eines Psychotherapeuten, um das seelische Gleichgewicht wieder herzustellen.

Passende Heilsteine

- **Allgemein bei Hautbeschwerden:** Achat, Amethyst, Aquamarin, Aventurin, Fluorit, Peridot, Schlangenhaut-Achat
- **Akne:** Amethyst, Aventurin, Türkis
- **Ekzem (Dermatitis):** Botswana-Achat, Saphir, Türkis
- **Furunkel:** Amethyst

- **Fußpilz:** Baryt, Peridot
- **Haarausfall:** Aventurin, Saphir, Smaragd
- **Hautausschlag:** Amethyst, Citrin, Lapislazuli
- **Hautentzündungen:** Aventurin, Silber
- **Hautjucken:** Amethyst, Calcit, Lapislazuli
- **Insektenstich:** Amethyst, Lapislazuli, Rhodonit
- **Neurodermitis:** Chrysopras, Calcit
- **Sonnenbrand:** Amethyst, Aquamarin, Aventurin
- **Verbrennungen:** Aventurin-Quarz, Bergkristall
- **Warzen:** Mondstein, Moos-Achat, Peridot
- **Wunden:** Karneol, Onyx, Silber
- **Zellulite:** Rauchquarz

Fallbeispiel: Hauterkrankungen

Eine Patientin kam mit Hautekzemen und starkem Juckreiz an Armen, Schienbeinen und Kopfhaut zu mir in die Praxis. Sie litt unter Nahrungsmittelunverträglichkeit und privat bedingtem Stress.

Nach einer TCM-Untersuchung mit Puls-Augen-Zungen-Diagnose kam ich zu dem Schluss, dass bei ihr zu viel Hitze im Dickdarmmeridian und eine Schwäche im Milz-Pankreas-Meridian (Yin-Mangel) vorlagen.

Behandlung

Um ihre Hauterkrankungen zu heilen, akupunktierte ich einzelne Reizpunkte des Dickdarmmeridians (zur allg. Beschreibung siehe Seite 28) und des Milz-Pankreas-Meridians (zur allg. Beschreibung siehe Seite 32). Passende Steine für eine Heilsteincreme oder ein Heilsteinwasser sind:

- Amethyst
- Lapislazuli

Die Patientin sollte über Nacht einen Amethyst oder Lapislazuli in einen Cremetopf einlegen und die energetisierte Creme anschließend auf ihrer Haut anwenden. Außerdem empfahl ich ihr, Amethyst und Lapislazuli ca. 1 Stunde in Wasser zu geben und die betroffenen Hautregionen damit regelmäßig zu betupfen. Darüber hinaus legte ich ihr den *Derma-Neuro Function Tee* ans Herz. Schon nach wenigen Tagen war der Juckreiz deutlich gelindert und das Hautbild verbessert. Um eine dauerhafte Gesundung der Haut zu gewährleisten, riet ich meiner Patientin eindringlich, ihre private Situation zu klären.

Herz-Kreislauf-System

Das Herz regelt das kardiovaskuläre System (Blutkreislauf etc.) und ist verantwortlich für die Funktion des Nervensystems. Darüber hinaus beherbergt es den Geist (Shen) und steht damit in direkter Verbindung mit den seelisch-geistigen Aspekten. Das Herz gilt als Kaiser aller Organe, weshalb eine Qi-Disharmonie in diesem Funktionskreis auch alle anderen Organe in Unruhe bringen kann. Umgekehrt können sich energetische Störungen in den übrigen Funktionskreisen negativ auf das Herz auswirken. Herz, Leber, Nieren und Milz stehen folglich in einer subtilen Wechselbeziehung zueinander. Ist das Leber-Qi beispielsweise nicht in Balance, kann die Steuerung des Blutkreislaufs, die Aufgabe von Herz und Leber ist, nicht mehr gewährleistet werden. In der Folge tritt Bluthochdruck auf. Bei einem schwachen Qi in den Nieren kann das Wasser nicht mehr adäquat abgesondert werden, und schließlich wird das Herz davon negativ beeinträchtigt. In der Folge werden die Nieren nicht mehr mit ausreichend Blut versorgt. Typische Beschwerden sind hier Wasseransammlungen, Schlafstörungen und Ödeme. Herrschen Störungen im Verdauungstrakt vor, wirkt sich das unmittelbar auf die Milz aus, in der Folge ist die Blutversorgung des Herzens mangelhaft, weshalb unter anderem Appetitlosigkeit und Schlafstörungen auftreten können. Aber auch ein schlechter Lebenswandel, Kälte, Feuchtigkeit und eine schwache Konstitution können der Auslöser für Herz-Kreislauf-Erkrankungen sein.

Passende Heilsteine

- **Allgemein bei Herz-Kreislauf-Erkrankungen:** Aventurin, Calcit, Mondstein, Rosenquarz, Rubin, Smaragd
- **Allgemein bei Blutstörungen:** Hämatit, Onyx, Rubin
- **Arterienerkrankungen:** Aventurin, Granat, Karneol
- **Arteriosklerose:** Bergkristall, Hämatit, Magnesit
- **Bluthochdruck:** Chalcedon (blau), Lapislazuli, Sodalith
- **Blutdruck, niedriger:** Jaspis, Rubin
- **Durchblutungsstörungen:** Karneol, Rosenquarz, Turmalin
- **Herzrhythmusstörungen:** Calcit, Rosenquarz
- **Hitzschlag:** Prasem
- **Krampfadern:** Aquamarin, Citrin, Koralle
- **Nasenbluten:** Karneol, Rhodonit
- **Ödeme (Wasseransammlungen):** Aquamarin, Mondstein, Rosenquarz
- **Venenentzündung:** Rosenquarz, Perle

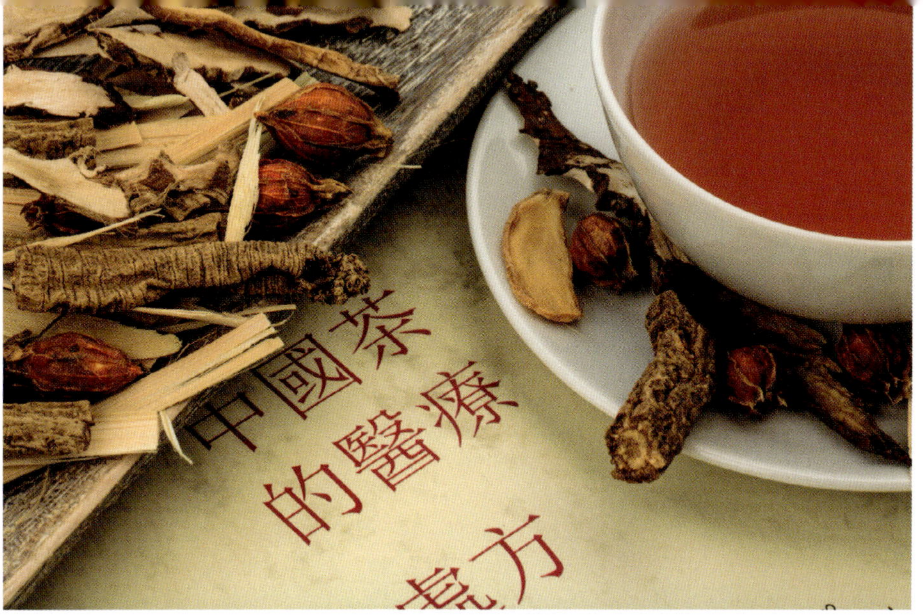

Teemischungen aus Heilkräutern sind eine wertvolle Ergänzung zu allen anderen Therapiemaßnahmen.

Fallbeispiel: Herzbeschwerden

Der Patient Borsu L. klagte über Herzstolpern. Ein Flattern in der Brust war spürbar, bei gleichzeitiger Schwäche und Kraftlosigkeit. Der Blutdruck war schwankend. Hintergrund bei diesem Beschwerdebild ist oft körperlicher Stress, Nervosität und seelische Belastungen.

Nach einer TCM-Untersuchung mit Puls-Augen-Zungen-Diagnose stellte ich fest, dass der Patient zu viel Ying-Energie im Herzmeridian und zu wenig Energie im Magenmeridian (Yang-Mangel) hatte.

Behandlung

Zunächst stimulierte ich einzelne Akupunkturpunkte des Herzmeridians (zur allg. Beschreibung siehe Seite 34) und des Magenmeridians (zur allg. Beschreibung siehe Seite 30). Nach der Akupunktur habe ich folgenden Heilstein eingesetzt:

→ Granat

Granat hat neben seiner allgemein hormonregulierenden Wirkung auch einen günstigen Einfluss auf das Herz. Für die Anwendung erwärme ich die Granatsteine in warmem Wasser und lege sie ca. 10 Minuten auf die Akupunkturpunkte.

Nach den ersten drei Behandlungen waren die Symptome deutlich reduziert. Nach weiteren drei Behandlungen bekam ich ein sehr gutes Feedback von meinem Patienten. Neben meiner Therapie empfahl ich ein tiefes und eingehendes psychisch-seelisches Gespräch sowie die Anwendung von *H-Rhytmo Function Tee.*

Infektionskrankheiten

Infektionskrankheiten werden durch Erreger hervorgerufen. Bakterien- und Virenerkrankungen sind inzwischen gängige Zivilisationskrankheiten, allerdings sind die Impfungen gegen Hepatitis, Kinderlähmung, Masern, Pocken und Röteln heutzutage sehr wirkungsvoll. Sollten Sie jedoch trotzdem an einer der eben genannten Infektionen leiden, bieten sich zur unterstützenden Behandlung nachfolgende Heilsteine an.

In der TCM wird bei Infektionskrankheiten die Abwehr gestärkt und damit Herz-, Lungen- und Dickdarmmeridian aktiviert.

Passende Heilsteine

- **Allgemeine Stärkung der Abwehrkräfte:** Malachit, Rubin, Smaragd, Sugilith
- **Bakterienerkrankungen:** Moldavit
- **Hepatitis:** Schneeflockenobsidian
- **Kinderlähmung:** Moldavit
- **Masern, Pocken:** Schneeflockenobsidian
- **Röteln:** Moldavit
- **Viruserkrankungen:** Moldavit, Peridot

Nervensystem und Seele

Gerade in der heutigen Gesellschaft sind die Menschen von Stress und Überlastung geplagt. Dies führt nachweislich zu Krankheiten. Auch die TCM ist dieser Auffassung. Hier wirken sich Gefühl und Seele maßgeblich auf das Wohlbefinden aus, da sie in Bezug auf die Harmonie von Yin und Yang eine bedeutende Rolle spielen.

Eine kranke Seele schwächt die Abwehr und löst Funktionsstörungen im Körper aus, die langfristig zu Organerkrankungen wie Magengeschwür, Herzinfarkt usw. führen können.

Passende Heilsteine

- **Allgemeiner Schutz für das Nervensystem:** Goldtopas, Tigerauge, schwarzer Turmalin
- **Bettnässen:** Morganit

- **Bulimie:** Gold
- **Depression:** Aquamarin, Citrin, Lapislazuli, Onyx, Rauchquarz, grüner Turmalin
- **Essstörung:** Gold, Imperial-Topas
- **Erschöpfung:** Baum-Achat, Rauchquarz, Smaragd
- **Fettsucht:** Bergkristall, Gold, roter Jaspis, Magnesit
- **Kopfschmerzen allgemein:** Amethyst, Bergkristall, Koralle, Lapislazuli, Smaragd
- **Konzentrationsschwierigkeiten:** Tansanit
- **Migräne:** Amethyst, Diamant, Serpentin, Smaragd, Tansanit, Tigereisen
- **Nervosität:** Citrin, Goldtopas, Malachit, Rauchquarz, Saphir-Quarz, grüner Turmalin
- **Schlafstörungen:** Achat, Amethyst (hell), Rauchquarz, Rosenquarz
- **Suchtkrankheiten:** Amethyst
- **Trauer:** Rauchquarz
- **Wahnvorstellungen:** Smaragd

Fallbeispiel: Kopfschmerzen/Migräne

Die Patientin Zahra K. klagte über immer wiederkehrende Spannungskopfschmerzen mit zeitweiligen Migräneanfällen. Besonders oft litt sie unter Kopfschmerzen bei wetterbedingten Klimaveränderungen.

Nach einer TCM-Untersuchung mit Puls-Augen-Zungen-Diagnose stellte ich fest, dass sie unter einer Schwäche im Lenkergefäß-Meridian und im Magenmeridian litt.

Behandlung

Um dieser Schwäche entgegenzuwirken stimulierte ich einzelne Akupunkturpunkte des Lenkergefäß-Meridians (zur allg. Beschreibung siehe Seite 51) und des Magenmeridians (zur allg. Beschreibung siehe Seite 30). Ein passender Heilstein für Kopfschmerzen:

- Bergkristall

Ich empfahl der Patientin, eine Bergkristallkette zu tragen und zusätzlich entlang des Magenmeridians kräftig mit einem Bergkristall entlangzustreichen, bis sich die Haut rötet. Außerdem verordnete ich ihr *Migräno Fit Function Tee.* Nach der ersten Behandlung waren die Kopfschmerzen deutlich schwächer, und nach weiteren drei Behandlungen war die Anzahl der Migräneanfälle deutlich reduziert. Um den Erfolg aufrechtzuerhalten, wurde die Therapie weiterhin fortgesetzt.

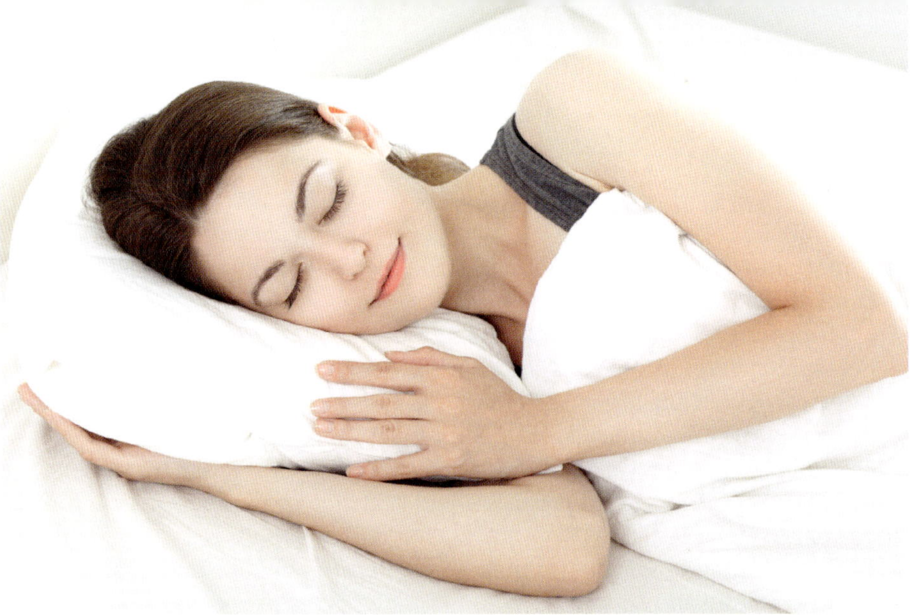

Erholsamer Schlaf stärkt die Abwehr und macht uns belastungsfähiger.

Fallbeispiel: Schlafstörungen

Diana S. klagte über Einschlafschwierigkeiten und ständiges nächtliches Aufwachen. Infolgedessen litt sie tagsüber an Ermüdungserscheinungen wie Gereiztheit, Trägheit und physischem bzw. psychischem Erschöpfungszustand.

Nach einer TCM-Untersuchung mit Puls-Augen-Zungen-Diagnose stellte ich fest, dass meine Patientin unter zu viel Hitze im Lebermeridian (Yang-Energie-Stau) und an Schwäche im Magenmeridian (Yang-Energie) litt.

Behandlung

Um die Störungen zu beheben, akupunktierte ich einzelne Reizpunkte des Lebermeridians (zur allg. Beschreibung siehe Seite 48) und des Magenmeridians (zur allg. Beschreibung siehe Seite 30). Ich entschied mich außerdem für folgende Heilsteine:

- Amethyst
- Rosenquarz

Ich riet ihr, die beiden Heilsteine unter ihr Kissen zu legen oder eine Amethyst-Druse in ihrem Schlafzimmer zu platzieren. Nach der ersten Behandlung spürte die Patientin eine wesentliche Verbesserung, und nach zwei Wochen waren die Schlafstörungen deutlich seltener geworden. Um einen langfristigen Erfolg zu gewährleisten, muss die Therapie weitergeführt werden. Darüber hinaus hat bei Schlafstörungen die Einnahme des *Nervo Fit Function Tees* eine günstige Wirkung.

Sinnesorgane

Nach chinesischer Vorstellung werden die Sinnesorgane Auge, Nase und Ohr den Sonderorganen zugeordnet. Da sie im Gegensatz zu den anderen Organen nicht über eigene Leitbahnen verfügen, werden sie von den anderen Funktionskreisen mit Qi versorgt. So werden die Augen Leber und Gallenblase zugerechnet, die Nase gehört zum Funktionskreis der Lungen und des Dickdarms, die Ohren zum Funktionskreis der Nieren und Harnblase. Aus diesem Grund ist die Ursache von vielen Beschwerden und Erkrankungen der Sinnesorgane in den entsprechenden Meridianen lokalisiert.

Dabei ist die Ursache von Erkrankungen in diesen Bereichen auf die inneren Zang- (Leber, Herz, Milz, Lunge und Nieren) oder Fu-Organe (Gallenblase, Dünndarm, Magen, Dickdarm, Harnblase und dreifacher Erwärmer) zurückzuführen. Sie sind funktionelle Einheiten der TCM und werden hier im Gegensatz zur westlichen Schulmedizin als Funktionskreise und nicht als bloße anatomische Organe aufgefasst. Jedes Zang-Fu-Organ wird dabei mit einem Element in Verbindung gebracht. Aus diesem Grund stehen sie auch für die jeweiligen Eigenschaften ihres Elements, und sie interagieren zyklisch miteinander.

Passende Heilsteine

- **Allgemein bei Augenerkrankungen:** Augen-Achat, Aquamarin, Beryll, Malachit, Onyx, Saphir, Silber, Smaragd, Topas
- **Augenentzündung:** Rubin, Smaragd, Türkis
- **Augenbrennen:** Augen-Achat, Aquamarin
- **Augenermüdung:** Augen-Achat, Amethyst, Onyx
- **Sehstörungen:** Aquamarin, Beryll, Diamant
- **Allgemein bei Ohrenerkrankungen:** Achat, Onyx
- **Hörsturz, Ohrgeräusche (Tinnitus):** Turmalin, Sardonyx
- **Ohrenentzündung:** Saphir
- **Allgemein bei Nasen- und Nebenhöhlenerkrankungen:** Smaragd, Moos-Achat
- **Heuschnupfen:** Bernstein, Fluorit
- **Schnupfen:** Apatit, Heliotrop

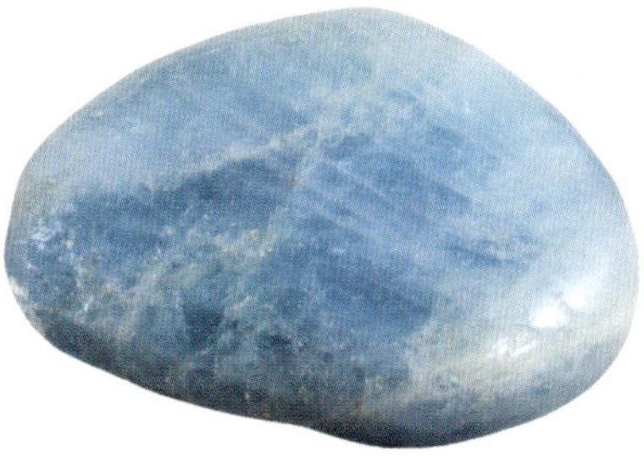

Aquamarin

Urogenitalsystem

Die chinesische Lehre vertritt die Ansicht, dass die Nieren den Flüssigkeitshaushalt regeln und die beiden unteren Körperöffnungen kontrollieren. Insofern steuern sie auch die Funktion der Harnblase, da sich hier der Urin ansammelt. Die Nieren transportieren verbrauchte Flüssigkeiten zur Blase, die sie schließlich ausscheidet. Ist diese Funktion geschwächt, kommt es zu Wasseransammlungen (Ödemen), vermehrtem Harndrang oder Schwellungen. Darüber hinaus werden Impotenz und Frigidität mit Nierenschwäche assoziiert. Blasenschwäche (Blasenentzündung, Inkontinenz etc.) ist in der Regel immer auch auf eine Störung der Nieren zurückzuführen, da die beiden Organe Partner sind. Aber auch zu Milz, Herz, Lunge und Leber unterhalten die Nieren eine innige Wechselbeziehung. So absorbiert die Milz das Wasser aus der aufgenommenen Nahrung, das Herz regelt die Durchblutung der Nieren, über die Lunge beziehungsweise den Atem wird der Schweiß ausgeschieden, und die Leber ergänzt den erneuerbaren Anteil des Jing durch das in ihr gespeicherte Blut (Xue). Die Nieren wiederum nähren den Funktionskreis der Leber. In der Folge verursacht ein schwaches Nieren-Qi eine Schwächung des Jing und eine Unterproduktion von Blut (Xue).

In den Nieren wird das Ursprungs-Qi gespeichert (siehe Seite 40f.), weshalb ihnen eine ganz besondere Bedeutung zukommt.

Eine Störung der Nieren wird durch Gefühle wie Furcht, Angst oder auch Abhängigkeit hervorgerufen. Daneben können auch klimatische Einflüsse (Feuchtigkeit und Kälte) den Nieren schaden.

Passende Heilsteine

- **Allgemein bei Beschwerden der Blase:** Achat, Citrin, Turmalin
- **Blasenentzündung:** Achat, Jaspis, Nephrit
- **Reizblase:** Nephrit
- **Allgemein bei Nierenproblemen:** Chrysopal, Hämatit, Jade
- **Nierenentzündung:** Onyx
- **Nierensteine:** Aventurin
- **Allgemein bei Störungen der Geschlechtsorgane und bei Geschlechtskrankheiten:** Gold, Granat (rot), Mondstein, Rosenquarz, Rubin-Zoisit
- **Ejakulation, vorzeitige:** Rutilquarz (rot)
- **Frigidität:** Feueropal, Rubin
- **Potenzstörungen:** Aventurin (rot), Citrin, Rubin-Zoisit
- **Prostatabeschwerden:** Magnetit, Augen-Achat, Rubin

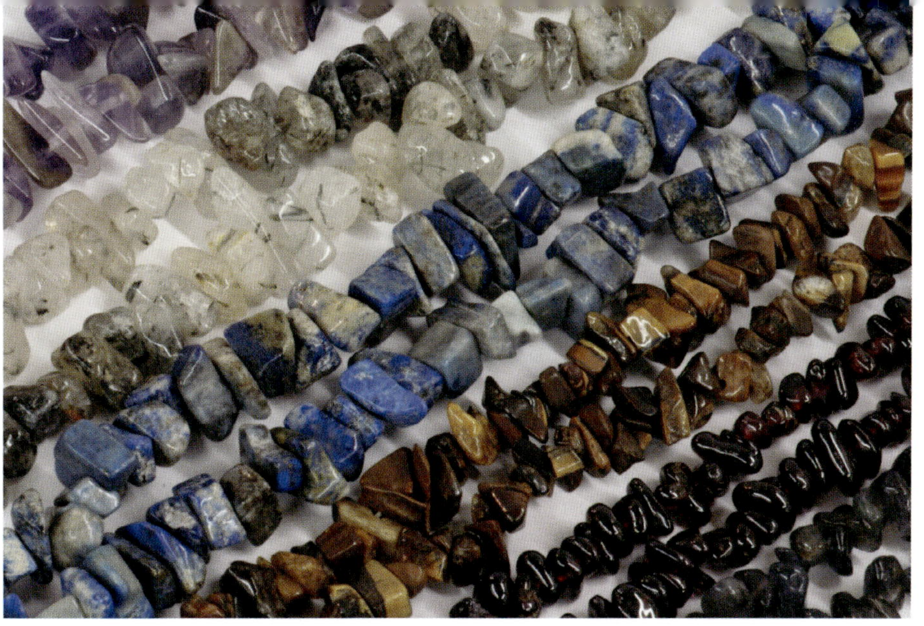

Heilsteinketten ermöglichen dem Heilstein direkten Hautkontakt. Dies fördert dessen Heilwirkung.

Verdauungssystem

Da die Verdauung primär von der Milz (siehe Seite 32f.) gesteuert wird, ist sie neben dem Metabolismus von Nahrung und Flüssigkeiten auch für die Umwandlung von Nahrung in die reine Essenz zuständig. Diese ist für die Produktion von Qi, Blut und den Körperflüssigkeiten notwendig. Außerdem kommt der Milz eine wichtige Rolle in der Blutgerinnung zu. Sie steht in einer Wechselbeziehung mit der Leber, die von ihr mit ausreichend Blut (Xue) versorgt wird. Eine weitere Wechselbeziehung pflegt die Milz mit den Nieren, deren nährendes Yang sie braucht, um die Verdauung in Schwung zu halten. Wiederum benötigen die Nieren die Nährstoffe, die im Zuge der Verdauung extrahiert und dem Körper zugeführt werden.

Passende Heilsteine

- **Allgemein bei Verdauungsstörungen:** Achat, Citrin, Jaspis, Topas
- **Blähungen:** Citrin, Jaspis, Pyrit
- **Durchfall:** Amethyst, Beryll, Turmalin
- **Hämorrhoiden:** Achat, Hämatit, Türkis
- **Magen-Darm-Schmerzen:** Amethyst, Beryll, Perle
- **Sodbrennen:** Türkis
- **Übergewicht:** Gold, Grüner Turmalin, Rauchquarz
- **Verstopfung:** Gelber Jaspis, Gelbe Jade, Turmalin (schwarz)

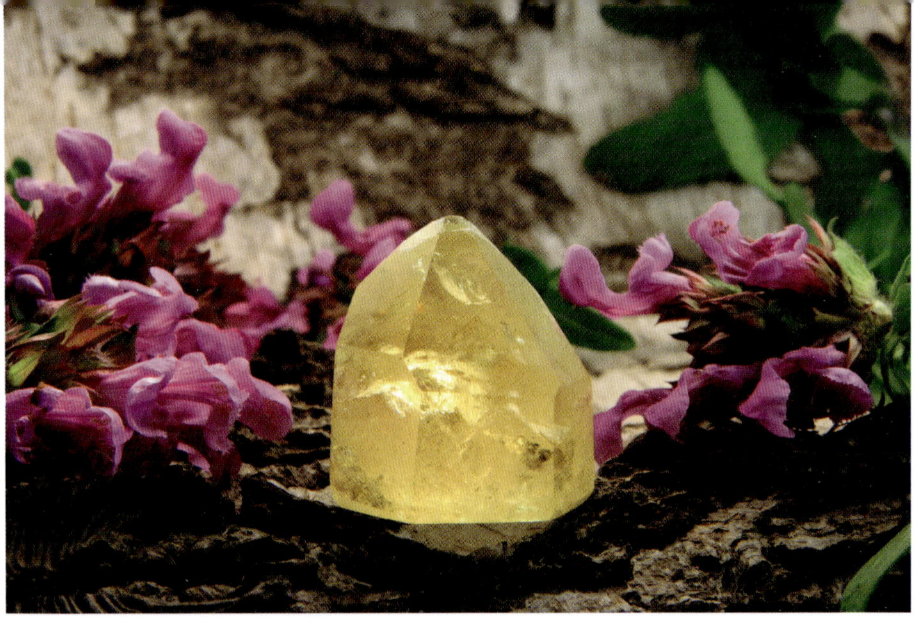

Citrin hat eine günstige Wirkung auf die Verdauung im Allgemeinen und kräftigt Darm, Magen und Milz.

Fallbeispiel: Stoffwechselstörungen

Herr Peter D. klagte über Übergewicht, erhöhte Zuckerwerte und erhöhten Blutdruck. Sein Körper speicherte zu viel Flüssigkeit. Seine Gesichtsfarbe war sehr rot und ohne Glanz. Er atmete schwer und war zudem oft cholerisch.

Nach eingehender TCM-Untersuchung mit Puls-Augen-Zungen-Diagnose kam ich zu dem Schluss, dass er unter einem Energiestau im Dreifacher-Erwärmer-Meridian und an Yang-Mangel im Blasenmeridian litt. Außerdem war der Herzmeridian geschwächt und der Perikardmeridian gestaut.

Behandlung

Um die Störungen zu beheben, akupunktierte ich einzelne Reizpunkte des Dreifacher-Erwärmer-Meridians (zur allg. Beschreibung siehe Seite 44), des Blasenmeridians (zur allg. Beschreibung siehe Seite 40), des Herzmeridians (zur allg. Beschreibung siehe Seite 34) und des Perikardmeridians (zur allg. Beschreibung siehe Seite 42). Neben der Akupunktur empfahl ich ihm, folgende Heilsteine in sein Badewasser zu geben:

- Citrin (gebrannter Amethyst)
- Malachit

Zusätzlich soll er *Tee der Leichtigkeit* trinken. Nach drei Behandlungen hatte sich der Gesundheitszustand meines Patienten beachtlich gebessert. Die Therapie wurde weitergeführt, um die Besserung auch langfristig zu gewährleisten.

Zähne

Wie Gehirnerkrankungen sind auch Zahnbeschwerden keine Krankheit an sich, sondern ein Zeichen dafür, dass etwas mit dem Kauapparat nicht in Ordnung ist. Die Schmerzen an den Nervenenden von Zähnen oder Zahnfleisch können sich in sehr unterschiedlicher Art und Weise zeigen. Die Zähne reagieren dabei empfindlich auf Süßes, Kaltes und Heißes. Hierbei handelt es sich meist um eine Karieserkrankung.

Schmerzt dagegen das Zahnfleisch und ist es gerötet, entzündet oder blutet sogar, dann liegt eine Parodontitis vor, die zu Zahnausfall führen kann. In jedem Fall ist ein Zahnarzt aufzusuchen, der eine entsprechende Behandlung vornimmt. Begleitend kann man die Schmerzen z.B. durch Heilsteinanwendungen lindern.

Ursachen für Zahnschmerzen sind unter anderem ein eitriger Zahn, eine Wurzelentzündung und Fehlstellung von Kiefer oder Zahn. Häufig ist eine Störung des Dickdarmmeridians der Grund für Zahnschmerzen im Oberkiefer; ein gestörter Magenmeridian wird mit Beschwerden im Unterkiefer assoziiert. Eine Schwäche der Nieren kann die Zähne anfällig für Bakterien machen. Fehlernährung und zu viel Zucker sind der häufigste Grund für Zahnfleischentzündungen und -bluten, was wiederum unter anderem zu Vitamin-C-Mangel führt.

Passende Heilsteine

- **Allgemein bei Zahnschmerzen:** Aquamarin
- **Karies, Parodontose:** Türkis
- **Zahnaufbau:** Blauer Calcit
- **Zahnen bei Kindern:** Bernstein

Teemischungen

Die in diesem Kapitel genannten chinesischen Teemischungen setze ich seit vielen Jahren in meiner Praxis ein.

Bezugsadresse:
Kräuter Royal International – Dr. Li Wu
Revaler Straße 2 • 81677 München
Tel. (0 89) 91 07 58 54 • Fax (0 89) 99 97 98 95
www.kraeuterroyal.com

Danksagung

„Der Mann, der den Berg abtrug, war derselbe, der anfing, kleine Steine wegzutragen." Konfuzius (551 – 479 v. Chr.)

Nun blicken wir auf das fertige Buch und erinnern uns an die vielen „kleinen Steine", die wir Stück für Stück zusammengetragen haben. Dabei hatten wir viele helfende Hände, die alle Anteil an diesem Projekt haben, und jeder von ihnen ist unersetzbar.

Beginnen wir mit dem Verlag, genauer gesagt unserem Verleger Raphael Mankau. Wir danken ihm für sein offenes Ohr und für das Vertrauen, das er in uns hat.

Josef K. Pöllath war es, der uns dabei unterstützt hat, dieses einzigartige Gemeinschaftsprojekt zu realisieren. Er hat ihm den Weg geebnet und stand uns mit Rat und Tat zur Seite.

Wir danken auch unserer hervorragenden Lektorin Diana Napolitano, die nicht nur mit großer Sorgfalt unser Skript ins Reine gebracht und optimiert hat, sondern auch voller Enthusiasmus Abbildungsalternativen recherchiert und so dem Buch den letzten Schliff verliehen hat. Kurz: Sie hat aus einem unbehandelten Rohstein einen geschliffenen Edelstein gemacht!

Für die wissenschaftliche Unterstützung sowie die Bereitstellung von Materialien und Quellen bedanken wir uns bei Liu Yan, Li Li und Ursula Mandl. Einige Schriftstücke waren nur schwer aufzutreiben, und ihre Inhalte haben uns neue Gedankenanstöße beschert.

Die Natur wartet mit unzähligen Steinen auf, die allesamt einzigartige und fabelhafte Wirkungen aufweisen – da fällt die Auswahl nicht immer leicht. Hermine Wachter war es, die uns hier im Zuge langer und intensiver Gespräche wertvolle Vorschläge gegeben hat. Wir danken ihr dafür.

Unser besonderer Dank gilt nicht zuletzt allen, die in uns die Begeisterung für die fabelhafte Welt der Steine geweckt haben. Sei es Armin Sertl, der Dr. Lauer schon als Kind für die mannigfaltigen Steinvariationen während unzähliger Spaziergänge im Zillertal sensibilisiert hat oder Anna Böckmann, die ihr einen üppigen Bergkristallanhänger geschenkt hat, der ihr täglich neue Kraft und Klarheit spendet und Petra Federer war es, die Baronin de Liser das erste Buch über Steine gegeben hat.

Wenngleich hier nicht alle namentlich erwähnt wurden, die uns im Laufe unseres Erkenntnisprozesses begleitet haben, gilt auch ihnen unsere Wertschätzung.

Impressum

Bibliografische Information der Deutschen Nationalbibliothek
Die Deutsche Nationalbibliothek verzeichnet diese Publikation in der Deutschen Nationalbibliografie; detaillierte bibliografische Daten sind im Internet über http://dnb.d-nb.de abrufbar.

Prof. TCM (Univ. Yunnan) Li Wu
Dr. Natalie Lauer
Caroline Baronin de Liser
Chinesische Steinheilkunde
Wirkung und Anwendung
der wichtigsten Heilsteine

ISBN 978-3-86374-320-8
1. Auflage November 2016

Mankau Verlag GmbH
Postfach 13 22
D-82413 Murnau a. Staffelsee
Im Netz: www.mankau-verlag.de
Internetforum: www.mankau-verlag.de/forum

Lektorat und Bildredaktion: Redaktionsbüro Diana Napolitano, Augsburg
Endkorrektorat: Susanne Langer M. A., Traunstein
Umschlag: Andrea Barth, Guter Punkt GmbH & Co. KG, München
Gestaltung Innenteil und Bildredaktion: Sebastian Herzig, Mankau Verlag GmbH
Illustrationen: Mara Zemgaliete - Fotolia.com (1); Miriam Dörr - Fotolia.com (2, 79, 100, 104, 121, 127, 128, 135, 137, 145, 149, 151, 156, 157, 164, 167); kiono - Fotolia.com (3ol, 8/9); bitfuerbit - Fotolia.com (3om, 58); Wavebreakmedia-Micro - Fotolia.com (3or, 182 201); Comugnero Silvana - Fotolia.com (3u); fotofun - Fotolia.com (4); Colourbox.de (KT 5-7, 52, 53, 55, 57, 59, 61, 63, 65, KT 76-89, 123, 129, 131o, 141, 154, 218-227); Fontanis - Fotolia.com (7, 176); Nikki Zalewski - Fotolia.com (11, 13, 74/75, 81mu); fotoyou - Fotolia.com (14); psdesign1 - Fotolia.com (16, 116); MG - Fotolia.com (19); John Maldoror - Fotolia.com (20); BillionPhotos.com - Fotolia.com (22); Björn Wylezich - Fotolia.com (24, 60, 84-87, 140); Peter Hermes Furian - Fotolia.com (27, 29, 31, 33, 35, 37, 39, 41, 43, 45, 47, 49-51, 97); hayo - Fotolia.com (54, 148); DanielaEvaSchneider - Fotolia.com (56); marcel - Fotolia.com (62); Irina Burakova - Fotolia.com (64, 196/197); adimas - Fotolia.com (66); Leonid Ikan - Fotolia.com (68); Gina Sanders - Fotolia.com (69, 209); Cristian Andriana - Fotolia.com (70); bildschoenes - Fotolia.com (73); siimsepp - Fotolia.com (78); farbled_01 - Fotolia.com (80o, 111, 113, 142); Edith Ochs - Fotolia.com (80mo); zelenka68 - Fotolia.com (80mu); Michael Tieck - Fotolia.com (80u, 105); Sonja Birkelbach - Fotolia.com (81o); Digipic - Fotolia.com (81mo, 81u, 103); ANASTASIA PYRYEVA - Fotolia.com (82); vvoe - Fotolia.com (89, 200, 213); oocoskun - Fotolia.com (90/91); Xavier - Fotolia.com (KT 92-168); lapis2380 - Fotolia.com (93, 125); anathel - Fotolia.com (95); aleks-p - Fotolia.com (98); ozef_cg - Fotolia.com (102); Birgit Urban - Fotolia.com (107); bestphotostudio - Fotolia.com (108); Vera Kuttelvaserova - Fotolia.com (109); jonnysek - Fotolia.com (102, 136); argenlant - Fotolia.com (115); underworld - Fotolia.com (117); Gabriele Bignoli - Fotolia.com (119); argenlant - Fotolia.com (120, 198); gitanna - Fotolia.com (130); Oliver Mohr - Fotolia.com (131u); ET1972 - Fotolia.com (133); patrice6000 - Fotolia.com (139); manaemedia - Fotolia.com (144); Otto Durst - Fotolia.com (147); ikonacolor - Fotolia.com (150); Tatiana Shepeleva - Fotolia.com (153); Martina Osmy - Fotolia.com (158 203, 216); afitz - Fotolia.com (159); isoarska - Fotolia.com (161); stellar - Fotolia.com (162); dieter76 - Fotolia.com (166); danyskar - Fotolia.com (169); PhotoSG - Fotolia.com (170/171); Alexander Hoffmann - Fotolia.com (KT 172-195); joannap - Fotolia.com (174); Picture-Factory - Fotolia.com (179); Heike Rau - Fotolia.com (180); Angela Köhler - Fotolia.com (181); charles taylor - Fotolia.com (184/185); contrastwerkstatt - Fotolia.com (187); Andres Rodriguez - Fotolia.com (191); Valua Vitaly - Fotolia.com (192, 193); Syda Productions - Fotolia.com (194); unpict - Fotolia.com (KT 198-217); Ana Blazic Pavlovic - Fotolia.com (212); Pixler - Fotolia.com (215)

Energ. Beratung: Gerhard Albustin, Raum & Form, Winhöring

Druck: Westermann Druck Zwickau GmbH, Zwickau/Sachsen

FSC www.fsc.org
MIX
Papier aus verantwortungsvollen Quellen
FSC® C110508

Wichtiger Hinweis des Verlags:
Die Autoren haben bei der Erstellung dieses Buches Informationen und Ratschläge mit Sorgfalt recherchiert und geprüft, dennoch erfolgen alle Angaben ohne Gewähr; Verlag und Autoren können keinerlei Haftung für etwaige Schäden oder Nachteile übernehmen, die sich aus der praktischen Umsetzung der in diesem Buch dargestellten Inhalte ergeben. Bitte respektieren Sie die Grenzen der Selbstbehandlung und suchen Sie bei Erkrankungen einen erfahrenen Arzt oder Heilpraktiker auf.

Weitere Veröffentlichungen

Das Buch der Chinesischen Heilkunst – *Bewährtes Heilwissen aus dem Reich der Mitte;* Klappenbroschur; 222 Seiten; ISBN 978-3-938396-67-4; 14,95 € (D) / 15,40 € (A)

Die Organuhr – *Leben im Rhythmus der Traditionellen Chinesischen Medizin (TCM);* Taschenbuch ; 188 Seiten; ISBN 978-3-86374-144-0 ; 9,95 € (D) / 10,30 € (A)

Gesunder Schlaf mit TCM – *Ernährungstipps und Kräuterrezepturen - Akupressur und Heilmassagen zur Entspannung - Sanfte Übungen und hilfreiche Rituale zum Einschlafen. Mit Extra: Schlafräuber Schnarchen;* Taschenbuch; 167 Seiten; ISBN 978-3-86374-214-0; 9,95 € (D) / 10,30 € (A)

Heiltees für Körper, Geist und Seele – *304 wirksame Rezepturen aus den traditionellen Heilkulturen Chinas und Europas;* Klappenbroschur; 222 Seiten; ISBN 978-3-86374-089-4; 17,95 € (D) / 18,50 € (A)

Heiltees. Kompakt-Ratgeber – *168 bewährte Teerezepturen für Körper, Geist und Seele;* Klappenbroschur; 127 Seiten; ISBN 978-3-86374-184-6; 7,99 € (D) / 8,20 € (A)

Organuhr. Kompakt-Ratgeber – *In Harmonie mit dem natürlichen Lebensrhythmus;* Klappenbroschur; 127 Seiten; ISBN 978-3-86374-269-0; 7,99 € (D) / 8,20 € (A)

TCM für jeden Tag – *Entspannt und gesund durch die Woche;* Taschenbuch; 190 Seiten; ISBN 978-3-86374-100-6; 9,95 € (D) / 10,30 € (A)

Fünf-Elemente-Meditationen (Audio-CD) – *Mit einer Einführung von Li Wu;* Gesamtlaufzeit ca. 56 Minuten; ISBN 978-3-938396-69-8; UVP 12,95 € (D/A)

Gesunder Schlaf mit TCM (Audio-CD) – *Meditationsreise zur inneren Mitte. Mit einer Einführung von Li Wu;* Gesamtlaufzeit ca. 51 Minuten; ISBN 978-3-86374-217-1; UVP 12,95 € (D/A)

Heilmassagen (Audio-CD) – *Mit einer Einführung von Li Wu;* Gesamtlaufzeit ca. 73 Minuten; ISBN 978-3-938396-70-4; UVP 12,95 € (D/A)

Herz-Meditation (Audio-CD) – *Mit einer Einführung von Li Wu;* Gesamtlaufzeit ca. 37 Minuten; ISBN 978-3-938396-71-1; UVP 12,95 € (D/A)

Liebesmeditation (Audio-CD) – *Mit einer Einführung von Li Wu;* Gesamtlaufzeit ca. 45 Minuten; ISBN 978-3-86374-188-4; UVP 12,95 € (D/A)

TCM-Box (4 Audio-CDs) – *Bewährte Heilmeditationen aus dem Reich der Mitte;* Gesamtlaufzeit ca. 211 Minuten; ISBN 978-3-86374-187-7; UVP 29,95 € (D/A)

Register der Heilsteine

Beschwerderegister